RÉSEAU INSTITUTIONNEL ET SCIENTIFIQUE DE LA REVUE *CLINIQUES*

Laboratoires de recherche

UNIVERSITE LUMIERE LYON 2

Le CRPPC
Centre de Recherches
en Psychopathologie
et Psychologie Clinique

CRPPC Centre de Recherches en Psychopathologie et Psychologie Clinique
EA 653

Laboratoire (EA 4056)
PSYCHOLOGIE CLINIQUE
PSYCHOPATHOLOGIE
PSYCHANALYSE
http://recherche.parisdescartes.fr/pcpp

Le PCPP, laboratoire de Psychologie Clinique, Psychopathologie, Psychanalyse

lcpi

Le LCPI
Laboratoire Clinique
Pathologique
et Interculturel

LAPCOS

LAPCOS,
Laboratoire d'Anthropologie
et de Psychologie COgnitives
et Sociales

Associations et sociétés

L'APEP
Association
Psychanalyse
et Psychothérapies

WORLD ASSOCIATION FOR
INFANT MENTAL HEALTH

La WAIMH-France, World Association for Infant Mental Health

Institut du
Virtuel
Seine
Ouest

L'IVSO, Institut du Virtuel
Seine Ouest

asmi

ASMI WAIMH España

Société du Rorschach et des Méthodes Projectives de Langue Française

La Société
du Rorschach

Institutions

ORPEA RÉSIDENCES
ORPEA GROUPE
CLINEA CLINIQUES

Le Groupe
CLINEA-ORPEA

ÉCOLE DE PSYCHOLOGUES PRATICIENS

L'EPP
École de Psychologues
Praticiens

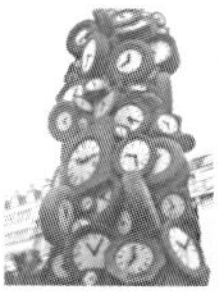

Département de psychologie
ORPEA-CLINEA

Revues

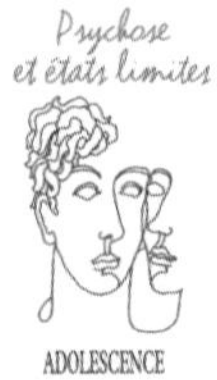

Adolescence

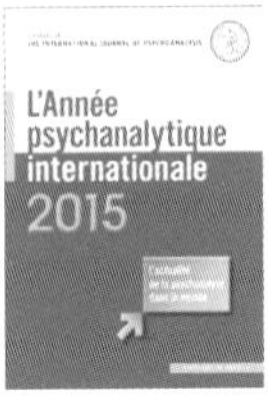

L'Année psychanalytique internationale

Les enfants de la psychanalyse

Psicologia Clinica

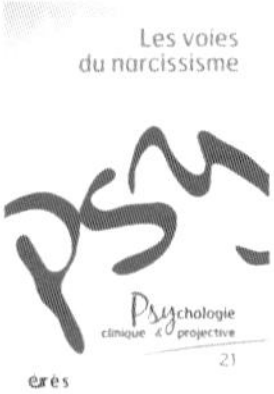

Psychologie clinique et projective

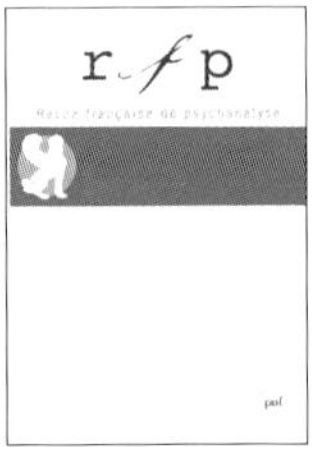

La Revue française de psychanalyse

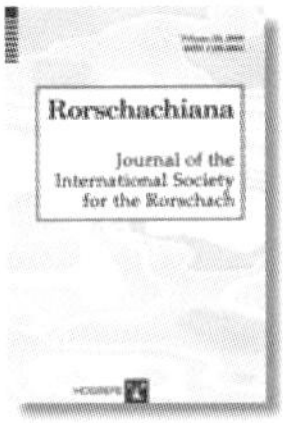

Rorschachiana

Voir la présentation détaillée
du réseau institutionnel et scientifique de la revue
à la fin du numéro.

Paroles ■ de praticiens en institution

Cliniques

18

Revue « Cliniques »
Paroles de praticiens en institution

La revue *Cliniques*, revue de l'Association de Promotion des Soins Psychiques en Institutions (APSPI), se donne pour objectif de favoriser et de diffuser la recherche et la réflexion sur des thématiques cliniques diverses sous *l'angle de la pratique clinique psychothérapeutique en institution*. La multiplicité des lieux d'exercice et des voies thérapeutiques nourrit un dialogue implicite entre praticiens de divers horizons ; si la diversité de leurs approches y est donc privilégiée, tous se retrouvent autour d'une exigence éthique, humaniste, ancrée dans la réalité institutionnelle du soin pluridisciplinaire. Ainsi, la revue *Cliniques* réceptionne des articles de psychologues, psychanalystes, psychiatres mais également d'autres professionnels composant les équipes de soin en institution, dans un souci d'ouverture sur d'autres métiers.

RÉDACTION
Revue *Cliniques*/*APSPI*
Charlotte Costantino
Château de Villebouzin
rue André-Chermette
91310 Longpont-sur-Orge
revue.cliniques@apspi.net
c.costantino@orpea.net

ADMINISTRATION
Éditions érès
33, avenue Marcel-Dassault,
31500 Toulouse
Tél. 05 61 75 15 76
e-mail : eres@editions.eres.com
Site Internet :
www.editions.eres.com

ABONNEMENTS
CRM ART – Éditions érès
CS 15245 – 31152 Fenouillet Cedex
Tél. 05 61 74 92 59
Fax 05 17 47 52 67
commandes.eres@crm-art.fr

L'abonnement à *Cliniques* comprend deux numéros.
Prix de l'abonnement : 40 €

PROCHAIN NUMÉRO :
n° 19
L'intime à l'épreuve de la vie institutionnelle

Conception de la couverture :
Anne Hébert

ISSN : 2115-8177

Cliniques

Paroles de praticiens en institution

18

Faut-il avoir peur des institutions de soin ?

éditions érès

Paroles ■ de praticiens en institution
Cliniques 18

Pour introduire la réflexion
Introducing the Thought

La peur de l'anéantissement
Fear of Annihilation

Faut-il avoir peur des institutions de soin ?
Should We Be Afraid of Care Institutions?

La peur sans limite
Fear without Limits

La peur de rencontrer l'autre
Fear of encountering others

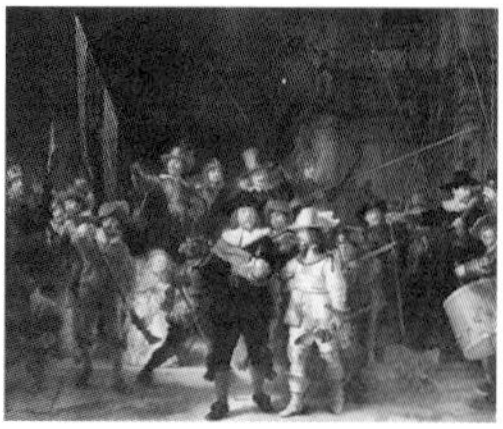

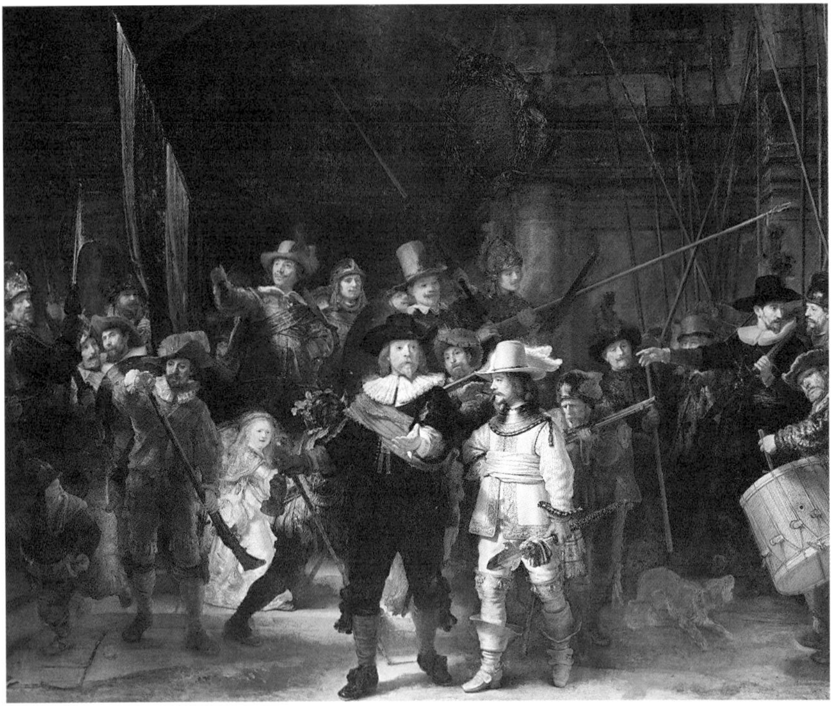

© Rembrandt, *La ronde de nuit*

« Contre la banalisation, l'évitement, l'emprise, notre principal atout est de pouvoir partager des histoires qui font peur, des histoires qui sont les nôtres autant que celles de nos patients. »

Catherine Ducarre

Introduction

Catherine Ducarre

Les institutions qui accueillent des personnes en état de fragilité physique ou mentale font peur, tout particulièrement lorsque ni médicament ni bistouri ne peuvent venir à bout de cette fragilité ou de cette souffrance. Certes on y reçoit des soins mais pour quelle durée ? Et serait-ce au prix de sa liberté ? Une très vieille dame chute sur le trottoir, on l'aide à se relever, rien de cassé, mais une blessure au menton saigne abondamment, le manteau clair est rouge de sang. Alors qu'on la raccompagne à l'entrée de sa maison de retraite, elle implore de ne rien dire de cette chute : « On ne voudra plus me laisser sortir. » L'univers psychiatrique véhicule pour sa part l'imaginaire d'un enfermement qui pourrait être définitif, comme dans *Vol au-dessus d'un nid de coucou*. Si l'on ne sait pas forcément pourquoi l'on y est « interné », l'institution, pour sa part, le saurait, justifiant ainsi sa fonction. Selon une représentation qui donna naissance au mouvement de l'anti-psychiatrie, ce serait même l'établissement psychiatrique qui rendrait fou ou tout du moins aliéné, de même que les établissements pour personnes âgées feraient craindre une dépendance accentuée. La perte d'autonomie qui rend nécessaire l'hébergement en EHPAD est oubliée, on ne veut souvent pas voir que derrière les images chocs de vieilles personnes en état de déréliction, il y a d'abord le naufrage de l'âge que chacun redoute. De même qu'on oublie souvent le désarroi, voire le désespoir des personnes souffrant de pathologie mentale et

Catherine Ducarre, pychologue clinicienne, psychanalyste membre de la SPP, référente du département de psychologie ORPEA.

de leur famille livrées à elles-mêmes. Quiconque a déjà accueilli un jeune schizophrène en phase de décompensation, terrorisé par des hallucinations et une pensée qui ne lui appartient plus, sait bien la valeur incontournable d'un lieu contenant et sécurisant, d'un asile au sens propre du terme, c'est-à-dire un lieu inviolable pour se réfugier, un lieu où trouver le calme et la paix.

Pour autant, ces craintes à l'égard des institutions ne sont pas sans fondement, bien évidemment : même si l'on n'y est plus enfermé, en tout cas pas sans contrôle réglementaire dans les cas extrêmes, « l'asile » que représente l'institution d'accueil ou de soin psychique peut s'avérer un refuge qu'on a du mal à quitter, ou au contraire qu'on quitte trop vite, fuyant une répétition qui n'a pu être élaborée, ce qui prive de tout véritable bénéfice psychique. Dans les deux cas, en apparence fort différents, des peurs communes aux patients et aux soignants entretiennent des défenses qui font le lit d'une entropie délétère (Enriquez, 1987), c'est-à-dire que l'institution ne travaille plus qu'à sa perpétuation, à travers la répétition de conduites qui ont perdu leur sens. L'institution devient un abri au service de l'évitement de la peur : peur de l'anéantissement, peur de la perte des repères et des limites, peur de rencontrer l'autre.

À la suite du précédent numéro de la revue *Cliniques* qui explorait les différentes figures de la peur en institution, ce numéro 18 analyse la peur principalement sous l'angle du contre-transfert soignant, c'est-à-dire des effets plus ou moins conscients que l'angoisse et la pathologie des personnes accueillies produisent sur les équipes soignantes, qui en retour entretiennent involontairement ces angoisses et les clivages afférents. Les auteurs de ce numéro détaillent les ramifications de ce jeu de miroirs qui n'a en fait rien d'un jeu, qu'on le nomme isomorphie (Kaës, 1993) ou homologie fonctionnelle (Pinel, 1989). Il recèle quand on l'observe de près des mouvements d'identification projective ou narcissique ou, au contraire, le rejet de toute identification pour sauver sa propre subjectivité. Sauve qui peut, chacun pour sa peau, la fonction soignante n'est jamais acquise, la maltraitance, le turnover, le *burn out* menacent.

Certes, tous les dysfonctionnements institutionnels ne sont pas réductibles au contre-transfert. Paul Denis nous rappelle par exemple dans cet ouvrage à quel point l'institution peut par elle-même être dévorante et castratrice du fait des jeux d'emprise et de pouvoir qui sont d'autant plus présents que les fonctions de chacun sont interdépendantes. Et si l'institution et le travail en équipe sont censés donner une place et un rôle singulier à chacun, beaucoup d'auteurs soulignent à quel point l'indifférenciation des intervenants est fréquente dans les lieux qui prennent en charge des personnes fragiles, particulièrement les enfants et les adolescents. Et cela par crainte d'un transfert trop massif qui mettrait le soignant en position de remplacer un parent défaillant, ou par peur que se confrontent violemment chez les membres d'une équipe des vécus contre-transférentiels incompatibles…

L'institution peut donc être une menace tant pour le narcissisme et la subjectivité du soignant que pour ceux du soigné. Plus encore, une véritable menace d'anéantissement rôde lorsque la dépression et la destructivité projetées par les personnes accueillies ne peuvent être métabolisées par les soignants. L'empathie est compromise, le travail groupal est évité et la tentation est grande de se protéger par un cadre rigide ou une convivialité de surface par exemple, qui n'aident pas à donner forme à ce négatif, à construire une conflictualité vivante.

L'institution est une enveloppe protectrice dans la mesure où elle permet que s'y réactualisent en toute sécurité des angoisses d'effondrement et des angoisses pulsionnelles, que celles-ci soient accueillies et qu'elles y trouvent des limites. Cette fonction est particulièrement mise à mal lorsque les personnes accueillies ont vécu de lourds traumatismes qui sidèrent alors la pensée et les affects. Les passages à l'acte violents se répètent, en quête de sens, et parfois, même la peur ne peut être ressentie par les soignants. L'anesthésie, le rejet, voire l'identification à l'agresseur se mêlent au masochisme.

Plusieurs auteurs analysent alors les situations de crise extrême qui se produisent lorsque les limites de l'institution sont elles-mêmes mises à mal, tout particulièrement lors des bouleversements institutionnels, des départs itératifs de membres des équipes. Un cercle vicieux peut alors s'instaurer entre déstabilisations des soignants et des soignés. Des boucs émissaires sont désignés pour évacuer l'incertitude et les doutes. Du côté des patients, l'oscillation entre dépendance docile et attaque du cadre devient la norme. La surenchère dans la toute-puissance se déchaîne : qui l'emportera du soignant qui se veut un super-héros ou du patient pour qui la mort peut s'avérer l'ultime triomphe ? Nous voilà bien loin de l'institution comme havre de paix !

N'oublions pas bien sûr que le soin psychique passe par la rencontre, même si cette rencontre fait peur. Un travail d'historisation et de mise en sens des troubles est important, mais il est d'abord nécessaire que l'institution offre la possibilité de mise en forme et de lien entre émotions et représentations, hors de tout jugement, dans la rencontre avec plusieurs dépositaires du transfert, une constellation de psychologues, thérapeutes, soignants, éducateurs, ou tout autre membre de l'institution susceptible d'interagir avec le patient. Je pense à un responsable de l'entretien dans une clinique psychiatrique, qui, appelé sans cesse à l'aide par une patiente, s'était retrouvé incarnant une figure paternelle que nous avons pu analyser. Ainsi, l'insatisfaction permanente de cette patiente a suscité moins de rejet, un sens a pu être dégagé : la répétition du désir incestueux interdit. La fonction de ce responsable de l'entretien excédait, comme toujours dans les lieux de soin psychique, sa tâche manifeste. Concrètement, il s'agissait de supporter ces demandes, au sens winnicottien de survivre à la situation : sans représailles ni abandon, tout en évitant un rapproché à connotation forcément incestuelle.

Souvent les médiations thérapeutiques sont précieuses, elles permettent de tempérer la peur de rencontrer l'autre, chez les patients comme chez les professionnels. Car dans la rencontre de l'autre se loge la peur de rencontrer des parties de soi-même refoulées ou clivées, menaçantes pour le moi. Du côté des soignants, la rencontre avec des personnes en état de grande détresse peut confronter à des peurs que l'on a enfouies mais auxquelles on est venu comme par hasard se frotter en décidant de travailler dans un lieu de soin : l'abandon, l'impuissance, le sexuel interdit, la violence, la désintégration psychique, la mort. Dans l'inconscient il n'y a pas de hasard… Il nous appartient bien sûr d'interroger nos motivations pour ne pas les faire peser sur les personnes que l'on accueille. Mais il s'agit encore et toujours, nous ne le répéterons jamais assez, de maintenir au sein des équipes les conditions pour qu'un travail de partage des expériences contre-transférentielles soit possible sans se sentir jugé ou discrédité. Contre la banalisation, l'évitement, l'emprise, notre principal atout est de pouvoir partager des histoires qui font peur, des histoires qui sont les nôtres autant que celles de nos patients.

BIBLIOGRAPHIE

Enriquez, E. (1987). *L'institution et les institutions. Études psychanalytiques*. Paris : Dunod.

Kaës, R. (1993). *Le groupe et le sujet du groupe. Éléments pour une théorie psychanalytique des groupes*. Paris : Dunod.

Pinel, J.-P. (1989) Les fonctions du cadre dans la prise en charge institutionnelle. *Revue de psychothérapie psychanalytique de groupe*, 13, 77-88.

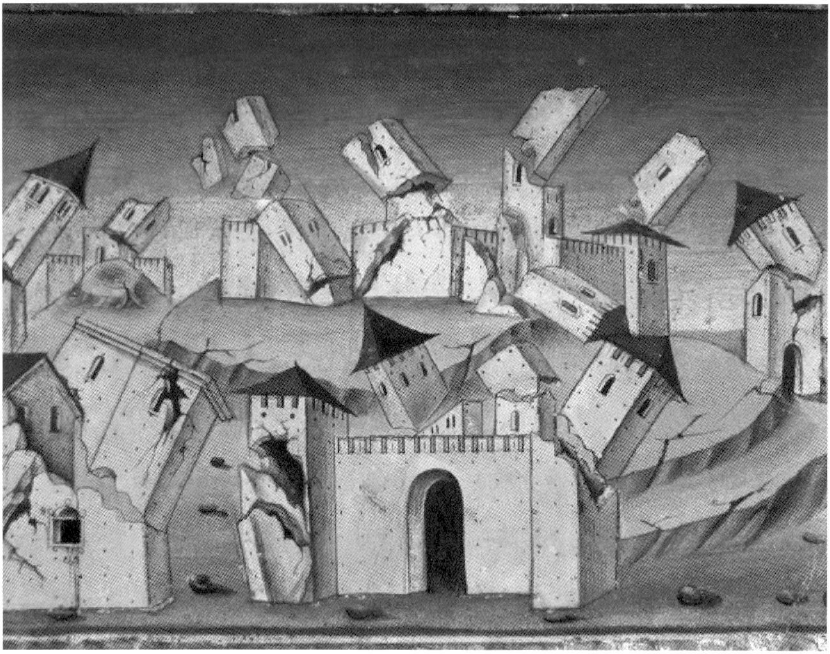

© Cristoforo Predis, *La fin du monde et le jugement dernier*

« I have purposely used the term "breakdown" because it is rather vague and because it could mean various things. On the whole, the word can be taken in this context to mean a failure of a defence organization. But immediately we ask: a defence against what? »

Donald Woods Winnicott

La crainte de l'effondrement

Fear of Breakdown

Donald Woods Winnicott

Republication de l'article « Fear of breakdown » suite à l'autorisation de *The International Journal of Psychanalysis*:
« Fear of Breakdown », by D.W. Winnicott. (1974). *International Review of Psycho-Analysis,* 1:103-107.

The International Journal of Psychoanalysis grants permission for the re-publication of the following article :
« Fear of Breakdown », by D.W. Winnicott. (1974). *International Review of Psycho-Analysis,* 1:103-107.

Preliminary Statement

My clinical experiences have brought me recently to a new understanding, as I believe, of the meaning of a fear of breakdown.
It is my purpose here to state as simply as possible this understanding, which is new for me and which perhaps is new for others who work in psychotherapy. Naturally, if what I say has truth in it, this will already have been dealt with by the world's poets, but the flashes of insight that come in poetry cannot absolve us from our painful task of getting step by step away from ignorance towards our goal. It is my opinion that a study of this limited area leads to a restatement of several other problems that puzzle us as we fail to do as well clinically

as we would wish to do, and I shall indicate at the end what extensions of the theory I propose for discussion.

Individual Variations

Fear of breakdown is a feature of significance in some of our patients, but not in others. From this observation, if it be a correct one, the conclusion can be drawn that fear of breakdown is related to the individual's past experience, and to environmental vagaries. At the same time there must be expected a common denominator of the same fear, indicating the existence of universal phenomena; these indeed make it possible for everyone to know empathetically what it feels like when one of our patients shows this fear in a big way. (The same can be said, indeed, of every detail of the insane person's insanity. We all know about it, although this particular detail may not be bothering us.)

Emergence of the symptom

Not all our patients who have this fear complain of it at the outset of treatment. Some do; but others have their defences so well organized that it is only after a treatment has made considerable progress that the fear of breakdown comes to the fore as a dominating factor.
For instance, a patient may have various phobias and a complex organization for dealing with these phobias, so that dependence does not come quickly into the transference. At length, dependence becomes a main feature, and then the analyst's mistakes and failures become direct causes of localized phobias and so of the outbreak of fear of breakdown.

Meaning of "breakdown"

I have purposely used the term "breakdown" because it is rather vague and because it could mean various things. On the whole, the word can be taken in this context to mean a failure of a defence organization. But immediately we ask: a defence against what? And this leads us to the deeper meaning of the term, since we need to use the word "breakdown" to describe the unthinkable state of affairs that underlies the defence organization.

It will be noted that whereas there is value in thinking that in the area of psychoneurosis it is castration anxiety that lies behind the defences, in the more psychotic phenomena that we are examining it is a breakdown of the establishment of the unit self that is indicated. The ego organizes defences against breakdown of the ego organization, and it is the ego organization that is threatened. But the ego cannot organize against environmental failure in so far as dependence is a living fact.

In other words, we are examining a reversal of the individual's maturational process. This makes it necessary for me briefly to reformulate the early stages of emotional growth.

Emotional growth, early stages

The individual inherits a maturational process. This carries the individual along in so far as there exists a facilitating environment, and only in so far as this exists. The facilitating environment is itself a complex phenomenon and needs special study in its own right ; the essential feature is that it has a kind of growth of its own, being adapted to the changing needs of the growing individual.

The individual proceeds from absolute dependence to relative independence and towards independence. In health the development takes place at a pace that does not outstrip the development of complexity in the mental mechanisms, this being linked to neurophysiological development.

The facilitating environment can be described as *holding*, developing into *handling*, to which is added *object-presenting*.

In such a facilitating environment the individual undergoes development which can be classified as *integrating*, to which is added *indwelling* (or *psychosomatic collusion*) and then *object-relating*.

This is a gross over-simplification but it must suffice in this context.

It will be observed that in such a description forward movement in development corresponds closely with the threat of retrograde movement (and defences against this threat) in schizophrenic illness.

Absolute dependence

At the time of absolute dependence, with the mother supplying an auxiliary ego-function, it has to be remembered that the infant has not yet separated out the "not-me" from the "me" – this cannot happen apart from the establishment of "me".

Primitive agonies

From this chart it is possible to make a list of primitive agonies (anxiety is not a strong enough word here).
Here are a few:
A return to an unintegrated state. (Defence: disintegration.)
Falling for ever. (Defence: self-holding.)
Loss of psychosomatic collusion, failure of indwelling. (Defence: depersonalization.)
Loss of sense of real. (Defence: exploitation of primary narcissism, etc.)
Loss of capacity to relate to objects. (Defence: autistic states, relating only to self-phenomena.)
And so on.

Psychotic illness as a defence

It is my intention to show here that what we see clinically is always a defence organization, even in the autism of childhood schizophrenia. The underlying agony is unthinkable.
It is wrong to think of psychotic illness as a breakdown, it is a defence organization relative to a primitive agony, and it is usually successful (except when the facilitating environment has been not deficient but tantalizing, perhaps the worst thing that can happen to a human baby).

Statement of main theme

I can now state my main contention, and it turns out to be very simple. I contend that clinical fear of breakdown *is the fear of a breakdown that has already been experienced*. It is a fear of the original agony which caused the defence organization which the patient displays as an illness syndrome.

This idea may or may not prove immediately useful to the clinician. We cannot hurry up our patients. Nevertheless, we can hold up their progress because of genuinely not knowing; any little piece of our understanding may help us to keep up with a patient's needs.

There are moments, according to my experience, when a patient needs to be told that the breakdown, a fear of which destroys his or her life, *has already been*. It is a fact that is carried round hidden away in the unconscious. The unconscious here is not exactly the repressed unconscious of psychoneurosis, nor is it the unconscious of Freud's formulation of the part of the psyche that is very close to neurophysiological functioning. Nor is it the unconscious of Jung's which I would call: all those things that go on in underground caves, or (in other words) the world's mythology, in which there is collusion between the individual and the maternal inner psychic realities. In this special context the unconscious means that the ego integration is not able to encompass something. The ego is too immature to gather all the phenomena into the area of personal omnipotence.

It must be asked here: why does the patient go on being worried by this that belongs to the past? The answer must be that the original experience of primitive agony cannot get into the past tense unless the ego can first gather it into its own present time experience and into omnipotent control now (assuming the auxiliary ego-supporting function of the mother [analyst]).

In other words, the patient must go on looking for the past detail which is *not yet experienced*. This search takes the form of a looking for this detail in the future.

Unless the therapist can work successfully on the basis that this detail is already a fact, the patient must go on fearing to find what is being compulsively looked for in the future.

On the other hand, if the patient is ready for some kind of acceptance of this queer kind of truth, that what is not yet experienced did nevertheless happen in the past, then the way is open for the agony to be experienced in the transference, in reaction to the analyst's failures and mistakes. These latter can be dealt with by the patient in doses that are not excessive, and the patient can account for each technical failure of the analyst as countertransference. In other words, gradually the patient gathers the original failure of the facilitating environment into the area of his or her omnipotence and the experience of omnipotence which belongs to the state of dependence (transference fact). All this is very difficult, time-consuming and painful, but it at any rate is not futile. What is futile is the alternative, and it is this that must now be examined.

Futility in analysis

I must take for granted an understanding and acceptance of the analysis of psychoneurosis. On the basis of this assumption, I say that in the cases I am discussing the analysis starts off well, the analysis goes with a swing; what is happening, however, is that the analyst and the patient are having a good time colluding in a psychoneurotic analysis, when in fact the illness is psychotic.

Over and over again the analysing couple are pleased with what they have done together. It was valid, it was clever, it was cosy because of the collusion. But each so-called advance ends in destruction. The patient breaks it up and says: So what? In fact, the advance was not an advance ; it was a new example of the analyst's playing the patient's game of postponing the main issue. And who can blame either the patient or the analyst (unless of course there can be an analyst who plays the psychotic fish on a very long psychoneurotic line, and hopes thereby to avoid the final catch by some trick of fate, such as the death of one or other of the couple, or a failure of financial backing).

We must assume that both patient and analyst really do wish to end the analysis, but alas, there is no end unless the bottom of the trough has been reached, *unless the thing feared has been experienced*. And indeed one way out is for the patient to have a breakdown (physical or mental) and this can work very well. However, the solution is not good enough if it does not include analytic understanding and insight on the part of the patient, and indeed, many of the patients I am referring to are valuable people who cannot afford to break down in the sense of going to a mental hospital.

The purpose of this paper is to draw attention to the possibility that the breakdown has already happened, near the beginning of the individual's life. The patient needs to "remember" this but it is not possible to remember something that has not yet happened, and this thing of the past has not happened yet because the patient was not there for it to happen to. The only way to "remember" in this case is for the patient to experience this past thing for the first time in the present, that is to say, in the transference. This past and future thing then becomes a matter of the here and now, and becomes experienced by the patient for the first time. This is the equivalent of remembering, and this outcome is the equivalent of the lifting of repression that occurs in the analysis of the psychoneurotic patient (classical Freudian analysis).

FURTHER APPLICATIONS OF THIS THEORY

Fear of death

Little alteration is needed to transfer the general thesis of fear of breakdown to a specific fear of death. This is perhaps a more common fear, and one that is absorbed in the religious teachings about an after-life, as if to deny the fact of death.

When fear of death is a significant symptom the promise of an after-life fails to give relief, and the reason is that the patient has a compulsion to look for death. Again, it is the death that happened but was not experienced that is sought.

When Keats was "half in love with easeful death" he was, according to the idea that I am putting forward here, longing for the ease that would come if he could "remember" having died; but to remember he must experience death now.

Most of my ideas are inspired by patients, to whom I acknowledge my debt. It is to one of these that I owe the phrase "phenomenal death". What happened in the past was death as a phenomenon, but not as the sort of fact that we observe. Many men and women spend their lives wondering whether to find a solution by suicide, that is, sending the body to death which has already happened to the psyche. Suicide is no answer, however, but it is a despair gesture. I now understand for the first time what my schizophrenic patient (who did kill herself) meant when she said: "All I ask you to do is to help me commit suicide for the right reason instead of for the wrong reason." I did not succeed and she killed herself in despair of finding the solution. Her aim (as I now see) was to get it stated by me that she died in early infancy. On this basis I think she and I could have enabled her to put off body death till old age took its toll.

Death, looked at in this way as something that happened to the patient but which the patient was not mature enough to experience, has the meaning of annihilation. It is like this, that a pattern developed in which the continuity of being was interrupted by the patient's infantile reactions to impingement, these being environmental factors that were allowed to impinge by failures of the facilitating environment. (In the case of this patient troubles started very early, for there was a premature awareness awakened before birth because of a maternal panic, and added to this the birth was complicated by undiagnosed placenta praevia).

Emptiness

Again my patients show me that the concept of emptiness can be looked at through these same spectacles.

In some patients emptiness needs to be experienced, and this emptiness belongs to the past, to the time before the degree of maturity had made it possible for emptiness to be experienced.

To understand this it is necessary to think not of trauma but of nothing happening when something might profitably have happened.

It is easier for a patient to remember trauma than to remember nothing happening when it might have happened. At the time, the patient did not know what might have happened, and so could not experience anything except to note that something might have been.

Example

A phase in a patient's treatment illustrates this. This young woman lay uselessly on the couch, and all she could do was to say: "Nothing is happening in this analysis !"

At the stage that I am describing, the patient had supplied material of an indirect kind so that I could know that she was probably feeling something. I was able to say that she had been feeling feelings, and she had been experiencing these gradually fading, according to her pattern, a pattern which made her despair. The feelings were sexual and female. They did not show clinically.
Here in the transference was myself (nearly) being the cause now of her female sexuality fizzling out; when this was properly stated we had an example in the present of what had happened to her innumerable times. In her case (to simplify for the sake of description) there was a father who at first was scarcely ever present, and then when he came to her home when she was a little girl he did not want his daughter's female self, and had nothing to give by way of male stimulus.
Now, emptiness is a prerequisite for eagerness to gather in. Primary emptiness simply means: before starting to fill up. A considerable maturity is needed for this state to be meaningful.
Emptiness occurring in a treatment is a state that the patient is trying to experience, a past state that cannot be remembered except by being experienced for the first time now.
In practice, the difficulty is that the patient fears the awfulness of emptiness, and in defence will organize a controlled emptiness by not eating or not learning, or else will ruthlessly fill up by a greediness which is compulsive and which feels mad. When the patient can reach to emptiness itself and tolerate this state because of dependence on the auxiliary ego of the analyst, then, taking in can start up as a pleasurable function; here can begin eating that is not a function dissociated (or split off) as part of the personality; also it is in this way that some of our patients who cannot learn can begin to learn pleasurably. The basis of all learning (as well as of eating) is emptiness. But if emptiness was not experienced as such at the beginning, then it turns up as a state that is feared, yet compulsively sought after.

Non-existence

The search for personal non-existence can be examined in the same way. It will be found that non-existence here is part of a defence.

Personal existence is represented by the projection elements, and the person is making an attempt to project everything that could be personal. This can be a relatively sophisticated defence, and the aim is to avoid responsibility (at the depressive position) or to avoid persecution (at what I would call the stage of self-assertion, i.e the stage of *I am* with the inherent implication *I repudiate everything that is not me*). It is convenient here to use in illustration the childhood game of "I'm the King of the Castle – You're the Dirty Rascal".

In the religions this idea can appear in the concept of oneness with God or with the Universe. It is possible to see this defence being negated in existentialist writings and teachings, in which existing is made into a cult, in an attempt to counter the personal tendency towards a non-existence that is part of an organized defence.

There can be a positive element in all this, that is, an element that is not a defence. It can be said that *only out of non-existence can existence start*. It is surprising how early (even before birth, certainly during the birth process) awareness of a premature ego can be mobilized. But the individual cannot develop from an ego root if this is divorced from psychosomatic experience and from primary narcissism. It is just here that begins the intellectualization of the ego-functions. It can be noted here that all this is a long distance in time prior to the establishment of anything that could usefully be called the self.

Editorial Note. Mrs Clare Winnicott has commented on the paper printed above as follows:

This particular paper was offered for posthumous publication because it was written shortly before Donald Winnicott's death and it contains a first condensed statement based on current clinical work. The formulation of these clinical findings around the central idea contained in the paper was a significant experience. Something surfaced from the depths of clinical involvement into conscious grasp and produced a new orientation to a whole area of clinical practice. It was the intention to study further some of the specific topics in the paper, and to write about them in greater detail, but time did not allow this work to be done.

Because my husband would have wished to be associated with the publication of this new Journal, I am very glad that the Editor was willing to include one of his papers in this first issue of the *International Review of Psycho-Analysis*.

Summary

I have attempted to show that fear of breakdown can be a fear of a past event that has not yet been experienced. The need to experience it is equivalent to a need to remember in terms of the analysis of psychoneurotics.

This idea can be applied to other allied fears, and I have mentioned the fear of death and the search for emptiness.

Synthèse de C. Ducarre

Dans cet article fondamental, publié après sa mort, Winnicott décrit la crainte de l'effondrement qu'il constate chez certains patients mais qui renvoie selon lui à un phénomène universel. Le terme original « *breakdown* » est volontairement vague. On peut le traduire en français par panne, rupture, détérioration, effondrement, et c'est donc ce dernier terme qui a été choisi pour les traductions françaises. Winnicott postule que cette crainte renvoie à l'effondrement d'un système de défenses. En l'occurrence non pas des défenses névrotiques contre l'angoisse de castration mais plutôt des défenses contre la désorganisation du self. Dans la régression à la dépendance impliquée dans l'analyse, on assiste ainsi selon Winnicott à l'inversion du processus de maturation de l'individu. Winnicott récapitule alors brièvement les étapes et les conditions du développement émotionnel précoce qu'il a déjà exposées auparavant. L'individu évolue progressivement de la dépendance absolue à une relative indépendance à condition qu'il puisse s'appuyer sur un environnement facilitateur : *holding* puis *handling* et présentation d'objet. Dans l'état de dépendance absolue, le moi n'est pas encore dissocié du non-moi. Au stade précoce, l'individu peut être alors confronté à des états que Winnicott nomme « *primitive agonies* », qui ont été traduits par « angoisses sans nom » ou par « angoisses disséquantes primitives ». Ces angoisses peuvent être le retour à un stade de non-intégration, tomber sans fin, l'échec de l'intégration psyché-soma, la perte du sens de la réalité, la perte de la capacité à être en lien avec les autres. Ces angoisses sont impensables et ce que nous observons cliniquement est toujours une organisation défensive, y compris la maladie psychotique.

Winnicott en vient alors au cœur de son propos : il postule que la peur de l'effondrement dans la cure est relative à un effondrement qui a déjà eu lieu, une angoisse disséquante qui est responsable de l'organisation défensive actuelle. Le patient a besoin qu'on lui dise à un moment ou à un autre que cet effondrement a déjà eu lieu. En effet, cela renvoie à une expérience précoce qui n'a pu être éprouvée à proprement parler puisque le moi était alors trop immature et indifférencié pour l'intégrer. Une fois cet état de fait reconnu, le patient sera prêt à faire l'expérience de cette angoisse dans le transfert, et à intégrer dans l'aire de son omnipotence les erreurs de l'analyste rappelant les failles de l'environnement primaire. C'est difficile et douloureux mais cela vaut mieux qu'une analyse superficielle, une analyse pour rien, qui éviterait les zones psychotiques de la personnalité. Winnicott insiste sur le fait qu'il ne s'agit pas tant de se souvenir, comme dans une analyse de névrose, que d'éprouver dans le transfert quelque chose qui s'est produit à un moment où il n'y avait pas de moi constitué pour avoir conscience et véritablement éprouver ce qui se passait. Le passé et le futur s'actualisent dans l'ici et maintenant du transfert, et cette expérience est l'équivalent de la levée du refoulement dans l'analyse de la névrose.

La peur de la mort, voire l'obsession du suicide, peut être rapportée de la même façon à une expérience d'anéantissement dans le passé. Winnicott cite également le vide et la non-existence comme des sentiments qui doivent être éprouvés dans le transfert pour que le patient puisse enfin s'en dégager. Après tout, le vide est un prérequis au désir, et c'est seulement à partir de la non-existence que l'existence peut émerger. Enfin, Winnicott ouvre la question de la fonction défensive de ces éprouvés ; la non-existence peut ainsi permettre d'éviter les sentiments de persécution et de responsabilité.

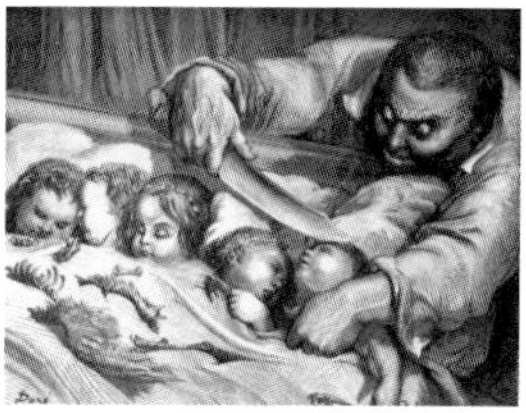

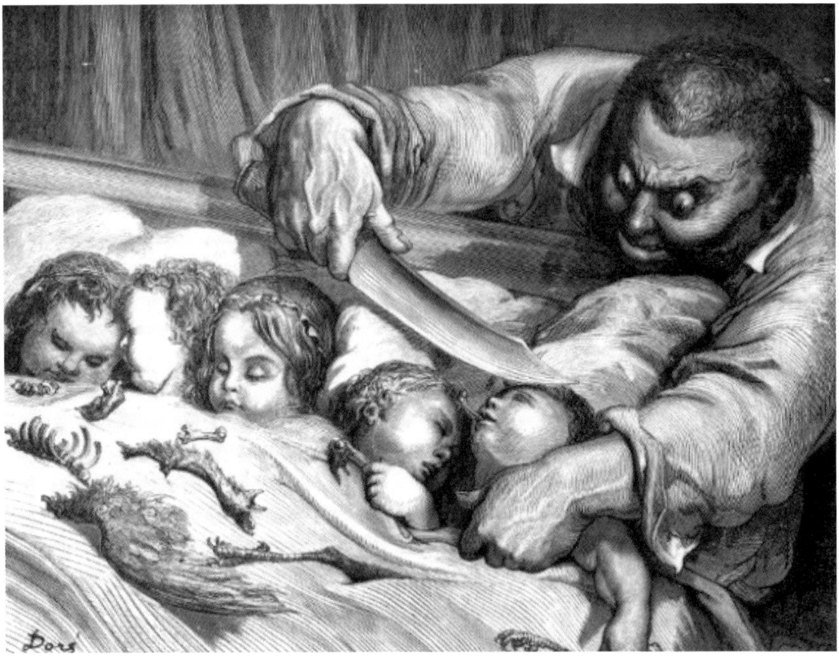

© Gustave Doré, *L'ogre du Petit Poucet*

« Notre rapport personnel à l'exercice de l'emprise, et notre façon de recevoir l'emprise d'autrui, héritage de notre névrose infantile, conditionnent naturellement notre façon de nous situer dans une institution et à y développer d'éventuelles réactions de peur. »

Paul Denis

L'ogresse institution

The Ogress Institution

Paul Denis

Au cœur de l'institution et des mouvements qui s'y nouent s'impose la question du pouvoir. Dans toute institution, à tout instant, chacun se situe, consciemment ou non, par rapport à la façon dont il vit le pouvoir qui organise celle-là. Dans une rencontre duelle le pouvoir est, théoriquement du moins, également partagé entre les deux protagonistes. Rien de tel dans une institution – qui par définition comporte nombre d'intervenants – où il n'est pas toujours si clair de situer qui exerce le pouvoir et comment. Le rapport de chacun au pouvoir déterminera le style de ses réactions par rapport aux règles et aux décisions imposées. Chacun est saisi par l'espace institutionnel dans lequel il se trouve et sera soumis au pouvoir qui s'y exerce. La peur qui peut se déclencher en chacun peut être à la fois celle de cet espace institutionnel clos, lequel limite sa liberté, et celle déclenchée par l'idée de soumission à un pouvoir qui vous dicte une conduite, la peur pouvant correspondre alors à des images de pénétration/ soumission. Mais les formes de pouvoir qui s'exercent en institution émanent aussi des conduites, des influences, des actions diverses des uns sur les autres. Le pouvoir de la fratrie existe parallèlement au pouvoir des parents…

Autrement dit, l'institution réunit en elle différents éléments au potentiel phobogène.

Paul Denis, psychanalyste, membre titulaire formateur de la SPP, Paris ; paul.denis54@orange.fr

Elle est d'abord assimilée à un espace clos et comme tel susceptible d'induire un investissement accordé sur le couple claustrophilie-claustrophobie. Investie sur le mode claustrophilique l'institution sera vécue comme confortable, bonne, mais tout changement représentera une menace pour son caractère rassurant, en particulier tout élément figurant aux yeux de tel participant l'introduction d'une épine phallique perturbatrice. Au pire tel changement sera vécu comme catastrophique et renversera la claustrophilie en claustrophobie. La peur alors s'installe, et son cortège de comportements visant à la conjurer.
L'institution est aussi un espace social susceptible d'imposer à chacun de se confronter à ses propres phobies liées aux relations et échanges sociaux. Il faut se montrer, être observé par d'autres, parler en public, affronter la critique et les éventuels compliments, faire quelque chose de l'agressivité qui peut monter en soi contre telle ou telle personne, toutes situations qui ont un potentiel phobogène, c'est-à-dire leur capacité à déclencher des peurs. Toutes les variétés de phobies sociales sont susceptibles de s'activer à l'intérieur d'une institution.
Le rapport à l'institution soulève ainsi chez chacun les conflits liés à son rapport aux différents éléments phobogènes qu'elle comporte. Ces différents facteurs ont en commun le rapport au pouvoir, et dans deux registres : celui du rapport à l'institution dans sa globalité d'une part, rapport au « pouvoir de l'institution » en général et pas seulement au « pouvoir institutionnel », et, d'autre part, le registre des relations de pouvoir entre les personnes, à l'intérieur même de l'institution. Dans sa globalité l'institution détient un pouvoir phobogène, celui d'un *claustrum* (Meltzer, 1999) dont on ne maîtrise pas ce qui s'y passe et sur lequel une imago dévorante peut être projetée ; d'autre part, la relation au pouvoir des autres – et à son propre pouvoir sur les autres – laquelle est souvent marquée par la problématique de l'envie.
En somme l'institution peut vous dévorer, en gros, ou vous digérer en détail dans son intérieur. Essayons d'examiner les dents de l'ogresse…

Pouvoir et emprise

Le pouvoir, dans le registre social, dérive des relations d'emprise qui apparaissent immédiatement dans les relations mère/nouveau-né, mère/enfant. L'emprise maternelle, évidemment indispensable, rencontre, face à elle, le pouvoir absolu du bébé, lequel par ses manifestations impose à sa mère, à son entourage, de faire ce qu'il lui faut. En ce sens « Sa Majesté le bébé » est un monarque absolu, un authentique tyran, auquel il vaut mieux avoir plaisir à se soumettre, et qu'il vaut mieux être heureux de servir ; le pouvoir du bébé est à la mesure de sa dépendance même. Rappelons-nous cette formule de Tolstoï : « Le pouvoir, pris dans son sens véritable, n'est que l'expression de la plus grande dépendance où l'on se trouve à l'égard d'autrui » (1869, p. 22). Le développement de l'enfant se poursuit ensuite dans le dialogue entre emprise réciproque et satisfactions inégalement réciproques (Denis, 1997), champ d'échange où se construisent à la fois son appareil psychique et son système de relations sociales.

Dans une institution le rapport de chacun au pouvoir se double d'un rapport à la dépendance. Si nous prenons l'exemple d'un centre de consultation en psychiatrie, il faut bien constater un rapport de dépendance réciproque entre patients et soignants, et leur dépendance à tous à l'égard du pouvoir financier qui règle les salaires mais aussi les conditions d'accueil, fournit le matériel nécessaire au travail soignant, quand il n'impose pas les méthodes de soins elles-mêmes et leur direction.

Chacun exerce une sorte d'emprise sur l'autre, c'est vrai dans les relations parents/enfant et dans les relations amoureuses, où l'emprise réciproque est au service de la construction d'expériences de satisfaction ; mais c'est également vrai en institution où l'emprise exercée par les uns sur les autres devrait être, et est parfois, au service d'un plus grand plaisir à travailler et d'un mieux-être des patients. Que nous le voulions ou non, dans une institution, nous dépendons tous les uns des autres et du type d'emprise que nous exerçons et qui s'exerce sur nous. Si des satisfactions réciproques apparaissent à la faveur de ces relations d'emprise, chacun s'y trouve nourri ; si une satisfaction réciproque ou son équivalent n'apparaît pas, chacun sent se dissiper son investissement libidinal, a l'impression de perdre ses forces, d'être vampirisé, dévoré.

Notre rapport personnel à l'exercice de l'emprise, et notre façon de recevoir l'emprise d'autrui, héritage de notre névrose infantile, conditionnent naturellement notre façon de nous situer dans une institution

et nous prédispose à y développer d'éventuelles réactions de peur. Dans le registre « actif » il s'agit de la peur d'imposer, d'exercer une forme de sadisme, peur de commettre des abus de pouvoir, crainte de l'affrontement confinant à l'extrême à des sortes de phobies d'impulsion. Dans le registre réceptif la sensibilité, voire la sensitivité, à des directives – même si elles sont fondées –, à des comportements, conflits avec d'autres, peut faire naître des sentiments proches de vécus de persécution. L'intolérance à dépendre favorise ces impressions…
Dans les moments de difficultés que chacun peut rencontrer dans une institution, le dialogue, avec les uns et les autres, est évidemment le meilleur moyen d'ajustement et de régulation. Lorsque le dialogue s'avère impossible, l'alternative est moins de « se soumettre ou se démettre » – car si la démission est toujours possible elle implique de perdre une insertion sociale, de trouver une autre activité, etc. – que de « se soumettre ou se soustraire ». La soumission a du bon car elle fait faire l'économie du sentiment de responsabilité et tempère l'angoisse de la relation personnelle aux patients ; par exemple l'application d'un protocole imposé diminue considérablement l'implication individuelle et, partant, l'angoisse éventuelle que peut soulever la souffrance du patient. Mais la réticence, ou le regimbement devant la dépendance, le refus du sentiment de soumission, conduisent plus souvent à une attitude qui consiste à se soustraire… L'absentéisme en est la forme majeure, mais chacun peut trouver plus subtilement des moyens de se soustraire aux injonctions : procrastination, oubli, informations lacunaires, pour éviter l'application au patient d'une prescription ou d'un protocole que l'on prévoirait dommageable au patient et qui ne manquerait pas d'être appliqué si l'ensemble des données était transmis. Par exemple : un manteau de Japhet est jeté sur la relative hyperactivité d'un enfant pour lui éviter la Ritaline…

L'institution comme foule

L'institution est une « foule » au sens de Le Bon (1895) : elle est composée d'une masse d'individus disparates qui ne se sont pas choisis les uns les autres et doivent s'entendre pour qu'un ensemble d'idées se développent et que des tâches s'exercent. Même si elle se compose d'un nombre réduit d'intervenants, l'institution présente au moins une structure groupale et réagira plus ou moins selon les trois hypothèses de base décrites par Bion (1965) : attaque-fuite, couplage, dépendance. Se sentir inclus dans l'un ou l'autre de ces trois modes de fonctionnement peut être vécu comme une absorption, sinon une dévoration. Plus nombreuse, elle est une foule dont les modalités d'organisation auront chacune leurs effets : toutes les variétés des phobies sociales seront susceptibles de s'activer.

Ou bien cette foule sera organisée avec des rôles différenciés ou elle ne le sera que peu, le fonctionnement institutionnel s'étant dégradé au point de confiner à l'anarchie ou, plus gravement, à l'anomie. Organisée, la « foule » institutionnelle soulèvera les peurs que nous avons évoquées plus haut, apparentées à la claustrophobie et à la peur de la soumission. Désorganisée, l'institution déclenchera d'autres peurs, celle de l'abandon, ou de la solitude par exemple. Le surinvestissement d'un leader auquel on prête des vertus charismatiques, représentant d'une idéologie, est un recours contre ce type de peurs. Certaines institutions psychanalytiques sont parfois tentées de s'organiser ainsi. Selon les témoignages dont nous avons disposé, il semble bien que l'Orthogenic School de Bruno Bettelheim fonctionnait de cette façon, soumise à son créateur, toute bonne à l'intérieur, le mauvais étant situé à l'extérieur. La dévoration de l'ogresse porte alors sur la liberté de chacun, aliénée au chef admiré qui prend la place des instances idéales – surmoi et idéal du moi –, la créativité étant confiée au chef, au patron, au gourou. Une institution de ce genre peut attirer mais aussi déclencher un mouvement phobique par refus de la servitude volontaire qu'elle implique. D'autre part, les mouvements agressifs contre le chef – inhibés du fait de l'idéalisation et l'espèce de *credo* local – sont latéralisés sur les autres membres de l'équipe et peuvent produire des phénomènes de rivalité et d'hostilité pénibles.

La place de l'idéologie sera d'autant plus grande que l'organisation sera plus précaire. La peur d'être exclu si l'on ne fait pas allégeance au leader, si l'on ne se soumet pas à l'idéologie institutionnelle, est la contrepartie de ce fonctionnement. Se soumettre ou être seul, se soumettre ou être exclu, se soumettre ou se soustraire. Se soumettre à une idéologie, à un fonctionnement groupal, à une mode, revient à abdiquer en tant qu'individu.

Mais dans une institution il est rare que le pouvoir soit aussi clairement défini que dans certaines « foules organisées » que sont l'armée, ou les organisations politiques régies jadis par le « centralisme démocratique ». Le pouvoir est, par exemple, souvent biface, divisé en pouvoir administratif d'un côté et pouvoir « technique », médical par exemple, de l'autre. C'est de l'ingérence réciproque de ces deux registres, avec leurs logiques distinctes, qu'émane un pouvoir ambigu, parfois illisible et qui peut faire évoquer, au pire, les incompréhensibles prescriptions du « château » de Kafka. Ces institutions sont inconfortables à vivre, chacun s'y sent évoluer sous une emprise illisible qui absorbe l'énergie de ses membres sans leur permettre un plaisir de fonctionnement suffisant.

Mais la division du jeu des forces en présence est souvent encore moins claire et le pouvoir résulte souvent, de façon momentanée, de l'action de groupes de pression ou d'influences diverses dont la prévisibilité est toute météorologique. Le pouvoir est alors souvent exercé en fait par un personnage qui n'a pas forcément titre à l'exercer mais qui tire les ficelles, suscite des conflits, provoque des décisions, pour qu'aucune ne lui soit imposée ; le modèle emblématique de ce type de pouvoir est celui que Racamier a décrit comme « pervers narcissique ». C'est souvent lié, chez un personnage comme cela – et plus qu'à une organisation perverse – à une sorte de peur d'être dévoré par l'institution, de se voir soumis ; sa réaction contre-phobique est de chercher à prendre le pouvoir, n'importe lequel, y compris celui de perturber le fonctionnement d'ensemble faute de le diriger.

Lorsque le pouvoir est exercé par ceux qui ont été désignés pour cela, leur façon de faire peut être « assez bonne », faisant respecter le cadre de travail, permettant le travail autonome prévu pour chacun et, en en soutenant la pratique, favorisant la solution des inévitables désaccords ou conflits. L'institution est alors assez confortable à vivre. Elle peut l'être moins lorsque la direction glisse dans l'excès de pouvoir et de contrôle, dans l'hypernomie, ou au contraire dans un laxisme qui donne le sentiment d'une absence de direction, d'une anomie.

L'hypernomie dévore par excès de contrôle, l'anomie dissout et absorbe le temps et les énergies ; les deux font fuir.

À l'intérieur de l'institution

À l'intérieur de l'institution les phénomènes dévorateurs sont souvent le fait de l'envie au sens psychanalytique du terme. Si l'on admet la définition de l'envie par Etchegoyen (2002), celle-ci correspond à un mouvement personnel dans lequel la prise de conscience des qualités de l'autre donne un sentiment de non-valeur, voire d'humiliation à qui en prend conscience. Les collègues ou collaborateurs que l'on trouve médiocres sont bien vécus, en revanche ceux que l'on trouve pleins de qualités font souffrir, donnent le sentiment de vous prendre quelque chose. Dès qu'une différence est faite entre deux membres de l'institution, cela est vécu comme une blessure personnelle pour celui que l'on a simplement laissé à sa place. Envers les personnes qui ont la responsabilité de diriger l'institution, d'embaucher des collaborateurs, l'envie a des effets contre-productifs. Ce seront ceux qui n'ont pas trop de qualités qui seront préférés. Loin d'être ogresse l'institution devient plutôt anorexique et perd peu à peu en dynamisme. Elle se dévore elle-même par culte d'une médiocrité protectrice du narcissisme de ses dirigeants et des tensions envieuses entre les individus.

Bibliographie

Bettelheim, B. (1976). *Un lieu où renaître*. Paris : Robert Laffont.

Bion, W.R. (1965). *Recherches sur les petits groupes*. Paris : Puf.

Denis, P. (1997). *Emprise et satisfaction*. Paris : Puf, 2002.

Etchegoyen, R.H. (2002). *Fondements de la technique psychanalytique*. Paris : Hermann.

Kafka, F. (1938). *Le château*. Paris : Gallimard.

Le Bon, G. (1895). *Psychologie des foules*. Paris : Puf, 2002.

Meltzer, D. (1999). *Le claustrum*. Larmor-Plage : Éditions du Hublot.

Racamier, P.-C. (2001). *L'esprit des soins*. Paris : Les éditions du Collège.

Tolstoï, L. (1869). *La guerre et la paix*. Lausanne : Éd.Rencontre, 1961.

Résumé

L'auteur explore dans quelle mesure toute institution, quelle que soit son organisation, présente des aspects ou des caractéristiques au pouvoir phobogène. L'autorité de ceux qui dirigent l'institution, soit ès qualité soit pour avoir pris indirectement le pouvoir, peut activer chez chaque personne qui y travaille un système imagoïque et faire vivre l'institution comme une dictature, une dévoreuse de temps et d'énergie. Le rapport que chacun entretient au pouvoir se trouve questionné sur la scène institutionnelle.

L'emprise de l'encadrement peut susciter d'authentiques réactions claustrophobiques. L'institution apparaît alors comme dévorante et castratrice : un ogre.

Mots-clés
Institution, claustrophobie, emprise, pouvoir, angoisse.

Abstract
The author explores how every institution, no matter its organization, has phobogenic characteristics. The authority of those who manage the institution, either in their own right or by having taken the power indirectly, can activate in every individual an imagoic system and make the institution feel like a dictatorship, which devours time and energy. On the institutional scene, the way each worker relies to power becomes questioned. The controlling management can generate authentic claustrophobic reactions. The institution is perceived as devouring and castrating: an ogre.

Keywords
Institution, claustrophobia, power, control, anxiety.

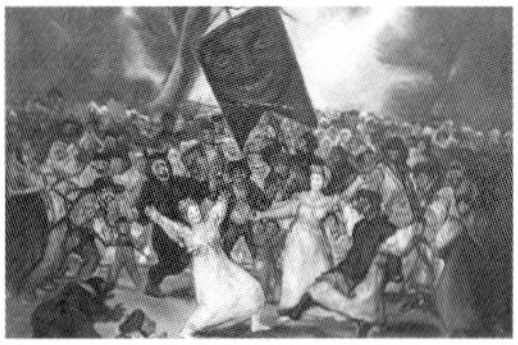

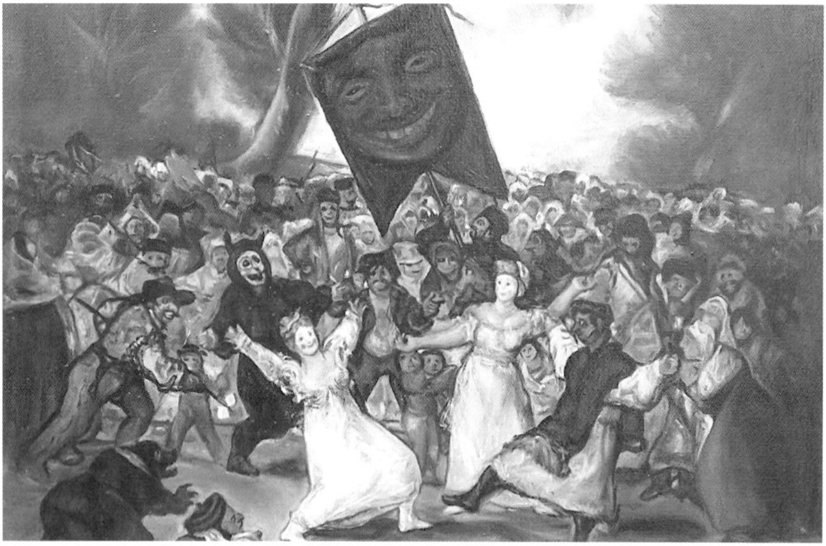

© Francisco de Goya, *L'enterrement de la sardine*

« Si les groupes thérapeutiques sont fréquents, nous verrons pourtant que la pensée groupale ne s'impose pas dans l'approche et la construction de ces derniers, conduisant souvent à une pratique de l'individuel en groupe qui ne permet pas de saisir les mouvements psychiques proprement groupaux. »

Raphaël Riand, Cécile Antigny, Anne Clémence Schom

Peurs en groupe, peurs du groupe : résistances à l'approche psychanalytique groupale en institution

Group Fears, Fears in Group: Resistance to the Group Psychoanalytical Approach in Institutions

Raphaël Riand, Cécile Antigny, Anne Clémence Schom

> *« Au commencement était le groupe, la famille, le couple ; chacun s'en individue de façon plus ou moins complète, et prend sa singularité de cette base partagée » (Rouchy, 1998, p. 28).*

Psychologues cliniciens et jeunes chercheurs dans le champ de la psychanalyse des groupes et des institutions, nous avons pu faire le constat qu'il était difficile dans nos institutions aujourd'hui de penser

Raphaël Riand, psychologue clinicien, Service de psychopathologie de l'enfant et de l'adolescent (hôpital Avicenne), Laboratoire de psychologie clinique, psychopathologie, psychanalyse (EA 4056), PCPP, université Paris-Descartes ; raph.riand@free.fr
Cécile Antigny, psychologue clinicienne, docteure en psychologie clinique et psychopathologie, PCPP, université Paris-Descartes ; cecileantigny@gmail.com
Anne Clémence Schom, psychologue clinicienne, docteure en psychologie clinique et psychopathologie, PCPP, université Paris-Descartes ; ac.schom@gmail.com

les groupes auxquels nous appartenons et avec lesquels nous travaillons. En nous appuyant sur les travaux de Kaës (1999, 2015), nous avons expérimenté[1] que ce positionnement singulier de penser le groupe comme une entité dotée d'une réalité psychique singulière est d'un grand secours pour activer des processus de transformations dans nos institutions, où les processus de pensée sous souvent mis à mal par les pathologies que nous y rencontrons et par leurs effets sur l'organisation des soins. En effet, le travail en situation groupale engendre des modifications techniques et méthodologiques spécifiques qui imposent alors de se référer à une épistémologie non uniquement centrée sur le monde intrapsychique, mais ouverte aux espaces plurisubjectifs et à leurs spécificités. Les théories psychanalytiques de groupe n'ont ainsi pas seulement explicité les mécanismes à l'œuvre dans les groupes en tant que formation secondaire, mais aussi et surtout ce qu'il en est du groupe pour chacun et en chacun. Cette ouverture s'accompagne de résistances tenaces qui prennent racine dans des mouvements intimes et collectifs.

Nous faisons l'hypothèse alors que les résistances à adopter cet angle de vue sont issues des peurs que suscitent le groupe et le groupement, et *in fine* la groupalité interne pour tout individu. Au sein des institutions de soins, les groupes sont multiples et les groupalités internes de chacun s'entrecroisent, rendant la tâche de les distinguer et de les mettre au travail malaisée.

Si les groupes thérapeutiques sont fréquents, nous verrons pourtant que la pensée groupale ne s'impose pas dans l'approche et la construction de ces derniers, conduisant souvent à une pratique de l'individuel en groupe qui ne permet pas de saisir les mouvements psychiques proprement groupaux[2].

Au-delà des mouvements psychiques au sein des groupes de patients, les soignants et l'ensemble des professionnels traversent et sont traversés par l'expérience du groupe. Il s'agit des différents groupes de professionnels présents, leur définition est singulière à chaque institution et celles-ci organisent les modalités de rencontre et de fonctionnement groupal. En effet, l'institution elle-même peut

1. Dans le cadre de deux thèses de doctorat : Schom (2018) et Antigny (2018).
2. Cf. *infra* vignette clinique.

être entendue comme un groupe, lieu d'un niveau de fonctionnement spécifique qui dépasse les individualités et les différents sous-groupes qui la composent. Les mouvements psychiques en présence ont leur part inconsciente et nous trouvons, dans les fonctionnements des institutions, des groupalités qui s'organisent selon un pacte dénégatif et des alliances inconscientes, comme nous le verrons autour du fonctionnement d'une réunion d'équipe.

Nous verrons qu'il est pertinent de prêter attention au fonctionnement institutionnel et aux différentes groupalités, tant ils sont le terreau quotidien des modalités de travail psychique et de changements possibles.

Nous nous proposons dans cet article de présenter les peurs que suscite le groupe en institution et de décrire les empêchements qu'elles créent. Nous verrons comment elles se sont construites et comment elles se transmettent. Pour cela, nous nous appuierons sur des vignettes cliniques issues de pratiques institutionnelles.

De la résistance à la psychanalyse à la résistance à la psychanalyse de groupe

Dès son origine, la psychanalyse n'a cessé d'être source de résistances. La fronde court depuis ses commencements à aujourd'hui avec des périodes fastes et d'autres plus hostiles. Ce n'est pas une interrogation nouvelle, Freud avait déjà pu en mesurer l'importance et la force. À partir des écrits de Freud (1917), Laplanche et Pontalis (1967) définissent ainsi la résistance : « Au cours de la cure psychanalytique, on donne le nom de résistance à tout ce qui, dans les actions et les paroles de l'analysé, s'oppose à l'accès de celui-ci à son inconscient. Par extension, Freud a parlé de résistance à la psychanalyse pour désigner une attitude d'opposition à ses découvertes en tant qu'elles révélaient les désirs inconscients et infligeaient à l'homme une "vexation psychologique" » (p. 420).

En effet, la psychanalyse et la découverte de l'inconscient comportent une part transgressive qui fait violence et en retour engendre des attaques.

Cependant, notre propos se centre sur les résistances à l'approche psychanalytique des groupes, notamment celles qui traversent nos institutions. Ces résistances vont de la méconnaissance de ces théories à leur radicale mise de côté, quand bien même la pratique des groupes est omniprésente dans la clinique. Les résistances au groupe se conjuguent au pluriel, elles sont à la fois intimes et collectives.

Ces résistances prennent racine dans l'ambivalence de Freud vis-à-vis du groupe, comme l'ont souligné la grande majorité des analystes de groupe. Kaës propose l'idée d'une affinité conflictuelle entre groupe et psychanalyse notamment à partir de l'héritage freudien. Il rappelle que le groupe « a constitué la matrice féconde et traumatique de l'invention de la psychanalyse, de son institution et sa transmission : sa théorie et sa pratique portent les traces des enjeux passionnés, souvent violents et répétitivement traumatiques » (1993, p. 19). Kaës note aussi que cette dimension traumatique a empêché durant longtemps l'approfondissement des intuitions freudiennes sur la psyché de groupe.

Cette volonté de rester fidèle aux travaux freudiens et de ne pas trahir le père fondateur, notamment au niveau du dispositif lui-même, est source de résistance.

L'analyse groupale implique une transgression plurielle, source de culpabilité et d'interdit de penser. Kaës analyse que l'intérêt porté au groupe reste une transgression, car « n'est-ce pas tenter de faire mieux que les parents, que Freud, que Klein, que Lacan ? essayer de dévoiler leurs façons de faire (des enfants), mais aussi en recueillant leur héritage, le transformer ? » (*ibid.*, p. 16).

Ces résistances s'enracinent dans l'histoire individuelle, mais aussi dans l'histoire collective à la fois de la société française et de l'histoire de la psychanalyse. Kaës propose l'idée d'une illusion individualiste comme base à la réticence au groupe. Cette illusion « est ici le pendant de l'illusion groupale, et la suprématie accordée au sujet singulier et "individuel" », chère à la culture psychanalytique française, ne saurait se comprendre sans cette référence individualiste héritière du Je cartésien autant que de l'histoire sociale » (Kaës, 2001, p. 155). Il souligne que la psychanalyse française, contrairement à d'autres cultures analytiques, reste particulièrement méfiante vis-à-vis de l'approche groupale.

Au commencement était le groupe, et pourtant...

Comme nous venons de le voir dans la première partie de cet article, si la psychanalyse a suscité de nombreuses résistances au fur et à mesure de ses développements, la psychanalyse de groupe semble en rencontrer encore davantage. En effet, cette épistémologie, au-delà du paradigme de l'inconscient dynamique qui implique l'idée d'un « moi qui ne serait pas maître en sa demeure » – troisième démenti infligé à l'humanité par les grandes découvertes de la science[3] – ajoute, à l'homme, la tâche de se rappeler qu'il n'est pas seul mais en lien avec plusieurs autres qui participent chaque jour à construire son identité[4]. Kaës propose d'ajouter un quatrième démenti ou blessure narcissique infligé au Moi : « le groupe nous déloge de notre égocentrisme et de notre centration narcissique et impose alors une décentration insupportable » (2015, p.41). Le groupe suscite beaucoup d'angoisse et la difficulté de le penser prend racine dans différents mouvements défensifs, dont la blessure narcissique que nous venons d'évoquer.
Nous allons voir comment les résistances à la psychanalyse de groupe s'ancrent dans nos résistances à nous penser comme des êtres pluriels et sociaux, à interroger nos propres rapports à nos groupes d'appartenances primaires et secondaires et à ce que nous venons y vivre, y trouver et y expérimenter. En effet, même s'il n'est pas toujours aisé de le prendre en compte, le sujet humain, au-delà de sa profonde subjectivité, est également un être social, et même caractérisé par son besoin des autres, comme Freud le montrait avec l'*Hilflosigkeit* (1919). Nous passons notre existence à traverser et être traversés par l'expérience du groupe. L'être humain n'est pas un être isolé ou enfermé dans une bulle autarcique, mais est au contraire un être grégaire qui se construit dans les rencontres et les relations qu'il noue tout au long

3. Freud avait ainsi décrit les trois grands démentis infligés à l'humanité par les grandes découvertes de la science. Le première étant que la Terre n'est pas au centre de l'univers (Copernic). En second lieu, la théorie de l'évolution de Darwin avec l'idée que l'homme est un animal comme les autres. Freud ajoute ensuite la découverte de l'inconscient. Il écrit ainsi : « C'est en attribuant une importance pareille à l'inconscient dans la vie psychique que nous avons dressé contre la psychanalyse les plus méchants esprits de la critique » (Freud, 1917, p. 266).
4. P. Drwesy (2016) formule l'hypothèse que l'identité est la résultante d'un triple processus qui implique le travail du narcissisme, des enveloppes psychiques ainsi que des liens identificatoires.

de sa vie. Sans un et plusieurs autres pour constituer son monde relationnel, le petit d'homme ne naît pas à la vie psychique (Ciccone et Lhopital, 2001), ne met pas en route sa construction subjective. Ainsi, au-delà des enjeux individuels, l'individuation est aussi à entendre dans sa dimension groupale (Rouchy, 1998).

Nous devenons autonomes – ou tendons à l'être le plus possible – dans des liens d'interdépendance, or, cela nous soumet à un paradoxe : il nous faut devenir différents de ces autres qui nous ont fait/font grandir et mûrir. Rouchy en formule les effets : « chacun en fait l'expérience lors des fêtes de famille, pour Noël, la nouvelle année, ou en toute autre occasion de réunion du groupe d'appartenance primaire : chacun est content de se retrouver, mais aussi content de se séparer, tant il est fatiguant d'être à nouveau situé à une place et dans des liens que l'on pensait avoir dépassés depuis longtemps » (Rouchy, 1998, p. 166).

Cependant, malgré l'importance de cette première origine groupale, ne dénions-nous pas régulièrement (constamment ?) cette base commune et les appartenances multiples qui en découlent ? En effet, comme Bion l'écrivait déjà en 1961 : « L'individu est, et a toujours été membre d'un groupe, même si sa façon d'y appartenir consiste à se comporter comme s'il donnait réalité à l'idée qu'il n'appartient à aucun groupe » (p. 64).

Lecourt rappelle notre habitude à tout ramener à des questions individuelles : « Ainsi, lorsque quelque chose ne va pas bien, on recherche le responsable, voire le coupable, suivant l'a priori qu'il y a toujours, à l'origine des phénomènes observés, quelqu'un de précis, une personne » (2008, p. 19). Elle ajoute qu'à côté de cet a priori, il faut souligner la difficulté pour l'être humain de se penser comme une partie d'un tout, le membre d'un groupe notamment : « se confronter à autrui, partager une même situation demandent un certain renoncement toujours difficile pour les êtres naturellement égocentrés que nous sommes » *(ibid.)*.

L'angoisse que génère la groupalité est à la fois intime et culturelle. En effet, la société actuelle prône l'individualisme et le culte de l'indépendance et ces représentations infiltrent les théorisations du soin psychique. La reconnaissance de nos appartenances multiples impose de reconnaître notre groupalité interne (Kaës, 1999). Être

« en groupe requiert la capacité de mettre en jeu des zones symbiotiques communes, ce qui implique pour chacun une instabilité et une porosité relative des limites du moi » (Kaës, 1987). Anzieu le résume par cette formule : le groupe est une menace pour l'individu. Robert (2018) note qu'une des peurs les plus archaïques est d'être avalé par le groupe, comme si le sujet allait disparaître ou se dissoudre dans le groupe. Ces craintes fantasmatiques débordent sur les conceptualisations et la place faite au groupe dans les institutions. Le groupe est souvent vécu comme lieu dangereux, d'aliénation, où le pire comme le meilleur peuvent arriver. Cela suscite des affects de peurs puissants et de nombreux exemples viennent entretenir cette crainte. Le groupe serait ainsi perçu comme faisant perdre la raison et le contrôle sur soi, le sujet serait alors comme emporté par une force mystérieuse. Lecourt fait ainsi remarquer que les premiers travaux sur le groupe et la foule, notamment ceux de Le Bon, montraient les effets violents (transformation de l'individu) du collectif sur l'individu (jusqu'à le déshumaniser) : extinction de la réflexion, contagion, émotions prennent le devant, sentiment d'anonymat qui pousse alors à des actes réprimandables.

Au-delà de ces mécanismes archaïques, Privat et Quelin Soulignoux (2005) proposent une analyse plus œdipienne des résistances et peurs en groupe. Celles-ci s'alimenteraient de la situation plurielle, qui empêcherait toute relation privilégiée à deux avec le leader ou avec un autre membre du groupe, c'est-à-dire qu'elles seraient au niveau inconscient un obstacle à la réalisation de désirs incestueux œdipiens. C'est ainsi que dans un groupe thérapeutique, toute tentative de nouer des liens particuliers avec un autre quel qu'il soit peut être considérée comme une défense à l'égard du fonctionnement groupal.

À partir de deux vignettes cliniques, nous allons maintenant tenter de montrer comment et en quoi ces résistances collectives sont aujourd'hui particulièrement à l'œuvre dans les théories, les conceptions et les pratiques du soin[5] psychique. De cette mise en réflexion sur les racines des résistances au groupe – pour ne pas dire une peur du groupe(ment) et de ses effets – nous discuterons de la manière dont les cliniciens mais aussi l'ensemble des professionnels du soin inter-

5. La question du soin est entendue ici au sens large du terme à l'instar de Ciconne (2018).

prètent le plus souvent les productions groupales sous la seule focale individuelle et intrapsychique, en oubliant l'idée révolutionnaire que le groupe est doté d'une réalité psychique spécifique (Kaës, 1976). Nous tenterons de comprendre comment ces théories et pratiques du groupe et de la groupalité sont parfois si peu connues des cliniciens qu'ils continuent de méconnaître les effets de l'inconscient dans les espaces pluriels (groupe, famille et institutions) et leur propre groupalité interne.

L'impensé groupal en institution et la tentation éducative dans les groupes d'enfants

Les liens entre groupe et institution sont complexes et leurs rapports recèlent ainsi une grande ambivalence. À ce propos, Chapelier (1999) souligne que le groupe thérapeutique devient pour l'institution un véritable lieu de projections fantasmatiques, souvent appréhendé comme un lieu de satisfaction pulsionnelle générateur d'envies. Cependant, l'institution joue également un rôle d'enveloppe protectrice pour les groupes.

Trop souvent, la profusion de groupes thérapeutiques sans fondement théorique spécifique occulte les particularités et la reconnaissance d'une véritable technique psychothérapeutique groupale.

L'exemple clinique suivant est assez paradigmatique des affects de peur, voire de terreur, qui nous apparaissent être accentués dans les groupes d'enfants par l'excitation et la violence pulsionnelle qui peut s'en dégager. En effet, cette excitation et le chahut associé restent toujours une tentative de réponse aux angoisses de mise en groupe, mais c'est aussi un processus nécessaire au changement et porteur de sens (Chapelier, 2005).

Lors de la réunion hebdomadaire d'un CMP enfant, une psychologue et une orthophoniste présentent le projet d'un groupe semi-ouvert qu'elles vont proposer à des enfants en période de latence. Le projet du groupe est rédigé sur une double feuille et il s'agit d'un groupe à médiation. Celle-ci varie tous les mois afin de proposer aux enfants des supports et des découvertes sensorielles multiples. Les soignantes imaginent commencer par de la peinture, puis utiliser une médiation conte ou encore argile. Elles ont aussi pensé à de la musique ou de la danse, suite à la lecture d'articles intéressants sur ces questions, précisent-elles. L'équipe est motivée par le projet présenté par les deux professionnelles. Ces dernières précisent qu'elles sont prêtes à débuter le groupe mais qu'elles ont besoin de « renfort de thérapeutes », car deux animatrices pour quatre enfants cela leur semble insuffisant, notamment pour les séances autour de la peinture. L'une d'elles précise qu'un homme serait mieux pour faire respecter la loi et les interdits, notamment dans les groupes d'enfants où ils peuvent être agités et intenables, ajoute-t-elle. L'équipe se met alors en tête de trouver un ou deux thérapeutes disponibles sur l'horaire du groupe…

À partir de cette vignette de clinique quotidienne, nous pouvons relever trois points qu'il serait nécessaire de mettre au travail : la question du nombre de thérapeutes ; la multiplication des médiateurs et la tentation éducative à travers des règles strictes.

Le groupe passe nécessairement par une forme de chahut pour arriver à des productions fantasmatiques groupales plus élaborées. En effet, les groupes d'enfants se caractérisent par une pluri-expressivité des modes d'expression des fantasmes et des conflits (Decherf, 1981 ; Chapellière et Riand, 2018) où la décharge et le corps restent fortement sollicités. Face à cette intense excitation, les thérapeutes en miroir du groupe d'enfants proposent une importante quantité de médiateurs s'empêchant de pouvoir penser le travail spécifique d'un media unique.

On peut aussi comprendre que les professionnels se défendent de l'excitation en multipliant le nombre de thérapeutes dans le groupe, poussant l'individuel en groupe à son paroxysme jusqu'à en arriver potentiellement à un thérapeute par enfant.

La tentation éducative dans les groupes d'enfants est une puissante défense contre la peur que le groupe suscite chez les soignants. Elle illustre « la difficulté à contenir et élaborer l'excitation des groupes d'enfants (et quelquefois d'adolescents) » (Chapelier, 2009, p. 25). Elle nous semble pouvoir être élargie à toute une intervention interdictrice, qui a pour conséquence de freiner le déploiement de la règle d'association libre (Chapellière et Riand, 2018). La tentation éducative apparaît donc comme une défense à coloration surmoïque émanant des thérapeutes pour faire face aux angoisses qui les traversent. Si ces mouvements sont trop vite étouffés, ils empêchent l'accès à ce

qui tente de se dire. Les règles et les interdits sont structurants et il n'est pas nécessaire d'être un homme pour les porter ; les thérapeutes peuvent s'appuyer sur leur bisexualité psychique.
Mais les groupes thérapeutiques restent des lieux où les règles sont distinctes de celles des groupes éducatifs. L'analyse de cette question amène Chapelier à proposer l'hypothèse que ce sont les angoisses des thérapeutes qui étaient ainsi agies par le groupe et qu'il fallait surtout « se tourner vers l'analyse du contre-transfert » (Chapelier, 2013, p. 32). Ainsi, pour dénouer ce type de fonctionnement qui relève de défense face au groupe, l'élaboration du contre-transfert et de l'inter-transfert (entre les thérapeutes) s'avère une voie de dégagement féconde (Kaës, 1997 ; Riand et Laroche-Joubert, 2011).
Chapelier soulève notamment ici une question qui jalonne la clinique des médiations : les règles sont-elles mises en place au service des patients, ou uniquement pour rassurer les soignants et comme défense contre l'angoisse ? Cette interrogation recouvre finalement l'ensemble des questions qui accompagnent la mise en place d'un dispositif de groupe (nombre de thérapeutes, consignes,...). Cependant, ces aménagements du dispositif en faveur du thérapeute sont incontournables et recouvrent ce que certains ont nommé une défense fonctionnelle (Robert, 2007).

Une réunion hebdomadaire en institution qui résiste à se groupaliser

L'histoire et la culture du travail en psychiatrie a permis, en particulier grâce à la pensée psychiatrique institutionnelle, de considérer que durant une hospitalisation, un patient projette en chacun des soignants qu'il rencontre des parts de son fonctionnement psychique, entraînant la nécessité pour les soignants de se réunir afin de décrypter ce qui se joue psychiquement pour le patient. Parallèlement, l'organisation pluridisciplinaire des soins nécessite des temps de réunion afin d'échanger sur les projets de soins de façon à maintenir leur cohérence. La nécessité de se rencontrer, de se réunir pour réfléchir ne serait donc pas à démontrer du point de vue de la pertinence des soins. Pourtant, des soignants chevronnés peinent parfois à s'organiser afin d'y parvenir. Au-delà de l'expression de dysfonctionnements institutionnels, nous y voyons celle de la résistance que suscite le groupe pour les soignants.

Nous présenterons les mouvements au sein et autour d'une réunion hebdomadaire qui a lieu dans une clinique psychiatrique. L'objectif de cette réunion pluridisciplinaire autour d'un médecin est de pouvoir réfléchir aux projets de soins des patients afin d'adapter au mieux leur prise en charge durant et après l'hospitalisation. Par cette présentation, nous montrerons comment les mouvements institutionnels et les différentes groupalités peuvent se déployer et prendre sens sous le regard d'observateurs attentifs à leur organisation. En outre, nous nous attarderons sur la façon dont les professionnels du soin psychique résistent à se réunir pour penser ensemble, pris eux aussi par les peurs que nous avons présentées ci-dessus. Si l'exemple qui va suivre s'inscrit dans un moment particulier de l'histoire institutionnelle où une certaine désorganisation règne (illustrée par des mouvements de personnel), il nous semble que la séquence suivante pourrait être à l'œuvre dans des temps ordinaires de nombre d'institutions de soin.

Au moment où nous débutons cette observation, il règne un certain chaos, la réunion met du temps à démarrer car de nombreuses personnes ne sont pas à l'heure. La salle où nous sommes rassemblés est traversée durant toute la durée de notre rencontre par des collègues, non-participants à la réunion, certains viennent dire bonjour à toutes les personnes présentes une par une, d'autres ont une demande spécifique pour l'un ou l'autre, d'autres viennent se servir un café avant de repartir… Un haut-parleur commence même à émettre de la musique et il faut plusieurs appels pour en obtenir l'arrêt. Les échanges sont interrompus tout du long et la parole soignante ne circule pas. Cependant l'ambiance est joyeuse, beaucoup de rires fusent aux entrées des uns et des autres, les soignants participants se déplacent et alimentent les échanges par petites touches.

L'agitation laisse penser que cette réunion n'est pas inscrite dans le fonctionnement de l'institution du fait de la porosité des limites de celle-ci, limites tant sonores que matérielles (la porte et les nombreux mouvements d'individus). Avec nos collègues psychologues nous nous interrogeons sur le sens de ces mouvements qui donnent le tournis et qui empêchent qu'une parole au sujet des patients hospitalisés se construise et se transmette. Si la porosité des limites ici décrites peut s'entendre comme l'effet de la désorganisation psychique des patients accueillis sur les organisations soignantes, réciproquement, l'institution n'offre pas ici la garantie d'une enveloppe protectrice au travail soignant, en ne réunissant pas les conditions pour que cette réunion fonctionne.

L'excitation observée signe pour nous l'inquiétude d'une mise en groupe qui nous obligerait à penser ensemble et à se confronter au fait de soutenir les angoisses drainées par les récits des uns et des autres au sujet de l'histoire des patients. Cet exercice, dans une institution fragilisée, semble devenir insupportable voire effrayant, pouvant nous faire éprouver des angoisses archaïques à l'image de celles des patients.

Nous voyons qu'au-delà des problématiques des patients et de ce qu'elles peuvent faire résonner chez tout un chacun, il apparait également que les soignants présents luttent contre la mise en groupe, et surtout contre ce qu'elle pourrait apporter de conflictualité externe et interne. Au lieu de débattre et d'échanger avec l'autre sur le patient qu'ils ont en commun, il semble parfois plus aisé de pouvoir se retrouver en mettant au premier plan la convivialité et l'entente. Si ce temps est constitutif de l'identité groupale, s'il permet de construire la base commune et partagée du groupe, il doit pouvoir céder la place à l'expression de mouvements plus hostiles ou dépressifs. Dans la suite de l'observation de cette réunion que nous ne détaillerons pas ici, il apparaîtra qu'au moment où l'agitation se calmera, grâce au travail de réflexion entamé durant les réunions ainsi qu'à certaines réorganisations institutionnelles, des conflits interservices émergeront.

Nous avons pu noter qu'une façon de se protéger des craintes que suscite une réunion qui ferait groupe peut s'observer dans un repli identitaire d'appartenance professionnelle. La revendication d'appartenance à un sous-groupe (les infirmiers, les psychologues, les médecins…) prime alors sur un échange constructif centré sur la problématique du patient. Échange qui demande à s'arrimer à une appartenance institutionnelle et pluriprofessionnelle dans le but de la réalisation de la tâche primaire de celle-ci, plutôt qu'à une identité professionnelle qui rassure.

Si la culture psychanalytique, a fortiori psychanalytique groupale, ne figure pas parmi les valeurs de l'institution, il est néanmoins possible, en portant une attention aux processus groupaux qui traversent un temps de réunion ordinaire dans l'institution, de rendre compte et de faire évoluer la qualité des échanges et de la pensée collective autour des patients. Ce levier fonctionne précisément parce qu'il prend appui sur les groupalités internes à partir desquelles nous tissons les liens professionnels et les liens d'équipe.

Une réunion d'équipe, pour devenir un lieu de pensée, a besoin comme un groupe thérapeutique de qualités suffisantes de contenance et de transitionnalité (Rouchy, 1998). Les institutions psychiatriques ont besoin de s'appuyer sur de solides cadres groupaux pour résister à la tentation de l'agir. En s'étayant sur ces cadres groupaux, il nous semble qu'il devient alors possible en toute sécurité de réfléchir au sens des soins prodigués.

Si nous retenons que l'homme est un être grégaire, social qui se construit dans l'interrelation et le groupe, le professionnel ne peut être pensé autrement. En reprenant la formule de Winnicott, « Un bébé seul, ça n'existe pas » (1969, p. 198), nous pourrions énoncer : un professionnel seul, ça n'existe pas non plus sans les autres avec lesquels il travaille, évolue, se construit dans les institutions. Partant de ces propositions, nous ne pouvons que nous interroger sur les modalités de fonctionnement des sujets qui sont amenés à se rencontrer, se côtoyer et se quitter dans les institutions du soin et du travail social. D'autant que Kaës (1987) indique les difficultés que nous avons à penser l'institutionnel, en raison des appuis narcissiques et des idéaux que nous y déposons : « L'institution nous précède, nous assigne et nous inscrit dans ses liens et dans ses discours ; mais avec cette pensée qui bat en brèche l'illusion centriste de notre narcissisme secondaire, nous découvrons aussi que l'institution nous structure et que nous contractons avec elle des rapports qui soutiennent notre identité » (*ibid.*, p. 2).

L'institution et les institutions assurent silencieusement les continuités de la vie, leurs emboîtements biologiques, sociaux, politiques, religieux, culturels. Cela forme l'arrière-fond généralement implicite de notre vie psychique. Penser la dimension psychique des institutions nécessite d'accepter « qu'une part de nous-mêmes ne nous appartient pas en propre » *(ibid.)*.

Conclusion

La pratique clinique en institution conduit souvent à des impasses et à des difficultés de pensée qui s'émaillent sur des conflictualités plus ou moins saillantes. Les deux vignettes cliniques présentées dans cet article nous permettent de montrer comment les processus psychiques des groupes traversent nos pratiques cliniques dans les institutions. Ils sont présents et il nous apparaît que, pour peu que nous y prêtions attention, ils peuvent être le départ de réflexions riches et créatives quant aux issues à inventer pour dépasser les butées rencontrées.

Nos réflexions sur les résistances à l'approche psychanalytique groupale nous conduisent à postuler l'existence d'un véritable impensé groupal dans les institutions. Ces peurs conduisent ainsi à méconnaître tout un champ de la psychanalyse et son apport original et créatif à l'étude des ensembles plurisubjectifs (groupe, famille, institutions). L'ensemble de ces questions et de ces débats épistémologiques pose évidemment la question de l'unité (Botella, 2018) et de l'extension de la psychanalyse (Kaës, 2015). Est-ce que l'ouverture à de nouveaux dispositifs et concepts empêche de rester fidèle à la psychanalyse ? Pigott écrit à ce propos : « Nous soutenons que la psychanalyse est surtout affaire d'attitude intérieure, celle que nous avons acquise lors de notre analyse, et que son "or pur" n'est pas lié à un dispositif technique qui lui serait spécifique mais à la clarté de la perception que nous avons de nous-mêmes » (1990, p. 8). Il ajoute qu'il est inévitable que la psychanalyse dépasse son objet d'étude premier.

Au final, ces débats et résistances ne doivent pas nous détourner et nous faire perdre de vue la souffrance contemporaine de nos patients, et la raison de notre présence auprès d'eux. Il s'agit d'apporter une solution renouvelée au mal-être contemporain et aux nouveaux problèmes cliniques (Kaës, 1999 ; 2012).

À nous de savoir dépasser les peurs, les clivages et les résistances pour faire œuvre de créativité et d'ouverture dans nos institutions, en clinique et ailleurs…

Bibliographie

Antigny, C. (2018). *Le travail du tiers dans l'institution. Fonctionnement d'une cellule psychologique interne,* Thèse de doctorat, Université Paris Descartes.
Botella, C. (2018). L'évolutivité primordiale de la psychanalyse. Diversification théorique et tendance unificatrice – Dialogue avec Jorge Canestri. *Revue française de psychanalyse*, 82, (3), 719-739.
Bion, W.R. (1961*). Recherche sur les petits groupes*. Paris : Puf, 2002.
Chapelier, J.-B. (1999). *Les psychothérapies de groupe*. Paris : Dunod
Chapelier, J.-B. (2005). Défense et illustration du chahut. In *Excitation, jeu et groupe* (p. 101-116). Toulouse : érès.
Chapelier, J.-B. (2013). Intérêt de l'approche groupale avec les enfants et les adolescents. Dans : François Sacco éd., *Voies nouvelles pour les psychothérapies de groupe* (p. 29-41).
Chapelier, J.-B. (2009). Les psychothérapies de groupe chez l'enfant et l'adolescent : les tentations éducatives. *Revue de Psychothérapie Psychanalytique de groupe,* 53, 9-27.
Chapellière, H., Riand, R. (2018). Les thérapies psychanalytiques de groupes d'enfants. In P. Robert, R. Riand, P. Drweski, P. (dir.). *Clinique des groupes*. Paris : In Press.
Ciccone, A. (dir.). *Aux frontières de la psychanalyse. Soin psychique et transdisciplinarité.* Paris : Dunod.
Ciccone, A., Lhopital, M. (2001). *Naissance à la vie psychique*. Paris : Dunod.
Decherf, G. (1981). *Œdipe en groupe*. Paris : Clancier-Guenaud.
Drweski, P. (2016). Esquisse d'une métapsychologie de l'identité. *Topique,* 137, 4, 109-120.
Freud, S. (1917). *Introduction à la psychanalyse*. Paris : Payot, 2004.
Freud, S. (1919). *L'inquiétante étrangeté.* Paris : Gallimard, 1985.
Freud, S. (1921). *Psychologie des foules et analyse du moi*. Paris : Payot, 2012.
Kaës, R. (1987). Réalité psychique et souffrance dans les institutions. In R. Kaës (dir.), *L'institution et les institutions. Études psychanalytiques* (p. 1-46). Paris : Dunod, 2012.
Kaës, R. (1976). *L'appareil psychique groupal. Constructions du groupe*. Paris : Dunod.
Kaës, R. (1993). *Le groupe et le sujet du groupe*. Paris : Dunod.
Kaës, R. (1997). Intertransfert et analyse intertransférentielle. *Groupal*, 3, 191-198.
Kaës, R. (1999). *Les théories psychanalytiques de groupe*. Paris : Puf, 4e édition, 2011.
Kaës, R. (2001). Naissance et évolution des pratiques psychanalytiques de groupe en France. In A. de Mijolla (dir.). *Évolution de la clinique psychanalytique* (p. 155-166). Le Bouscat : L'Esprit du temps.
Kaës, R. (2012). *Le malêtre.* Paris : Dunod.
Kaës, R. (2015). *L'extension de la psychanalyse*. Paris : Dunod.
Laplanche, J., Pontalis, J.-B. (1967). *Vocabulaire de la psychanalyse*. Paris : Puf, 5e édition, 2007.
Lecourt, É. (2008). *Introduction à l'analyse de groupe. Rencontre psychanalytique de l'individuel et du social*. Toulouse : érès.
Pigott, C. (1990). *Introduction à la psychanalyse groupale*. Paris : Apsygée.

Privat, P ; Quelin Soulignoux, D. (2005). *Travailler avec les groupes d'enfants*. Paris : Dunod.
Riand, R., Laroche-Joubert, M. (2011). L'intertransfert et ses figures dans le couple thérapeutique. Du double indifférencié au double différencié. *Revue de psychothérapie psychanalytique de groupe*, 57,(2), 171-184.
Robert, P. (2007). La thérapie familiale psychanalytique : questions techniques. In J.-G. Lemaire, (dir.). *L'inconscient dans la famille*. Paris : Dunod.
Robert, P. (2018). Pour une clinique des ensembles plurisubjectifs. In P. Robert, R. Riand, P. Drweski, (dir.). *Clinique des groupes*. Paris : In Press.
Rouchy, J.C. (1998). *Le groupe, espace analytique*. Toulouse : érès.
Schom, A.C. (2018). *L'institution suffisamment bonne ? À partir de la clinique quotidienne des pouponnières à caractère social*. Thèse de doctorat en psychologie, Université Paris Descartes.
Winnicott, D.W. (1969). *De la pédiatrie à la psychanalyse*. Paris : Payot et Rivages.

Résumé

Cet article étudie, à partir de l'épistémologie psychanalytique groupale, les peurs que les groupes suscitent et qui nourrissent ainsi en retour de puissantes résistances à l'approche groupale et aux capacités de faire en groupe en institution. À partir de deux vignettes cliniques, nous développerons l'idée d'un véritable impensé groupal dans les institutions.

Mots-clés

Peur, résistance, groupe, institution, psychanalyse groupale.

Abstract

Based upon group psychoanalysis, this article studies the fears that groups arouse and which, in return, nourrish powerful resistances to the group approach and the capacity to work as a group within an institution. Based upon two case studies, the authors develop the notion of a collective unthinkable within the institutions.

Keywords

Fear, resistance, group, institution, group psychoanalysis.

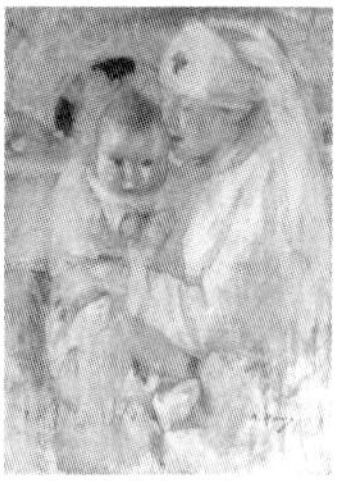

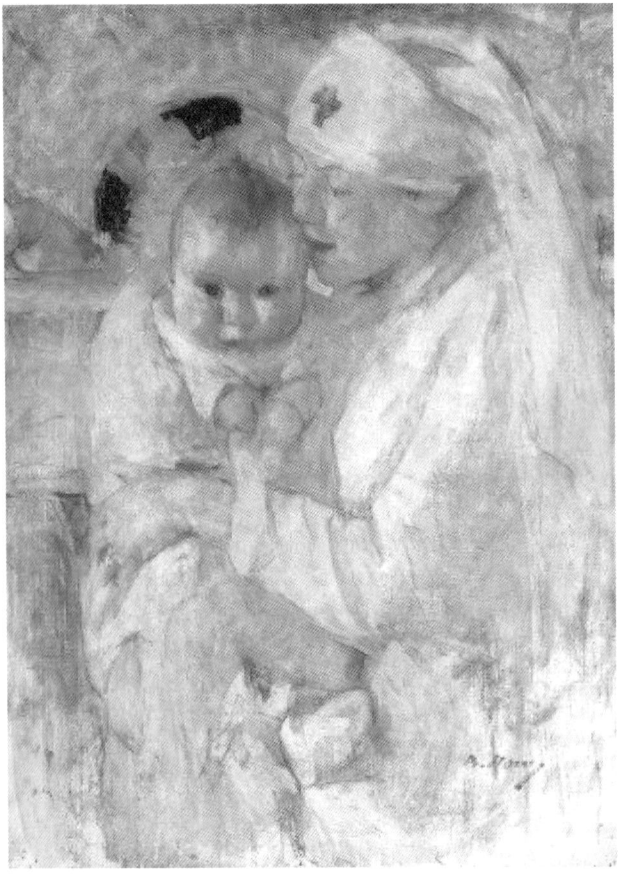

© Julia Beatrice How, *L'infirmière*

« En se voyant récepteur de la fantaisie projective du patient, il n'y a rien à faire ; le thérapeute, sans nier ou tenter de s'en débarrasser, doit chercher à vivre avec de tels sentiments produits par le patient. »

Paloma Louzada Bodanese, Silvia Maria Abu-Jamra Zornig

L'identification projective et l'équipe soignante : impasses et possibilités

Projective Identification and Health Caregivers: Impasses and Possibilities

Paloma Louzada Bodanese
Silvia Maria Abu-Jamra Zornig

L'intervention des auteures en tant que psychologues dans une unité de soins intensifs néonatals (USIN) de deux maternités, l'une privée et l'autre publique, à Rio de Janeiro, leur a permis d'assister et de participer à des situations délicates concernant la naissance d'un prématuré, de bébés avec séquelles d'accouchement et de bébés nés avec des syndromes génétiques.

Le passage du bébé à l'USIN peut être vécu comme traumatisant, non seulement pour le bébé séparé prématurément de ses parents mais aussi pour les parents, qui sont obligés de laisser leur bébé dans ce type de service et qui ainsi sont précipités dans l'inconnu : un environnement bruyant, avec excès de stimuli, excès de dispositifs nécessaires au maintien en vie de leur enfant.

L'équipe qui travaille dans l'USIN, composée de médecins, d'infirmières, d'aides-soignantes, de kinésithérapeutes, d'orthophonistes

Paloma Louzada Bodanese, psychologue, Rio de Janeiro, Brésil ; paloma.bodanese@yahoo.com
Silvia Maria Abu-Jamra Zornig, psychologue, psychanalyste, Rio de Janeiro, Brésil ; silvia.zornig@terra.com.br

et de psychologues, souffre d'un lourd fardeau émotionnel et est quotidiennement confrontée à une urgence temporelle et au risque de mort. Il y a des tensions et un sentiment d'urgence dans l'air, car deux événements importants de la vie sont confrontés quotidiennement : la naissance et la mort. Tous les efforts sont faits en vue de maintenir les bébés en vie, mais sans demander la permission, malgré les progrès de la médecine et de toutes les technologies disponibles, la mort s'impose.

Séguret affirme que le travail dans le service de réanimation pédiatrique contient tous les ingrédients d'un drame classique : divisé en actes, après quoi chacun de ses acteurs s'en trouvera changé. Au centre de l'histoire se trouve un enfant en danger de mort entouré des autres protagonistes. L'ennemi commun à combattre : la mort. Les auteures soulignent dans cet article la charge émotionnelle intense à laquelle sont soumis les soignants dans ce type de service. Le rythme de travail et la fréquence des décès d'enfants menacent les défenses et mettent en péril l'investissement de chacun. Cependant, l'USIN peut aussi être un lieu d'humanisation et de reconnaissance de l'enfant hospitalisé, permettant la rencontre avec les origines du sujet, avec les premières expériences, si cet espace permet la reconnaissance des affects, des projections et des angoisses des professionnels travaillant avec les nourrissons et leurs familles. Un espace destiné à l'expression et à la reconnaissance des affects, des projections et des angoisses du soignant, garantit la reconnaissance de l'humanité des enfants (Séguret, 2013).

Pour cette raison, nous allons utiliser le concept « d'identification projective » pour réfléchir sur les vicissitudes et les impasses qui surgissent entre les soignants et les parents, dans cet environnement déjà chargé de tensions par la confrontation constante entre la vie et la mort.

Dans *Notes sur quelques mécanismes schizoïdes,* Melanie Klein (1946) présente en détail les processus psychiques relatifs aux trois premiers mois de la vie du bébé. C'est dans cet article que le terme d'identification projective est utilisé pour la première fois (*ibid.,* p. 27) pour décrire la position schizo-paranoïde. L'identification projective est un vaste concept, lié à différents processus, dans lequel la scission, la projection et l'introjection sont présentes et sont identifiées par l'auteur à des mécanismes de défense du moi contre l'anxiété.

Klein utilise les concepts de projection et d'identification décrits par Freud dans *Totem et tabou* (1913) jusqu'à ce qu'en 1946, elle introduise le concept d'identification projective. Les processus de projection et d'introjection, dont le contenu concerne les affects et les objets, sont présents dès la naissance. Klein soutient que les relations d'objet sont présentes dès le début de la vie du sujet. Le premier objet serait le sein maternel, qui, clivé par le bébé en bon sein (gratifiant) et en mauvais sein (frustrant), permet la séparation des émotions en amour et haine. À travers la projection de la haine et de l'amour naît l'objet externe. L'objet interne est un objet incorporé par l'introjection de cet objet aimé ou détesté. L'internalisation du bon objet servira de base à la construction du moi. Pour Klein, il existe déjà un surmoi primitif dès la naissance, antérieur au surmoi d'Œdipe. L'objet incorporé assume la fonction de surmoi, qui sera plus ou moins persécutive selon la prédominance de la haine ou de l'amour. Si l'amour prévaut sur la haine, la projection et l'introjection du bon objet ont lieu, et par conséquent survient l'élaboration de la position schizo-paranoïde qui permet la transition vers la position dépressive.

La dimension progressive du fonctionnement mental était jusqu'à présent liée à l'introjection orale du bon sein. Klein (1946, p. 23) s'accorde avec Winnicott sur la non-intégration du moi archaïque, suggérant que, dans les premiers mois de la vie, la tendance est à la fois à l'intégration et à la désintégration. Avec la définition d'une bonne identification projective, l'idée d'une dimension progressive du fonctionnement mental est reprise et on peut parler d'intégration et de développement. Mais, produite de manière excessive, la « bonne » identification projective peut provoquer un affaiblissement du moi, car les bonnes parties du moi sont ressenties comme perdues.

Le caractère négatif du mécanisme d'identification projective a été présenté par Klein pour caractériser le modèle de relation d'objet agressive, correspondant à un clivage excessif de l'objet et du moi en une partie idéalisée et une partie persécutrice. Le bébé projette sur la mère la haine qui était auparavant dirigée vers des parties du moi, et la mère est alors ressentie comme persécutrice. L'excès de projection de contenu agressif peut affaiblir l'ego, puisque l'agressivité est liée « au pouvoir, à la puissance, à la force, à la connaissance et bien d'autres qualités désirées » (*ibid.*, p. 27).

L'identification projective a pour but de dominer et de contrôler l'objet afin de délimiter et d'éliminer les frontières entre le sujet et l'objet. Un tel contrôle est essentiel, il n'est pas seulement l'expression d'un fantasme. Il s'agit d'une réelle pression sur l'objet, dans le but de l'influencer et de prouver deux éléments du fantasme : les parties projetées du moi sont identiques aux parties de l'objet et le contrôle est exercé par le sujet. La pression externe exercée par le sujet sur l'objet explique que l'objet pense, ressent et se comporte selon le fantasme projectif.

À partir de ce que Klein a décrit à propos de l'identification projective excessive en tant que mécanisme de défense au service de la sauvegarde du moi, Bion propose une extension de la compréhension de l'identification projective, en tant que mode de communication primitif au service du principe de réalité. Utilisant l'identification projective, le moi cherche à modifier la réalité en projetant sur l'objet de mauvais contenus afin que l'objet puisse les digérer et ainsi fournir de bons objets pour la réintrojection. Le concept de Bion de rêverie maternelle est un état mental dans lequel la mère peut recevoir une identification projective du bébé, pouvant être bonne ou mauvaise. Il s'agit de la capacité de la mère à transformer des éléments β (éléments bruts), caractéristiques de l'évacuation dans l'identification projective excessive, en éléments α (Bion, 1962).

La métaphore contenant/contenu de Bion (Ogden, 2010) est la base pour l'élaboration de la théorie de l'identification projective comme mode de communication primitive, présumant la différenciation entre le sujet et l'objet, et la projection d'un contenu en un contenant. On peut penser à l'identification projective positive, possédant la fonction de communication à l'analyste-contenant et ayant un pronostic positif ; et l'identification projective négative, présentant simplement la fonction d'évacuation des mauvaises parties de moi, mettant ainsi en danger l'analyse en raison des violents acting out destinés à l'analyste.

L'aide de la mère dans l'introjection du bon sein, capable de contenir les affects, permet au moi d'élaborer la position schizo-paranoïde, d'atteindre la position dépressive et de former des symboles. En revanche, l'incapacité de la mère à transformer de mauvaises projections, modifie la relation entre le contenant et le contenu en négatif, ce qui conduit à une réflexion concrète et à des équations symboliques, où le symbole est vécu en tant qu'objet (Gibeault, 2000, p. 741).

Le concept de Bion de contenant (Ogden, 2010) est lié au traitement de l'expérience émotionnelle vécue. Il fait référence à la façon dont nous pensons, « c'est-à-dire, comment nous traitons l'expérience vécue et ce qui se passe psychiquement quand nous sommes incapables de faire un travail psychique avec cette expérience » (*ibid.,* p. 127). De ce point de vue, Bion étend l'activité onirique pour relier le rêve à l'expérience émotionnelle globale, qui se produit dans le sommeil et dans l'état de veille. L'auteur souligne que la personnalité humaine est capable d'élaborer des expériences émotionnelles consciemment et inconsciemment. Quand le sujet rêve, il effectue un travail psychique, il élabore l'expérience émotionnelle en rendant l'expérience consciente accessible à l'inconscient. La croissance psychique dépend du travail psychique effectué à partir de ce qui a été vécu.

Au début de sa vie, le bébé a besoin de la mère pour rêver, car il n'est pas en mesure de traiter l'expérience émotionnelle qu'il vit. La mère, disponible émotionnellement pour le bébé, effectue le travail psychique du rêve et redonne au bébé l'expérience émotionnelle de manière acceptable pour qu'ainsi il puisse la rêver. Zornig explique : « C'est grâce à la capacité de la mère à rêver (rêverie maternelle) que l'expérience émotionnelle à l'état brut du bébé est métabolisée et mise à sa disposition, de manière à pouvoir traiter et développer la capacité de rêver et de réfléchir à sa propre expérience » (2010, p. 19).

Confrontés au drame de l'hospitalisation de leur bébé, les parents peuvent souvent avoir des difficultés à réfléchir et ont besoin de l'équipe soignante des USIN pour maîtriser cette expérience et les aider à faire face à la situation traumatique à laquelle ils ont été exposés, et au processus de devenir père et mère de leur bébé. En ce sens, nous pensons que le concept d'identification projective pourrait être appliqué aux situations vécues dans l'USIN, où l'équipe soignante serait le destinataire de la projection des parents. En tant que destinataire de l'identification projective des parents, il incomberait à l'équipe soignante de contenir et de métaboliser l'expérience émotionnelle, afin que, alors, elle puisse mettre à disposition des parents de possibles objets pour la réintrojection.

Au cours de la 36e semaine de gestation, Mme B. a été admise à la maternité privée pour mettre au monde son bébé, Pedro, chez qui on avait diagnostiqué un syndrome d'Edwards au cours de la période prénatale. Considéré comme un syndrome incompatible avec la vie, lorsqu'une fausse couche ne se produit pas pendant la grossesse, la survie des bébés atteints du syndrome d'Edwards est de 2,5 à 14,5 jours.

Mme B. a fait son accompagnement prénatal de la grossesse dans une autre ville et est venue à la maternité privée exclusivement pour la naissance du bébé, car l'USIN de cette maternité est reconnue pour son excellence. Cela signifie que nous avons pris connaissance du cas de Mme B. quelques heures avant qu'elle mette au monde son fils Pedro. Nous sommes allées dans sa chambre à la maternité afin de connaître son état émotionnel face à la proximité de l'accouchement et pour lui dire que nous espérions la revoir d'ici peu à l'USIN quand son bébé serait né. Il est important de souligner que, en termes d'accès aux soins, au Brésil il existe une différence entre le service public et le privé. Le service privé est très souvent soumis à l'approbation des assurances maladie. Ainsi, dans cette maternité le service de psychologie est, en théorie, dédié exclusivement aux bébés hospitalisés à l'USIN et à leurs familles. S'il n'y avait aucune chance que Pedro aille à l'USIN, les psychologues n'auraient pas pris connaissance du cas.

Dans ce premier entretien, nous avons pris un peu connaissance de l'histoire de Mme B. et de Pedro. Mme B. avait déjà une fille de 18 ans d'une relation précédente. Son compagnon, le père de Pedro, l'a abandonnée durant la gestation quand il a su que le bébé avait un syndrome d'Edwards. Face à cet abandon paternel, Mme B. est venue à la maternité accompagnée seulement de la grand-mère maternelle de Pedro. Continuellement alertée par les médecins sur le risque de mort de Pedro, Mme B. explique lors du premier entretien que tout au long de la gestation elle a essayé de faire de nombreuses balades avec Pedro encore dans son ventre, car elle ne savait pas s'il serait possible de réaliser ces balades avec le bébé dans ses bras. Mme B. était nerveuse mais essayait de se montrer confiante à l'approche de l'accouchement. Elle espérait que, à partir du moment où le cordon ombilical serait coupé, le cœur de Pedro serait fort et qu'il pourrait réagir.

Ayant vécu avec le pressentiment de la mort de son bébé tout au long de la gestation, Mme B. a pu voir son fils naître. Mais à la naissance, en raison de nombreuses malformations, Pedro a été directement dirigé vers l'USIN. En 48 heures, son état s'est sévèrement aggravé. Pedro était en train de mourir lorsque l'infirmière, Mme H., s'est approchée de Mme B., lui disant que si elle le souhaitait, elle pouvait tenir son fils dans ses bras pendant ses derniers moments. Mme H. a souligné que Mme B. n'était pas obligée de tenir son bébé dans ses bras, mais elle pouvait le faire si elle pensait que cela lui ferait du bien. Les autres membres de l'équipe infirmière désapprouvaient l'attitude de Mme H. parce qu'ils avaient peur d'assister à la mort du bébé dans les bras de sa mère. Et si la mère s'effondrait ? Pour se protéger des sentiments forts auxquels ils seraient eux-mêmes soumis, certains trouvaient peut-être préférable de laisser le bébé mourir et ensuite d'appeler sa mère pour le voir.

Il est important de dire qu'il y a environ deux ans, à partir de cas tels que celui de Mme B. et Pedro, une équipe pluridisciplinaire composée de médecins, d'infirmières et d'un psychologue, a commencé à étudier les moyens d'accueillir les décès dans la maternité et l'USIN, et à développer un protocole d'assistance pour les familles et les bébés. Ce n'est que récemment que les discussions ouvertes sur la mort ont commencé, bien que la mort ait toujours été présente.

Dans l'USIN à laquelle nous nous référons, les lits des bébés sont disposés dans une grande salle, respectant une distance de sécurité entre un incubateur et l'autre. Ainsi, quand un bébé meurt et, par manque d'un autre local où emmener la famille et le bébé, il est demandé aux autres parents de sortir de l'USIN, pour que la famille qui vient de perdre son bébé puisse avoir un peu d'intimité avant que le bébé ne soit emmené dans la chambre mortuaire. Certainement cette situation n'est idéale pour aucune des personnes concernées : les autres bébés seront privés de la compagnie de leurs parents ; les parents qui ont perdu leur bébé auront moins de temps pour dire au revoir à leur bébé ; et l'équipe devra gérer les éventuels conflits qui surgiront de cette situation. C'est là un autre aspect de l'équilibre ténu auquel l'équipe soignante est soumise : garantir un espace à la famille pour dire au revoir au bébé décédé et rouvrir l'USIN aux autres parents.

Plus tard, après la mort de Pedro, Mme H. a été la cible de la colère de la mère lorsqu'il a fallu retirer le bébé déjà décédé de ses bras. Madame B. a déchargé sur l'infirmière ses sentiments hostiles, et probablement niés par elle-même, par rapport à ce qu'elle vivait depuis la découverte du syndrome génétique de son bébé : la conception d'un bébé syndromique, l'abandon paternel en début de grossesse et la naissance d'un enfant atteint d'un syndrome incompatible avec la vie. Mme H. a été surprise par l'attitude maternelle. Peut-être attendait-elle la gratitude de Mme B. pour lui avoir permis de porter dans ses bras son bébé toujours en vie pour la dernière fois.

Quand Pedro est décédé, la psychologue et Mme H. ont demandé à la direction de fournir une chambre à Mme B. et à la grand-mère maternelle afin qu'elles puissent passer du temps avec Pedro. Mme H. a expliqué à Mme B. qu'elle irait préparer le corps du bébé et a demandé à Mme B. si elle aimerait aller dans cette pièce pour passer encore un moment avec son bébé. Madame B. et la grand-mère maternelle y ont passé quelques heures, Mme B. a pu tenir Pedro dans ses bras et lui parler doucement. La psychologue a pu accueillir et parler avec Mme B. dans la chambre, mais sans envahir l'espace de la mère qui souhaitait être avec son bébé. Elle a donc pu intervenir à deux moments : au début, pour soutenir Mme H. dans sa proposition de mettre le bébé dans les bras de la mère, puisque tel était le souhait de la mère, même si cela contrariait les autres membres de l'équipe. Après le décès, nous étions avec la mère et l'infirmière séparément, afin de pouvoir accueillir les émotions liées à la mort du bébé, traduisant aussi bien à l'infirmière qu'à la mère les sentiments maternels et permettant la métabolisation de l'expérience.

Le travail de soutien à l'équipe soignante consiste souvent en un travail d'interstice, de couloirs, de rencontres et échanges informels, en fonction de ce que chaque membre apporte. Malheureusement, il n'y a pas dans notre service de groupe de parole (d'heure de « pose » pour utiliser le terme utilisé par Séguret) ni de réunion de synthèse comme proposée par Mathelin, afin que l'équipe soignante puisse réfléchir et exprimer ses sentiments sur les expériences vécues dans l'USIN. Cependant, il nous semble fondamental, avec le soutien de l'institution, de réaliser un travail visant à accueillir et à soutenir l'équipe soignante de l'USIN, en particulier en ce qui concerne la compréhension des mécanismes d'identification projective (Séguret, 2013 ; Mathelin, 1999).

En conceptualisant l'identification projective, Ogden (2010), citant Malin et Grotstein, décrit une séquence en trois phases. Cependant il s'agit d'un événement psychologique unique et les trois phases doivent être comprises comme se déroulant simultanément et en interdépendance.

Dans la première phase, il y a le désir du sujet de se débarrasser d'une partie du soi, y compris des objets internes. Cela se produit pour deux raisons : la partie projetée menace de détruire le soi ; ou une partie de soi est en danger, pouvant être attaquée par d'autres parties du soi, et donc, lorsqu'elle est projetée, la partie serait à l'abri de toute attaque. Nous avons essayé de démontrer l'identification projective de la mère sur l'infirmière quand Mme H. a été la cible de la colère maternelle lorsqu'il a fallu retirer le bébé déjà décédé des bras de sa mère. Toute la composante agressive qu'elle a ressentie en elle tout au long de sa grossesse à risque et la colère qu'elle a ressentie à propos de la non-survie de son enfant, ont été déversées sur l'infirmière.

Dans la deuxième phase, le projecteur fait pression sur le récepteur pour qu'il agisse conformément à ses fantasmes projectifs. Ogden souligne qu'il ne s'agit pas d'une pression imaginaire ; c'est une pression réelle qui se produit lors des interactions récepteur-projecteur.

Dans la troisième phase, le récepteur perçoit en partie comment il est imaginé dans la fantaisie projective du projecteur. Le récepteur ressent ses propres sentiments, qui peuvent être similaires mais non identiques à ceux du projecteur. Ainsi, « en dépit des sentiments causés par un type très spécifique de pression du projecteur, ce sont des produits d'un système de personnalité différente, avec différentes forces et faiblesses » (Ogden, 2010, p. 17). S'ouvre ainsi la possibilité pour le récepteur de gérer ces sentiments projetés d'une façon différente de celle avec laquelle le projecteur a été capable de les gérer, produisant de nouveaux sentiments. Le traitement psychologique par le récepteur peut être incomplet et contaminé par la pathologie du récepteur lui-même. Dans cette perspective, on peut affirmer que l'équipe soignante de l'USIN ne peut se percevoir comme récepteur de l'identification projective des parents que si elle participe à un espace de parole et d'élaboration.

Le récepteur digère les sentiments précédemment rejetés et rend disponible pour l'internalisation (ou la réinternalisation) cette nouvelle gamme de sentiments, générée par le biais de l'interaction projecteur-récepteur. Ce sont le traitement de la projection et la réinternalisation qui donnent au projecteur de nouvelles façons de gérer les sentiments et, par conséquent, favorisent la croissance psychologique du projecteur.

L'identification projective est un processus psychologique qui est en même temps : un type de défense utilisé comme une forme d'éloignement des sentiments rejetés ; un mode de communication, c'est-à-dire que les sentiments sont induits chez une autre personne, créant ainsi l'idée de pouvoir être compris par l'autre ; une forme primitive de relation d'objet, c'est-à-dire une manière de se lier à des objets partiellement séparés ; enfin, une voie vers une transformation psychologique par le biais du traitement par le récepteur des sentiments auxquels le projecteur ne peut pas faire face et en rendant ces sentiments disponibles pour une réinternalisation.

Les fonctions d'identification projective renvoient à la tentative des enfants de percevoir, d'organiser et de gérer leurs expériences internes et externes et de communiquer avec l'environnement. Une mère suffisamment bonne aidera l'enfant à organiser ses expériences. Winnicott a rarement utilisé dans ses œuvres le terme identification projective, bien qu'il ait beaucoup réfléchi sur l'identification projective maternelle et ses conséquences sur le développement normal ou pathologique du bébé.

Avec la préoccupation maternelle primaire (Winnicott, 1956), dans un état de grande sensibilité affective, la mère est capable de s'identifier au bébé, anticipant ses besoins. C'est dans ce contexte que commence le processus d'identification projective, à la fois en tant que défense et en tant que forme de communication. L'identification projective aide l'enfant à essayer d'éloigner ce qui est perçu comme étant bon de ce qui est perçu comme étant mauvais. En déposant dans l'autre les aspects du soi, l'enfant maintient le contact aussi bien avec ce qui a été projeté qu'avec l'autre.

L'identification projective fonctionne en termes de communication interpersonnelle lorsque l'enfant, incapable de traduire ses sentiments en mots, incite l'autre à ressentir ce qu'il ressent. De plus, l'identification projective est un type primitif de relation d'objet, une manière d'être avec un objet seulement partiellement séparé. Une forme transitoire de relation d'objet, qui se situerait entre le stade d'objet subjectif et la vraie relation d'objet.

Ogden (2010) illustre ce que serait une incapacité de la mère à gérer suffisamment bien l'interaction avec un enfant qui projette des sentiments destructeurs. Une mère qui n'a pas été capable de résoudre ses propres conflits en relation à des sentiments destructeurs peut avoir des difficultés à gérer de tels sentiments projetés. L'enfant peut devenir la cible de l'attaque de la mère et certaines réactions sont alors possibles : retrait excessif, hostilité, négligence dangereuse de l'enfant. D'autre part, s'il existe une peur ou une culpabilité de la mère par rapport aux sentiments destructeurs, il peut exister une surprotection de la mère vis-à-vis de l'enfant, empêchant toute séparation de la dyade. Afin de protéger l'enfant, il serait également possible pour la mère de projeter ses sentiments sur d'autres personnes de l'entourage. Or, une capacité à gérer suffisamment bien des sentiments projetés par l'enfant chez l'adulte est la voie pour une croissance psychologique et impliquerait la capacité maternelle à intégrer les sentiments produits par les enfants. Ainsi, une gestion suffisamment bonne passe par l'acceptation de la mère de ses propres sentiments, sans qu'il soit nécessaire que cette acceptation soit consciemment donnée. Cette phase d'intégration psychologique est la phase du traitement de l'identification projective. Grâce aux interactions mère-enfant, la projection traitée serait à la disposition de l'enfant pour une réinternalisation.

Il n'est pas possible de lier le concept d'identification projective à un tableau du développement, l'identification projective n'ayant que deux prérequis : a) le projecteur, qu'il soit bébé, enfant ou adulte, généralement avec une forme très rudimentaire de symbolisation, ayant la capacité de fantaisie projective et des formes spécifiques de relation avec les objets pour les phases d'induction et de réinternalisation de l'identification projective ; et b) la capacité du récepteur de projection à s'impliquer dans une forme particulière de relation d'objet, afin de pouvoir recevoir, digérer et traiter la projection.

Quand le thérapeute se perçoit comme récepteur de la fantaisie projective du patient, il n'y a rien à faire ; le thérapeute, sans nier ou tenter de s'en débarrasser, doit chercher à vivre avec de tels sentiments produits par le patient. Cela signifie être disponible pour recevoir la projection, sachant que le travail du thérapeute est de contenir les sentiments du patient.

Le thérapeute, tout comme les membres de l'équipe soignante de l'USIN, est un être humain avec ses difficultés propres ; il n'est pas un contenant vide dans lequel des identifications projectives peuvent être déposées. Les sentiments avec lesquels le patient doit composer sont difficiles et émotionnellement chargés également pour le thérapeute. On espère que, grâce à une plus grande intégration personnelle du thérapeute, il sera plus capable et moins effrayé de gérer de tels sentiments. La gestion des sentiments projetés exige effort, compétence et tension. La formation théorique, l'analyse personnelle, l'expérience, l'approche psychologique et le langage psychologique, sont les outils pour comprendre et contenir l'identification projective.

La compréhension de l'identification projective par le thérapeute ne doit pas toujours être verbalisée au patient. Une interprétation qui semble juste et opportune pour le thérapeute peut survenir au mauvais moment pour le patient. Ainsi, une interprétation silencieuse peut être formulée dans la tête du thérapeute et non verbalisée pour le patient : une auto-analyse continue a une valeur inestimable dans la tentative du thérapeute de gérer, de contenir et de développer les sentiments éjectés du patient (Ogden, 2010, p. 31).

L'échec du traitement de l'identification projective apparaît dans la réponse du thérapeute de deux manières : une défense rigide contre la conscience des sentiments produits par le patient, ou la conversion en action du sentiment ou de la défense contre le sentiment. Ces échecs amènent le patient à réinternaliser les sentiments originaux projetés sur le thérapeute, ainsi que la peur du thérapeute et le traitement inapproprié de tels sentiments. Le résultat est que les peurs du patient et les défenses pathologiques du patient sont renforcées.

Au vu de la vignette clinique et des idées présentées ci-dessus, nous entendons montrer comment l'équipe soignante d'une unité de soins intensifs néonatals, dans un environnement déjà tendu par la confrontation quotidienne entre la vie et la mort, est souvent la cible de l'identification projective des parents des bébés hospitalisés. Se reconnaître comme récepteur de l'identification projective des parents peut être difficile. Si pour un thérapeute, avec la connaissance, la formation, l'analyse personnelle et la supervision, il est souvent difficile de se percevoir comme la cible de l'identification projective de son patient et à la gérer, nous pouvons imaginer que pour les soignants de l'USIN, se percevoir comme la cible de l'identification projective des parents est encore plus délicat.

Il est pourtant nécessaire que l'équipe puisse digérer les sentiments projetés par les parents, afin qu'elle puisse renvoyer de tels sentiments traités pour la réinternalisation par les parents, en les aidant à prendre soin de leur bébé dans un environnement hostile. Ce sont des points très délicats et en même temps essentiels pour l'accueil des parents des bébés dans le service. Un meilleur accueil du bébé et de sa famille commence par un travail de soutien et d'accueil des aspects émotionnels de chaque soignant. Ainsi, la réflexion sur la souffrance psychique des membres de l'équipe soignante devient fondamentale. Soutenir et contenir sont devenues des fonctions essentielles dans le travail avec les professionnels de santé, afin que les situations traumatisantes vécues par l'équipe soignante de l'USIN lors de la prise en charge de nouveau-nés ne deviennent pas des angoisses impensables en raison de la récurrence de ces événements. Nous pensons que le *holding* peut également avoir pour fonction de rétablir la capacité de rêver des membres de l'équipe, afin qu'ils puissent remplir leurs fonctions de manière créative. Et ce serait ce même *holding*, à travers un groupe de parole, qui permettrait à l'équipe de se percevoir comme la cible des identifications projectives des parents, et de réfléchir aux moyens de les aider dans le processus délicat de devenir le père et la mère de leur bébé.

BIBLIOGRAPHIE

Bion, W. R. (1962). Chapter XII. In *Learning from experience*. Londres : Karnac Books, 1984, 31-37.

Freud, S. (1913). Totem e Tabu. In Freud, S. *Edição standard brasileira das obras psicológicas completas de Sigmund Freud*. v. 13. Rio de Janeiro : Imago, 1990, 11-125.

Gibeault, A. (2000). De la projection et de l'identification projective. In *Revue française de psychanalyse*, 64, 723-742.

Klein, M. (1946). Notas sobre alguns mecanismos esquizoides. In *Inveja e gratidão e outros trabalhos* (1946-1963) ; tradução da 4ª ed. Inglesa ; Elias Mallet da Rocha, Liana Pinto Chaves (coordenadores) e colaboradores – Rio de Janeiro : Imago Ed, 17-43.
Klein, M. (1959). Nosso mundo adulto e suas raízes na infância. In *Inveja e gratidão e outros trabalhos* (1946-1963) ; tradução da 4ª ed. Inglesa ; Elias Mallet da Rocha, Liana Pinto Chaves (coordenadores) e colaboradores – Rio de Janeiro : Imago Ed, 281-297.
Mathelin, C. (1999). Da pulsão de morte ao desejo de vida, ou as vicissitudes de uma terapia intensiva. In Wanderley, Daniele de Brito (org.). *Agora eu era o rei : os entraves da prematuridade*. Salvador, BA : Álgama, 61-79.
Ogden, T. (1982). *Projective Identification and Psychotherapeutic Technique*. Londres : Karnac Books, 1992.
Ogden, T. (2010). Sobre sustentar e conter, ser e sonhar. In *Esta arte da psicanálise*. Porto Alegre : Artmed, 121-138.
Séguret, S. et coll. (2012). Analyse des pratiques en réanimation pédiatrique ; Travail d'une psychologue dédiée à l'équipe soignante. *La psychiatrie de l'enfant*. 55, 575-605.
Séguret, S. (2013). Du côté des soignants. *Le Carnet PSY*, 175, 45-47.
Soubieux, M. (2013). *Le berceau vide : Deuil périnatal et travail du psychanalyste*. Toulouse : érès.
Winnicott, D. W. (1956). Preocupação materna primária. In : Winnicott, D. W. *Da pediatria à psicanálise : obras escolhidas*. Rio de Janeiro : Imago, 2000, p. 399-405.
Zornig, S. (2010). Reflexões sobre uma ética do cuidado na primeira infância. *Primórdios-CPRJ*, Rio de Janeiro, 1, 15-26. http://www.cprj.com.br/primordios/15-26_reflexoes.pdf.
Zornig, S. et coll. (2004). Os tempos da prematuridade. In *Revista Latinoamericana de Psicopatologia Fundamental*, 7(4), 135-143. Https://dx.doi.org/10.1590/1415-4714 2004004009.

Résumé
En raison de son travail spécifique, l'équipe soignante des unités de soins intensifs néonatals est soumise à une souffrance psychique intense et à une routine exténuante, conduisant souvent à un épuisement émotionnel (*burn out*). L'équipe soignante, confrontée quotidiennement à la souffrance des bébés hospitalisés, est continuellement exposée à des événements traumatisants, étant la cible de l'identification projective des parents des bébés hospitalisés, nécessitant l'utilisation de mécanismes de défense pour se protéger. La présente étude se propose d'aborder le concept d'identification projective en s'appuyant sur les contributions de Klein, Bion et Ogden, pour réfléchir aux souffrances de l'équipe soignante et proposer des possibilités d'accueil aux professionnels afin qu'ils puissent contenir et recourir la fonction de rêverie dans leurs pratiques.

Mots-clés
Souffrance psychique, identification projective, containing.

Abstract

Due to the specific work it develops, the ICU *Neonate health staff is exposed to intense psychological suffering and to an exaustive routine, that may in many cases lead to an emotional breakdown (burnout). It is believed that the health staff, facing daily, suffering babies, is continuously exposed to traumatic events, being the target of the babies parents projective identification. Therefore, it is necessary to use defense mechanisms to protect themselves. The present study intends to develop the concept of projective identification based on Klein, Bion and Ogden's contributions in order to think throug health staff suffering. It also offer the possibilities to support the health staff in order to help contain and perform the reverie function.*

Keywords

Psychological suffering, projective identification, containing.

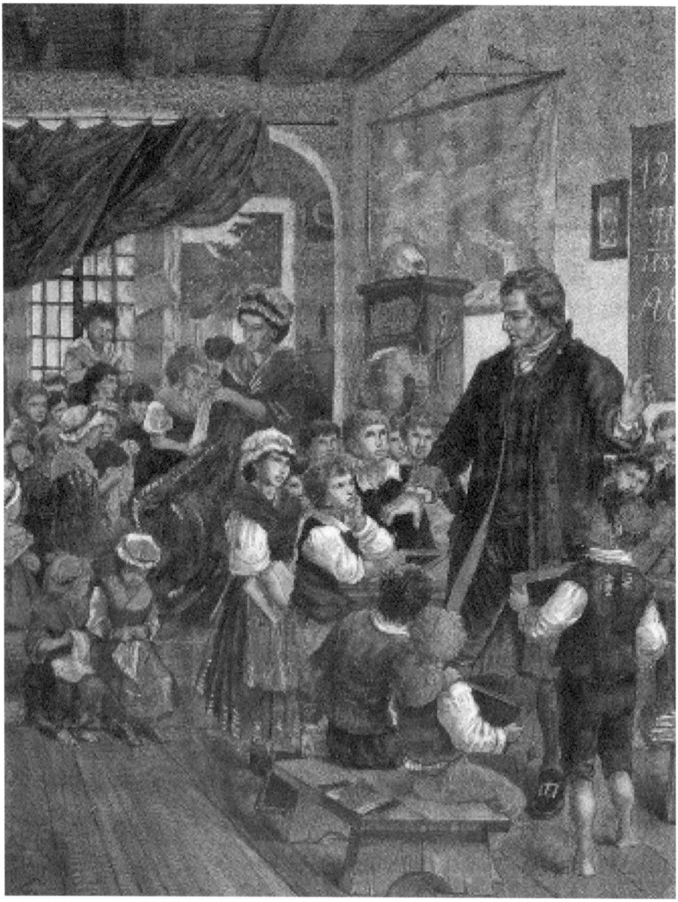

© Johann Heinrich Pestalozzi, *Johann Heinrich et Anna Pestalozzi entourés de leurs élèves*

« L'institution serait dans une identification adhésive aux parents pour atténuer la culpabilité d'être à la place de ceux qui "leur volent leurs enfants". »

Gérard Chimisanas

De la peur des liens à leurs ruptures en maison d'enfants et adolescents

From Fear of Relationships to Separations in Children and Adolescent Homes

Gérard Chimisanas

Notre pratique de psychologue clinicien et le travail de supervision de psychologues en maison d'enfants nous ont amené à identifier la régularité de certaines problématiques qui se condensent et peuvent produire des scènes dramatiques où la violence s'exprime par des actes de rupture dans les liens.

Notre hypothèse avance que ces actes de rupture dans les liens expriment une peur qui est l'expression d'angoisses présentes dans les liens qui se trament entre les professionnels et les personnes accueillies. Cette réalité psychique, que nous aborderons dans ses composantes transubjective, intersubjective et intrapsychique, prend la forme d'une peur du débordement pulsionnel, de culpabilité, d'angoisse d'abandon et d'empiètement narcissique.

La peur vise à nous faire réagir face à des signes actuels et à anticiper un danger à venir. C'est l'anticipation, autrement dit le fait d'imaginer ce qui pourrait se produire, qui déclenche l'émotion de peur. C'est à

Gérard Chimisanas, psychologue clinicien, superviseur, doctorant LCPI, *membre* SFPGG *Toulouse ; gerard.chimisanas@orange.fr*

cet endroit, de l'imagination, de l'interprétation subjective de signes, que va porter notre attention clinique.
Nous prônons que les angoisses sont analysables d'un point de vue structurel, en lien avec le fondement et l'organisation de l'institution, et au gré des conjonctures locales dans les nécessités qu'imposent la tâche primaire et la rencontre avec les personnes qui en sont destinataires. Cette réalité psychique groupale est susceptible d'être traitée par des modalités d'organisation et de contenance psychique des liens.
Nous allons aborder des faits qui sont suffisamment récurrents et prégnants dans un même lieu et dans des lieux similaires pour les analyser, et fonder des modalités de compréhension et de traitement qui pourraient également s'envisager dans d'autres établissements spécialisés où ces problématiques s'expriment de manière moins manifeste.

Clinique institutionnelle, chronique de ruptures itératives

L'histoire des quinze dernières années d'une maison d'enfants et d'adolescents fait apparaître une continuité, une régularité dans la modalité de départ de certains professionnels. Ces départs prennent la forme de disparitions dans le sens où ils ne sont pas parlés et ne donnent pas lieu à des rituels de séparation. Il s'agit bien de rupture des liens. Ces ruptures portent sur les fonctions intermédiaires de l'institution, que ce soit par leur statut et leur fonction (directeur, chefs de service, psychologues) ou par leur emplacement, leur rôle dans le collectif et leur positionnement dans leur fonction éducative.
Durant cette période, nous notons les licenciements d'un directeur, de deux psychologues, trois départs de chef de service qui concluent une longue période continue d'arrêt maladie pour chacun. Durant une période de trois ans, la fonction de chef de service a été régulièrement vacante ou assumée par des remplaçants. L'année suivante, quatre éducateurs sont partis selon la procédure juridique de la rupture conventionnelle après une période d'arrêt de travail, et sans qu'il n'y ait eu pour eux non plus de rituel de séparation : là aussi nous pouvons parler de disparition.
Cette régularité de la rupture dans la groupalité institutionnelle nous amène à rechercher la fonction qu'elle joue et à analyser ce qui en

produit son expression. Cette régularité donne une rythmicité qui constitue un cadre, une contention, un suspens, une attente de retrouvailles avec le connu, que l'on peut anticiper nous dit Ciccone (Guerra, 2007), comme un air connu en musique. Le départ situe un dedans et un dehors du groupe activant à peu de frais le sentiment d'appartenance de ceux qui restent. Cette expulsion a une fonction d'échappement excrétoire : en évacuant la personne, on tente de se débarrasser de la problématique qu'elle porte dans une forme de position schizo-paranoïde théorisée par Klein (1998).
Pour la forme que prennent ces passages à l'acte institutionnels, nous pouvons y voir une homologie par isomorphie[1], c'est-à-dire une correspondance, par identité de forme, entre l'arrachement à leur famille que vivent certains enfants placés et ces ruptures dans le groupe institutionnel. L'institution serait dans une identification adhésive aux parents pour atténuer la culpabilité d'être à la place de ceux qui « leur volent leurs enfants ». Le placement étant envisagé comme une rupture hygiéniste des liens pathogènes et non comme un moyen de travailler par la séparation réelle la différenciation au sein de la famille (Grange-Ségéral et André-Fustier, 2008).

Des fonctions intermédiaires sur la scène institutionnelle

Les personnes sur lesquelles portent ces ruptures ont une fonction intermédiaire, une fonction phorique, articulant l'intrapsychique du sujet et le transubjectif propre au groupe (Kaës, 2014), une fonction de lien. Pour le directeur, il s'agit d'un lien entre l'institution dans son ensemble et les mandataires sociaux, pour le chef de service, d'un lien entre la fonction d'organisation et la fonction primaire d'accueil des enfants et jeunes, pour le psychologue, d'un lien entre le sujet et le groupe, l'éducation et le soin. Parmi les quatre éducateurs partis en quelques mois, deux anciens, sexagénaires, représentaient l'histoire institutionnelle et la transmission diachronique, porteurs de l'autorité des anciens, menaçant l'exercice de celle de la hiérarchie instituée actuelle et la transmission synchronique d'adaptation aux nouvelles procédures.

1. Cf. les travaux de J. Bleger (Kaës, 1987) et J.-P. Pinel (Drieu, Pinel et coll., 2015).

À ce propos citons Gaillard : « Le refus (du rangement généalogique) s'indique clairement comme refus du renouvellement des générations, refus de l'histoire, à partir du refus des failles de l'histoire [...] le narcissisme referme dès lors son étau mortifère » (Drieu, Pinel et coll., 2015, p. 213).

Par leur âge, ces personnes représentent aussi la fonction grand-parentale, ayant une place dans le collectif institutionnel intergénérationnel, pour laquelle la finalité du prendre soin est sensible avec la primauté de la lenteur et de la réflexion sur l'action. Aux deux autres professionnels, au mitan de leur carrière, était reproché, par effet de polarisation des positions, de vouloir privilégier le travail auprès de chaque enfant au détriment du groupe, voire de la contention du groupe. La dialectique entre le sujet et le groupe ne pouvant se conflictualiser dans l'institution, ces deux personnes en place de bouc émissaire représentaient ce qu'il ne fallait pas faire. Le conflit n'étant pas élaboré, après avoir été la cible d'attaques régulières les rendant responsables de dysfonctionnements, elles se sont épuisées et ont consenti à une rupture conventionnelle. Leur disparition fut passée sous silence et comme toutes les autres non parlée aux enfants et aux jeunes. Ces évacuations ont soulevé un sentiment de culpabilité chez leurs collègues qui avaient été livrés, sans encadrement, à leur pulsion agressive. Roman (Drieu, Pinel et coll., 2015) parle de figure du sacrifice, dont l'expression clinique peut être repérée lorsqu'un professionnel est désigné comme porteur du dysfonctionnement du groupe ou de l'équipe. En référence à Freud (1914) à propos des criminels par sentiment de culpabilité, il s'agit selon Roman d'une culpabilité première, inconsciente, investie comme alternative à un vécu de carence dans le lien. La figure du sacrifice est paradoxale car elle témoigne des processus de déliaison dans l'institution, et elle se propose dans une fonction symbolisante comme creuset d'une mise en sens de la violence (Roussillon et Roman, dans Drieu, Pinel et coll., 2015).

L'urgence et le faire, face aux angoisses de débordement et à la culpabilité

Nous allons analyser maintenant pourquoi cette contention du groupe paraît-elle si essentielle à obtenir. Une maison d'enfants à caractère social est un établissement qui a un fonctionnement continu, 24 heures sur 24 et toute l'année, il n'y a aucune suspension même durant les vacances, les arrivées des enfants et des jeunes sont possibles à tous moments sans que l'institution ait pu toutes les anticiper. La reprise des événements dans l'après-coup est rendue difficile par le fonctionnement continu car quand le professionnel revient prendre son service, il doit intégrer de nouvelles informations et les partager de manière indirecte (cahier de liaison), en raison des absences des autres membres dues au roulement continu. Ce roulement amène les professionnels à se succéder dans les mêmes espaces, cela peut susciter une angoisse d'empiètement narcissique et une tentative de la maîtriser par une homogénéisation des pratiques. On pourrait entendre : « Pendant que je serai absent, je m'assure que tu vas fonctionner comme moi » pour réduire ainsi l'incertitude et l'anxiété des retrouvailles avec le groupe. Cette recherche d'homogénéisation prend alors la forme d'un fantasme d'indifférenciation.

Les enfants et les jeunes ont une présence beaucoup plus importante dans l'établissement que le personnel et leur intimité corporelle et affective y est installée, à la différence des professionnels qui la côtoient avec une certaine culpabilité pour le manque de réciprocité. Les personnes accueillies participent d'une modalité de groupe hébergeant leur intimité et leurs besoins primaires, les professionnels forment un groupe de travail. Le manque d'élaboration de la parentalité partagée (Houzel, 1999) confronte les éducateurs au fantasme de substitution de la famille et de la dévotion maternelle (Fustier, 2008). Certains de ces enfants et de ces jeunes sont dans le « mal du placement » décrit par David (Drieu, 2013), ils se dérobent à l'investissement et à la reconnaissance des liens pour des raisons narcissiques de défaut d'introjection de l'objet secourable et de conflit de loyauté vis-à-vis de leurs parents (I. Boszormenyi-Nagy, dans Ionescu et Blanchet, 2007). Ainsi, le groupe des enfants et jeunes peut être vécu comme une horde toute-puissante et dangereuse face au groupe des adultes qui devrait affirmer son autorité de manière monolithique et ne pas s'exposer à des critiques sur leur manque d'équité, au risque de susciter ainsi la rivalité et le reproche des enfants et des jeunes. Ces projections par les professionnels de leurs angoisses d'être débordés, de déborder dans la violence eux-mêmes, leur reviennent en miroir et trouvent même leur réalisation lorsqu'un groupe de préadolescents, mus par le désir ontologique, aux prémices de l'adolescence, de changer leur relation aux adultes, esquissent un travail de rapport à la loi, font horde dans des moments où des éducateurs remplaçants constituent l'équipe éducative présente.

La fonction de chef de service

Les trois ruptures de fonction des chefs de service ont été l'épilogue pour deux d'entre eux d'une longue période de retrait, suite à une perte de confiance et un épuisement professionnel, et pour le troisième, la conséquence d'une crise cardiaque. Ces faits sont venus à la suite d'une suractivité de leur part dans un contexte où ils bénéficiaient d'une large autonomie d'action, mais sans que leurs délégations soient clairement établies. Comme nous l'a indiqué Kaës (repris par Drieu, Pinel et coll., 2015), cette situation confirme une perte de garant et un effondrement des métacadres. La direction ne se situe plus dans une articulation entre fonction primaire et fonction d'organisation, mais dans une hiérarchisation des fonctions dans laquelle la fonction primaire est subordonnée à celle d'organisation. Elle n'occupe plus une place symbolique représentant la loi, le recours, le tiers pour les professionnels et les personnes accueillies pour qui l'institution est leur lieu de socialisation primaire.

Le psychologue, un cadre sans statut

Dans ces institutions, les psychologues ne sont nullement annoncés du fait du libellé d'établissement social et sont structurellement isolés de par leur rôle de tiers inclus qui doit les mettre en situation de soutenir une clinique éducative et institutionnelle, de prendre soin du sujet et de recours éventuel au soin. Cette fonction s'exprime dans un contexte où le psychologue va prendre un rôle dans l'ensemble institutionnel. Il a un aperçu global de la fonction primaire et un contact avec l'ensemble des acteurs, et dans un contexte d'instabilité de la fonction de chef de service, il peut être amené à suppléer à des carences dans l'animation des réunions, l'élaboration des dispositifs éducatifs et la représentation de l'institution pour établir des partenariats de soin et porter des orientations spécialisées. Ces actions excèdent sa fonction et la déplacent sur la scène institutionnelle, créant un délogement. Roman (dans Drieu, Pinel et coll., 2015) nous propose la figure du délogement comme figure paradoxale de l'institution. Elle s'exprime sur le plan clinique quand le professionnel a le sentiment de ne pas être à sa place, elle rend compte des lignes de tension entre appartenance au groupe-institution et développement des investissements professionnels auprès des personnes accueillies, « elle contribue au traitement de la continuité et/ou du narcissisme dans les institutions » (*ibid.*, p. 96). Ce délogement vicariant est de bon aloi pour les missions de l'institution mais devient source de querelles narcissiques lorsque la fonction de chef de service est rétablie dans sa totalité et sa pérennité. Là s'engage une lutte de places dans laquelle il est demandé au psychologue de continuer à assumer ces actions mais dorénavant en subordination au chef de service.

Un manque de perspective et d'objet de relation

Un autre signe a retenu notre attention : la non-rédaction du projet d'établissement. Fustier (2008) nous propose trois niveaux constituant l'institution : la superstructure, l'ensemble des caractéristiques formelles, ce qui est donné à voir ; l'infrastructure imaginaire qui est composée des organisateurs psychiques, la matrice inconsciente à partir de laquelle la scène institutionnelle se constitue ; enfin, la zone intermédiaire idéologico-théorique objet de la fomentation groupale, de l'illusion groupale (Anzieu dans Kaës, 1999), de mise en œuvre de la fonction mytho-poïétique. Pour cette dernière, il s'agit de la production groupale de mythes, le mythe étant au groupe ce que le fantasme est pour le sujet. Ce temps idéologique est constitutif des liens au sein du groupe institutionnel en suscitant une projection vers la réalisation de la tâche commune, et constitue une modalité de coopération mobilisant l'idéal en lien avec la pratique actuelle. Le contrat narcissique qui en découle soutient un ordre symbolique garantissant une place à chacun et définit un négatif représentant l'ampleur de la tâche. Ce négatif partagé sous forme de pacte est passé sous silence et en cela demeure préconscient et accessible, sinon ce négatif est réprimé et

produit du déni comme la nécessité de soin que n'annonce pas l'intitulé de l'institution.
Revenons aux idées développées par Gaillard (Drieu, Pinel et coll. 2015, p. 214) : « L'ouverture réside dans la prise en compte de ce qui au fil de l'histoire a achoppé : les ratés, les échecs dans la prise en charge [...] ce qui a signifié la limite du projet en cours [...] or c'est à partir de ce terreau, d'une prise d'appui sur les failles antérieures qu'un nouveau cycle de créativité peut rouvrir la temporalité. » Le groupe institutionnel dans la prévention vis-à-vis du passé, ne peut se projeter dans l'avenir.

Discussion

Nous avons constaté, au fil de ces événements institutionnels, la disparition des corps des personnes en position phorique de figuration de la conflictualité au sein de l'institution, ainsi que les délogements de certaines fonctions pour pallier les carences structurelles ou conjoncturelles de l'institution. Celle-ci ne reprenant pas à son compte les problématiques figurées par les fonctions phoriques, les tensions institutionnelles ne peuvent se conflictualiser et se transformer en articulant les dialogismes (sujet/groupe, éducation/soin, organisation/accueil...), en accueillant la différenciation subjective et générationnelle.
La peur de la transmission diachronique institutionnelle, sa fondation, son histoire, agit comme un interdit de savoir s'appliquant à la connaissance du passé et à celle de l'actuel, laissant les praticiens en perte de sens. La peur du conflit et son évitement, la peur de la différence et de la différenciation au service de la cohésion institutionnelle se fait, dans ce cas, au détriment de la recherche de cohérence et de la créativité individuelle et collective. La peur de l'éclatement institutionnel due aux problématiques des personnes accueillies et aux contraintes d'un fonctionnement continu tend à une rigidification de l'institué, obérant la fonction instituante qui œuvre à l'adaptation aux nouvelles circonstances et à la personnalisation des cheminements des personnes accueillies et des professionnels.

La peur n'éloigne pas le danger : le temps du soin de l'institution

Il ne nous appartient pas ici de proposer des modalités d'organisation de la fonction éducative afin qu'elle se rapproche symboliquement et dans sa contenance des nécessités de la tâche primaire. Cependant nous pouvons considérer les effets de contenance qu'elle doit atteindre en visant la régularité, la continuité et la proximité, permettant l'après-coup et l'anticipation du lien dans l'intersubjectivité.

Les enfants et adolescents accueillis sont de fait dans une situation de parentalité que l'institution doit organiser en conjugaison et apposition avec celle des parents. La coparentalité ainsi dénommée pourrait s'inspirer des propositions de Houzel (1999) concernant les fonctions de la parentalité : exercice, pratique, expérience. Cet ordre de répartition des places pourrait apaiser les angoisses et la culpabilité des parents, des enfants et des éducateurs.

La qualification sociale attribuée à l'institution désigne l'institution tutélaire et financière mais dénie le soin nécessaire pour ces parcours de vie stigmatisés comme hors norme et eu égard aux effets produits dans la rencontre de chacun et par l'ensemble réuni. Ces effets doivent pouvoir être entendus par les partenaires ad hoc et traités par une clinique institutionnelle sous l'égide des cadres, des cliniciens et des superviseurs en situation externe de recours. Parmi les phénomènes ontologiques à la rencontre de la concentration de personnes en difficulté, Stanton et Schwartz ont découvert que l'institution se structure involontairement comme un miroir de l'organisation pathologique propre aux personnes accueillies (Pinel dans Nicolle et coll., 2007). Allione (2005) tient cet effet pour un élément déterminant de la supervision où l'institution est envisagée comme le miroir qui constitue un reflet de l'espace psychique du patient et qui permet de poser qu'en soignant celui-ci, on agit sur la pathologie du patient.

Les fonctions phoriques institutionnelles témoignent, par leur place dans l'ensemble, d'une sensibilité à des problématiques qui leur donne une fonction d'alerte, si comme telle sont entendues leur parole et les difficultés qu'elles rencontrent. Les délogements qui sont mobilisés par des raisons de vicariance des carences structurelles et conjoncturelles relèvent, en partie, de la responsabilité des acteurs, qui ne doivent pas méconnaître l'extension de leur cadre et les effets de surcharge provoqués pouvant les mener à l'épuisement psychique.

Le temps de la reliance

Le travail de l'après-coup et de l'historicisation dans les réunions d'équipe permet de produire du sens et de faire du lien avec un futur dans lequel on se projette et avec d'autres collectifs confrontés à des problématiques similaires. La transmission synchronique, le fantasme de l'universalité ne peut s'imposer comme un prêt à penser venant colmater un fantasme de toute maîtrise obérant le passage par le constat local, la mobilisation du désir et l'émergence de l'agentivité, autrement dit la perception de soi comme acteur.

Nul n'est nécessaire, et nous tous sommes irremplaçables (Fleury, 2015) ; cette réalité de l'existence subjective ne peut s'accorder avec une disparition niant l'ipséité de chaque sujet, la singularité de chaque rencontre. Des rituels de passages peuvent nous y aider. La convivialité, les rites qu'elle instaure organisent des actes, des scènes, des paroles affirmant la continuité institutionnelle et la transmission des générations, faisant front au risque du déni de la subjectivité et de la séparation.

Arrivé à ce point de notre propos nous pourrions reconsidérer notre titre et le reprendre ainsi : de la peur du conflit à la rupture des liens ; la peur de la perte du lien par le conflit, par la différenciation devenant paradoxalement la cause de la rupture du lien par anticipation, une fuite en avant où la volonté de puissance écraserait l'examen des conditions de possibilité.

Bibliographie

Allione, C. (2005). *La part du rêve dans les institutions : régulation, supervision, analyse de pratique*. La Versanne : Encre marine.

Drieu, D. (2013). *46 commentaires de texte en clinique institutionnelle*. Paris : Dunod.

Drieu, D., Pinel, J.-P. (dir.). (2015). *Violence et institutions*. Paris : Dunod.

Fleury, C. (2015). *Les irremplaçables*. Paris : Gallimard.

Freud, S. (1914). Quelques types de caractères dégagés par la psychanalyse, *Essais de psychanalyse appliquée*. Paris : Gallimard, 1933, 243-254.

Fustier, P. (2008). *Les corridors du quotidien*. Paris : Dunod.

Grange-Ségéral, E., André-Fustier, F. (2008). Pour une clinique de l'institution, *Refonder les internats spécialisés. Pratiques innovantes en protection de l'enfance*, 75-109.
Guerra, V. (2007). Le rythme entre la perte et les retrouvailles, *Spirale*, 44, 139-146.
Houzel, D. (1999). *Les enjeux de la parentalité*. Toulouse : érès.
Ionescu, S., Blanchet, A. (2007). *Psychologie clinique, psychopathologie et psychothérapie*. Paris : Puf.
Kaës, R. (1987). *L'institution et les institutions*. Paris : Dunod.
Kaës, R. (1999). *Les théories psychanalytiques de groupe*. Paris : Puf.
Kaës, R. (2014). *Les alliances inconscientes*. Paris : Dunod.
Klein, M. (1998). *Essais de psychanalyse* 1921-1945. Paris : Payot.
Nicolle, O., Kaës, R., Pinel, J.-P. (2007). *L'institution en héritage*. Paris : Dunod.

Résumé
L'auteur analyse des faits de rupture récurrents dans la clinique institutionnelle qu'il a rencontrés dans sa propre pratique et *via* des supervisions de psychologues. Ces ruptures dans les liens prennent la forme de départs itératifs de personnes ayant une position intermédiaire au sein de l'institution. Avec l'étayage de la théorie psychanalytique des ensembles intersubjectifs, il nous propose une compréhension des fonctions phoriques que tiennent les personnes disparaissant lors de ces ruptures. Ces actes institutionnels trouvent leur fondement dans la peur, l'angoisse, la culpabilité liées au traumatisme, au négatif ontologique à la fondation de l'institution, aux difficultés d'accordage entre les fonctions primaire et d'organisation, et à la résonance par isomorphie de l'ensemble institutionnel avec les problématiques des personnes accueillies.

Mots-clés
Institution, liens, rupture, transmission, fonction phorique, résonance.

Abstract
The author analyses repetitive separations encountered in his own institutional practice and through psychologists' supervisions. These relationship separations take the shape of repetitive departures of institutional figures. Through psychoanalytic theory, the author offers an understanding of the phoric functions these people hold within separations. These institutional behaviors are based upon fear, anxiety, guilt due to trauma, negativism at the basis of the institution, the difficulty in tuning between primary and organization functions and the resonance by isomorphia of the institutional globalism and the specific troubles of those cared for within.

Keywords
Institution, links, separation, transmission, holding, resonance.

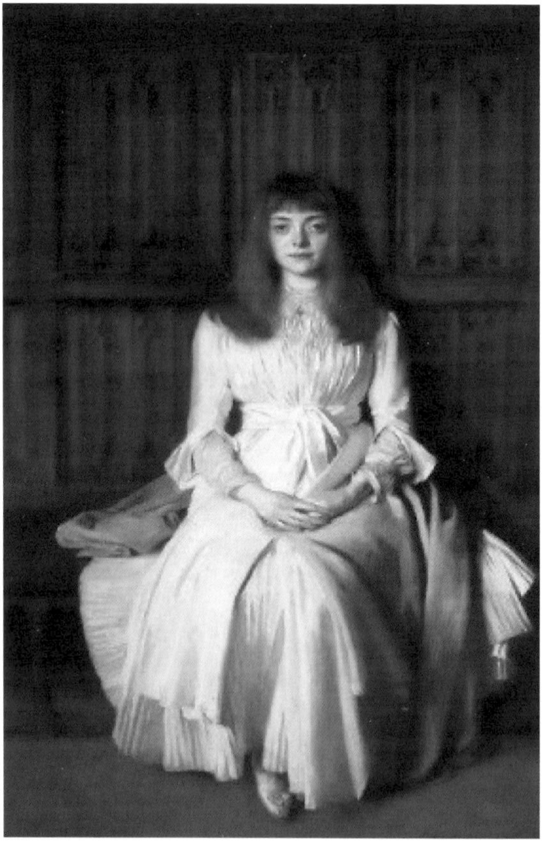

© John Singer Sargent, *Miss Elsie Palmer*

« À l'adolescence, la poussée pulsionnelle, et tous les bouleversements hormono-corporels qui l'accompagnent, peut être vécue comme un véritable cataclysme interne. Chez les adolescents les plus fragiles, cette poussée peut aller jusqu'à menacer leur narcissisme en pleine construction… »

Garance Belamich

« J'ai peur de ne pas pouvoir m'arrêter » La crainte du pulsionnel chez la jeune fille anorexique[1]

« I'm afraid I can't stop »
Fear of Instinctual Drive in a Young Anorexic Woman

Garance Belamich

À l'adolescence, la poussée pulsionnelle, et tous les bouleversements hormono-corporels qui l'accompagnent, peut être vécue comme un véritable cataclysme interne. Chez les adolescents les plus fragiles, cette poussée peut aller jusqu'à menacer leur narcissisme en pleine construction, au point parfois de venir réactiver des vécus d'angoisse innommables voire d'agonie primitive (Roussillon, 2004).

« J'ai peur de ne plus pouvoir m'arrêter » : ne pas arrêter de se faire du mal, ne pas s'arrêter de manger , telles sont les peurs terrifiantes d'Agathe dont les symptômes les plus visibles (anorexie et scarifications) viennent se loger dans le corps, à la fois lieu du conflit et outil pour tenter de le résoudre.

Quelle fonction peut parfois avoir la pulsion de destruction chez Agathe lorsqu'elle est retournée sur elle-même ? Qu'y a-t-il derrière

---

Garance Belamich, psychologue clinicienne, clinique la Villa des Pages, Le Vésinet.

1. Article issu de la communication au colloque « Peur sur l'institution », Paris, théâtre Déjazet, mars 2018 (Consulter le lien : http://apspi.net).

son acharnement à faire le vide par son anorexie ? À quoi Agathe est-elle psychiquement confrontée avant ces passages à l'acte ?
Telles sont les questions auxquelles nous tenterons de répondre à travers le cas de cette jeune fille, âgée de 22 ans et suivie en ambulatoire depuis trois ans.
Agathe est jolie, brune au teint porcelaine mais avec un visage lacéré, automutilé, suscitant au premier abord quelque chose d'assez effrayant. Elle vit à la campagne avec ses parents et est assez isolée socialement. Nous la rencontrons à l'âge de 18 ans, très amaigrie par une anorexie débutée à l'adolescence. Une seconde anorexie d'ailleurs car, nous découvrirons, au cours d'un entretien familial, qu'Agathe a souffert d'une anorexie du nourrisson.
Déscolarisée depuis plus d'un an, Agathe passe ses journées dans sa chambre à dévorer des livres et surtout des mangas[2]. Agathe nourrit son esprit par la lecture autant qu'elle affame son corps. Intelligente et cultivée, elle est loin d'être vide et pauvre psychiquement. D'emblée nous comprenons qu'elle fait le vide. Par l'anorexie, elle tente de faire le vide, de vider son intériorité, son monde interne de contenus trop dangereux, trop menaçants, tant pour elle-même que pour autrui. Comme le souligne Jeammet, « la boulimie et l'anorexie sont les deux faces d'une même problématique, l'anorexie reflétant la capacité de maîtrise de l'appétit, derrière laquelle se cache toujours la peur de devenir boulimique » (2004, p. 162). « Manger de la viande, c'est comme être cannibale, c'est comme manger un cadavre », dira-t-elle, laissant apparaître derrière cela une vie fantasmatique d'une grande crudité, ce qui se confirmera au cours du suivi.
Agathe a dû faire face à une puberté très précoce alors même qu'elle n'était psychiquement pas encore prête pour l'accueillir et prise dans des conflits de différenciation avec les images parentales.
Très souvent, Agathe évoquera son impossibilité à trouver une juste distance avec sa mère : « Je ne peux ni vivre avec elle, ni sans elle », affirmera-t-elle.
Néanmoins, nous comprendrons rapidement que pour Agathe, la problématique semble encore plus archaïque, bien en deçà d'un conflit

2. Nous reviendrons un peu plus tard dans ce texte sur la fonction hypothétique de la lecture de ces mangas.

identificatoire. Pour cette adolescente, devenir une jeune femme, avec une représentation de soi différente, c'est craindre de ne plus être identique à sa mère. L'altération du sentiment de soi, le manque à être dirait Roussillon (Bourdin, 2002), ainsi que la transformation corporelle rencontrée à cet âge semblent laisser place chez elle à une problématique identitaire quasi traumatique.

Au cours de sa psychothérapie, Agathe décrira un regard maternel alternativement possessif, adhésif ou d'une glaciale indifférence, ne pouvant ni entendre, ni reconnaître la détresse de son enfant.

Agathe ne semble donc pas pouvoir garder en tête l'image d'une mère rassurante dont elle pourrait se séparer sereinement. L'échec des processus d'intériorisation retrouvé chez la plupart des jeunes filles anorexiques implique une grande dépendance aux objets externes, qui pourrait se traduire ainsi : « Comme je ne peux pas la garder en moi, je dois toujours l'avoir avec moi et je ne peux pas ou presque m'en séparer », laissant deviner d'importants troubles dans les relations précoces entre cette maman très en difficulté et son bébé. Or, selon Roussillon « quand la représentation de la mère en son absence n'est pas stabilisée, la représentation de soi ne peut non plus se structurer » (2004, p. 266).

Au début de son adolescence, Agathe a dû faire face à un corps étranger interne que constitue la poussée constante de la libido (Schaeffer, 1997), faisant de ce corps, pour un temps, un étranger à lui-même. Mais pour Agathe, cette puberté effractante raisonne de façon particulière. Dans cette instabilité narcissique, toute relation à soi et aux autres devient soit trop excitante, soit trop menaçante. Agathe navigue en permanence entre le trop chaud et le trop froid, tiraillée entre angoisses d'intrusion quand c'est trop chaud et craintes d'effondrement (Winnicott, 2000) quand c'est trop froid. Ainsi, coexistaient simultanément pour elle à cet âge une image corporelle bouleversée, une pulsionnalité débordante et effractante, des modèles et supports identificatoires insécures et peu opérants, tout cela constituant autant de phénomènes venant fragiliser les assises narcissiques de cette adulte en devenir.

C'est bien le narcissisme d'Agathe, fondement de son sentiment d'identité, qui est mis à rude épreuve à ce moment-là. Les limites de soi, de son propre corps et les limites dans la relation à l'autre sont floues et désorganisées. Elles ne lui permettent pas de trouver des limites internes suffisamment contenantes pour faire face à cette poussée pulsionnelle. Son hyperactivité physique et psychique, que l'on retrouve chez la plupart des jeunes filles anorexiques, vient agir comme une seconde peau (Bick, 1967). Une seconde peau qui viendrait en renforcement de la première enveloppe psychique du Moi-peau (Anzieu, 1974), et insuffisamment contenante. Cette intensité témoigne d'un débordement incessant de l'appareil psychique qui ne parvient pas à calmer, trier, refroidir les excitations autant internes qu'externes. Le psychisme d'Agathe devient comme une usine en court-circuit presque constant, comme un barrage menaçant sans cesse de céder.

L'une de nos principales hypothèses cliniques est la suivante : les conduites d'Agathe sont autant de tentatives de maîtrise de cette faillite interne de ce que l'on appelle le système du pare-excitation. Nous évoquons les conduites au pluriel car outre l'anorexie, Agathe présente de graves conduites autoagressives. Elle se scarifie profondément le visage depuis plusieurs années, dans des circonstances assez différentes et toujours avec des objets à connotation très agressive.

Agathe peut, par exemple, s'attaquer le visage en présence de ses parents, lorsqu'elle se sent incomprise ou pas entendue par ces derniers. Naît alors une profonde détresse insupportable, semblable à une agonie primitive, une sorte de rage impuissante et désorganisante que seules les scarifications semblent apaiser.

Ces conduites autoagressives peuvent également intervenir à la veille d'un rendez-vous avec un partenaire amoureux. Agathe dira au sujet de ces situations : « Je ne suis pas triste, ni angoissée mais j'ai l'impression que mes émotions débordent, explosent et ça me fait très peur ! », comme si elle était soumise à une sorte d'excitation interne brute et intransformable, laissant planer le risque d'une désorganisation.

À défaut d'un Moi suffisamment pare-excitant, Agathe tente donc de bloquer cette pulsionnalité envahissante par le corps : soit en maîtrisant scrupuleusement ce qui s'introduit en elle, soit en se coupant le visage, permettant ainsi un court-circuit de cette poussée interne désorganisante.

Par l'anorexie comme par ses gestes autoagressifs, Agathe se défend non pas d'une excitation venant de l'extérieur mais d'une excitation pulsionnelle qui, comme l'affirme Feud vient, elle, toujours de l'intérieur.

On peut échapper à une excitation qui vient de l'extérieur en fuyant, par exemple, mais pas à une force pulsionnelle qui agit de l'intérieur. Freud (1915) a décrit quatre destins de la pulsion que je vais tenter d'illustrer par les symptômes d'Agathe.

– Le renversement en son contraire : dans le cas d'Agathe, la pulsion boulimique illustrée par des fantasmes de dévoration se transforme en restriction anorexique. « J'ai peur de ne pas pouvoir m'arrêter » dira souvent Agathe, qui par crainte terrifiante du trop bascule dans le rien ou presque…

– Deuxième destin possible de la pulsion : le retournement contre soi. Ici le retournement de son agressivité, où par crainte de détruire l'objet, en l'occurrence souvent la mère, vécu comme défaillant et fragile, Agathe va s'attaquer elle-même. Interrogée sur ce qui se passe en elle juste avant les passages à l'acte, Agathe pourra nommer un très grand sentiment d'agressivité à l'égard de l'autre, par qui elle dit se sentir trop souvent incomprise ou niée dans sa souffrance. « Mon mal-être, ce n'est que du *fake* pour eux ! Je suis belle et intelligente donc je n'ai pas de raison d'être malheureuse, me répètent-ils tout le temps. » Nous nous sommes également demandé si l'autoagressivité d'Agathe pouvait être une façon détournée d'agresser l'objet dont elle n'est pas clairement différenciée. Dans une certaine indifférenciation moi/non-moi, en s'attaquant, elle attaquerait la mère en elle.

– Deux autres destins possibles de la pulsion : le refoulement et la sublimation (davantage retrouvés dans des fonctionnements névrotiques). Et c'est justement ce mécanisme de refoulement qui fait défaut chez Agathe, notamment observé à travers la crudité de certains de ses propos. Cependant, cette jeune fille pleine de ressources semble avoir trouvé un support de projection très précieux à ses fantasmes les plus crus et indicibles. En effet, Agathe dévore les livres, et plus particulièrement les mangas japonais à thèmes. Les mangas japonais sont classés par thème, par genre et par tranches d'âge, allant du plus soft au plus osé et au plus cru. Et c'est entre autres ceux-ci qui passionnent Agathe. Les mangas aux contenus cruels et bruts lui permettent, semble-t-il, de donner forme à ses contenus psychiques les plus anxiogènes et informes. Ce défaut de refoulement confirme donc bien un excès de représentations psychiques non secondarisées, des contenus psychiques crus et violents parfois insoutenables venant déborder son monde interne.

Évoquons maintenant un peu en détail l'histoire de cette jeune fille.

Durant sa grossesse, la mère d'Agathe a dû être alitée très précocement pour des raisons médicales. Dès sa naissance, Agathe a été séparée plusieurs semaines de sa mère dont l'accouchement avait engendré un grave problème somatique. Elle dira d'ailleurs lors d'un des premiers entretiens : « À la naissance, j'ai failli tuer ma mère. »

Agathe décrit une relation quasi indifférenciée entre elle et sa mère jusqu'à ses 11 ans environ. « Ma mère ne pouvait rien faire sans moi. J'étais comme son double. Même si elle a toujours était assez froide, elle voulait toujours que je reste près d'elle. Elle n'acceptait jamais que j'aille dormir chez des copines. Elle disait avoir peur que la maison de mes amies brûle ou se fasse cambrioler. »

Une chose nous a d'emblée frappée dans le discours d'Agathe. Lorsqu'elle parle de la relation à sa mère en entretien, son père n'est fantasmatiquement jamais présent au sein de la séance, et inversement quand elle aborde la relation à son père. Aucune triangulation ne semble pouvoir s'opérer.

Le regard paternel, quant à lui, semble tantôt très lointain, tantôt dans une proximité menaçante, alternant ainsi entre rapprochements corporels psychiquement menaçants pour Agathe et des rejets crus et vulgaires de la part de ce père lorsqu'elle se défigure.

Revenant sur le début des troubles (les 11 ans cités plus haut), Agathe décrit une brutale et inexpliquée distanciation de sa mère, faisant suite au décès par suicide de son grand-père maternel souffrant vraisemblablement d'une grave et ancienne mélancolie : « Tout à coup, c'est comme si je n'existais plus pour ma mère. J'étais très seule. Elle me laissait tous les week-ends seule à la maison pendant qu'elle partait en moto avec mon père sur les routes de France. »

À 11 ans, Agathe a donc été confrontée à une double disparition : celle de son grand-père dont elle était extrêmement proche et celle de sa mère qui tout à coup passait tout son temps libre avec le père.

La reprise de ce drame familial (le suicide du grand-père) a permis de mettre en évidence une incapacité parentale à mentaliser voire à verbaliser la perte. La mort du grand-père est restée silencieuse, secrète et taboue pour Agathe durant tout le trajet les emmenant au domicile de ce dernier disparu, et une fois les obsèques passés, l'événement ne pouvait continuer d'exister psychiquement. Plus personne n'avait le droit d'en parler. C'était ainsi, point final. Le lendemain de l'enterrement, c'est comme si le suicide de son grand-père était devenu un non-événement.

Nous aurons, un peu plus tard au cours du suivi, de nouveau la confirmation que la séparation ne peut être pensée ni du côté de la fille ni du côté de la mère qui, pour anticiper la mort imminente du chat (véritable objet transitoire pour Agathe), achètera un nouveau petit chaton avant même le décès du chat malade, « comme cela on ne sera pas trop triste quand il mourra ».

Dans ce contexte l'utilisation du terme disparition plutôt que celui de perte semble plus appropriée, puisque c'est justement l'inélaboration de la perte qui va entraîner chez Agathe de nombreux gestes autoagressifs. C'est en effet à cet âge, au moment de cette double disparition, que débutent les scarifications sur le visage.

Les automutilations sont souvent décrites dans des moments où le sentiment de continuité à être est menacé, lorsque le visage n'est pas ou plus un miroir. Pour certains auteurs, l'automutilation est une défense face à la menace d'anéantissement. Ce retour au corps, aussi violent qu'il soit, peut donc être compris comme une tentative de redonner un semblant de continuité au vécu corporel. Les attaques du visage d'Agathe viendraient donc comme une défense face à une angoisse de dépersonnalisation menaçant son sentiment d'existence. Agathe s'attaquerait le visage pour éviter un éclatement identitaire dans un contexte d'angoisses trop massives.

Par les scarifications et la restriction alimentaire, Agathe a peut-être l'illusion de rester active et de maîtriser un processus qui la déborde. Selon Roussillon « le sujet préfère se sentir coupable mais donc responsable et actif […] que retrouver l'impuissance et la détresse du vécu agonistique » (2004, p. 28). Cette double disparition imposée à Agathe ferait-elle écho à une détresse agonistique ressentie dans les premiers temps de sa vie ?

Pour reprendre les termes de Donabédian, « l'expression de l'attaque corporelle et de la douleur exhibée vient en lieu et place d'une formulation affective, répétant celle de la [toute petite] enfance pas ou peu entendable » (2012, p. 54).

Les blessures du visage d'Agathe semblent être la figuration d'une souffrance identitaire narcissique immense, tout en la circonscrivant à une zone précise du corps, limitant ainsi le débordement des ressentis et le risque de désorganisation.

Dans ces cas-là, la douleur a une fonction bien particulière : elle permet une sorte d'immobilisation de l'excitation pulsionnelle qui précède à chaque fois ces conduites de scarifications. Agathe réussira d'ailleurs à élaborer au bout de plusieurs mois de thérapie que « m'abîmer le visage permet de me calmer [...] pas forcément des émotions négatives et de l'angoisse [...] mais aussi de la joie, de l'impatience, qui agissent en moi comme des mini-bombes ». Ainsi, les scarifications deviennent des perceptions sensorielles. Elles agiraient comme une maîtrise de l'excitation interne vécue comme traumatique dans le sens effroyablement effractant.

Toutefois, nous différencierons ici les automutilations d'Agathe des scarifications plutôt superficielles et effectuées la plupart du temps sur les bras (mais qu'Agathe ne présente pas), qui ne nous paraissent pas relever du même registre psychopathologique. Les automutilations, telles celles que montre cette jeune femme, sont la plupart du temps signe d'une atteinte grave du narcissisme et font suite à une angoisse « d'inquiétante étrangeté » (Freud, 1919). Elles se déclencheraient « le plus souvent dans des contextes qui réactivent les premières relations d'un enfant confronté à [un autre] dont la présence est vécue à la fois comme hostile et secourable » (Douville, 2004, p. 11). Rappelons que la plupart du temps c'est le sentiment d'être incomprise ou niée dans sa souffrance qui va inaugurer les passages à l'acte d'Agathe. Dans ces moment-là, nous l'avons souvent imaginé bébé, envahie de pleurs inaudibles ou indécodables par une mère certainement très en difficulté.

Pour conclure, nous dirions que tout ce que traverse cette jeune fille à l'adolescence (la puberté, les disparitions) peut être entendu comme le deuxième temps d'un traumatisme primaire vécu dans la toute petite enfance, certainement le traumatisme du défaut d'investissement maternel.

À travers tous ses symptômes, Agathe lutte contre le risque de réactivation de ce « traumatisme primaire, le traumatisme de non-existence dans le psychisme de sa mère durant les premières relations ; le traumatisme de l'expérience agonistique » (Roussillon, 2004, p. 65).

Bibliographie

André, J. (dir.). (2003). *Mères et filles. La menace de l'identique*. Paris : Puf.

Anzieu, D. (1974). Le Moi-Peau. *Nouvelle Revue de Psychanalyse*, 9, 195-208.

Bick, E. (1967). L'expérience de la peau dans les relations d'objet précoce. In *Les écrits de Martha Harris et d'Esther Bick*. Larmor Plage : Éditions du Hublot, 1998, 135-139.

Bourdin, D. (2002). Agonie, clivage et symbolisation de René Roussillon. *Revue Française de Psychanalyse*, 66, 265-269.

Brusset, B. (2005). La figure de l'anorexique dans l'adolescence. *Adolescence*, 53, 575-586.

Cascales, T. (2017). Coexcitation libidinale et établissement des premiers liens : L'exemple de l'anorexie du bébé. *Cliniques méditerranéennes*, 96, 77-91.

Comdamin, C. (2005). Anorexie mentale. Pathologie des liens entre générations. *Le Divan familial*, 14, 147-156.

Costantino, C. ; Belamich, G. (2011). Effraction pubertaire et ascèses anorexiques : du vécu adolescent à la construction du symptôme. *Revue Cliniques*, 2, 30-47.

Dargent, F., Matha, C. (2011). *Blessures à l'adolescence*. Paris : Puf.

De Luca, M., Bonnichon, D., Marty, F. (2012). Les scarifications à l'adolescence : un équivalent suicidaire ? *La Psychiatrie de l'enfant*, 55, 637-678.

Denis, P. (1999). États de la passivité. *Revue Française de Psychanalyse*, 63, 1577-1586.

Donabédian, D. (2012). *L'adolescent et son corps*. Paris : Puf.

Douville, O. (2004). L'automutilation, mise en perspective de quelques questions. *Champ somatique*, 36, 7-24.

Durif-Bruckert, C. (2017). *Expériences anorexiques. Récits de soi, récits de soin*. Malakoff : Armand Colin.

Freud, S. (1915). *Pulsions et destins des pulsions*. Paris : Payot-Rivages, 2012.

Freud, S. (1919). L'inquiétante étrangeté. In *Essais de psychanalyse appliquée*, Paris : Gallimard, 1976, 163-210.

Jeammet, P. (dir.). (2004). *Adolescences. Repères pour les parents et les professionnels*. Paris : La Découverte.

Levinas, E. (2006). *Altérité et transcendance*. Paris : Le Livre de Poche.

Nouhet-Roseman, J. (2005). Mangamania et cosplay. *Adolescence*, 53, 659-668.

Roussillon, R. (2004). *Agonie, clivage et symbolisation*. Paris : Puf.

Schaeffer, J. (1997). *Le refus du féminin*. Paris : Puf.

Vermorel, H., Vermorel, M. (2001). Abord métapsychologique de l'anorexie mentale. *Revue Française de Psychanalyse*. 65, 1537-1549.

Vibert, S. , De Luca, M. (2014). Scarifications et anorexie : un féminin attaqué. *Le Carnet PSY*, 183, 31-34.

Winnicott, D.W. (1974). *La crainte de l'effondrement et autres situations cliniques.* Paris : Gallimard, 2000.

Résumé

La poussée pulsionnelle à l'adolescence, vécue comme un véritable « corps étranger interne » chez certains, peut venir menacer leur narcissisme en pleine construction, au point parfois de venir réactiver des vécus agonistiques innommables.

« J'ai peur de ne plus pouvoir m'arrêter » ; telle est la terreur d'Agathe dont les symptômes (anorexie, scarifications) viennent se loger dans le corps, corps à la fois lieu du conflit et outil pour tenter de le résoudre.

Quelle fonction peut parfois avoir la pulsion de destruction, notamment lorsqu'elle est retournée contre soi ? Qu'y a-t-il derrière cet acharnement à « faire le vide » chez l'anorexique ?

Telles sont les questions auxquelles l'auteur tente de répondre à travers le cas d'une jeune fille suivie en hôpital de jour.

Mots-clés

Anorexie, pulsions, adolescence, angoisse, agonie primitive.

Abstract

During adolescence, the instinctual drive that can be experienced as a true "internal foreign body", can threaten the narcissism under construction and sometimes revive unspeakable agonistic experiences. "I'm afraid I can't stop", is Agathe's fear. Her symptoms (anorexia, scarification) lodge within the body, site both of the conflict as well as the tool to solve it.

What function can the destructive drive sometimes hold, in particular when it is turned against the self? What is behind this relentlessness determination of an anorexic to create emptiness? These are the questions the author tries to answer through the case study of a young woman in a day care hospital.

Keywords

Anorexia, drive, adolescence, anxiety, primitive agony.

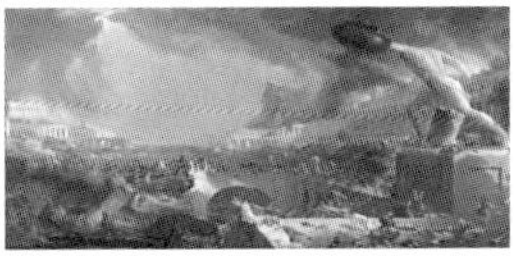

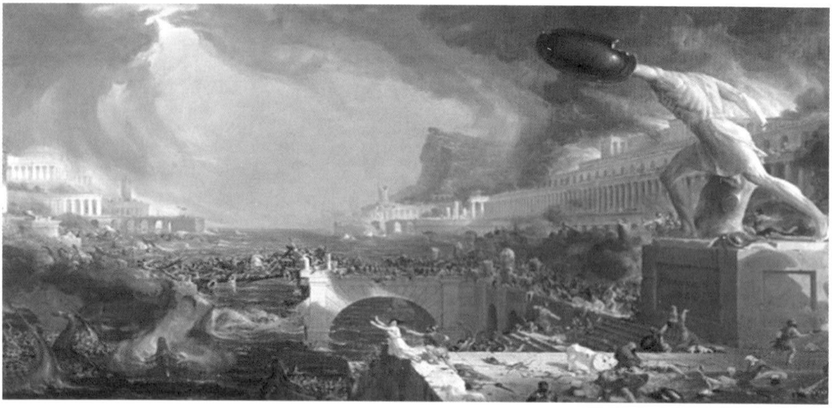

© Thomas Cole, *The Course of Empire Destruction*

« Les soignants ont cristallisé leur peur autour des passages à l'acte, laissant cette dernière infiltrer la vie institutionnelle à un moment où l'institution traversait une période de changement. Dans leur lutte pour soutenir la pulsion de vie, ils ont participé in fine au maintien même du travail de la pulsion de mort. »

Élodie Barna, Raphaëlle Bordereaux, Valérie Druelle, Sandy Ragu, Nathalie Testud

Quand la peur soignante est agie au lieu d'être pensée

When Healthcare Practitioners' Fear is Acted Upon Instead of Being Thought Through

Élodie Barna, Raphaëlle Bordereaux, Valérie Druelle,
Sandy Ragu, Nathalie Testud

Vers une pensée plurielle

Le thème de la peur a permis l'émergence d'un travail de réflexion partagée initiée en équipe pluridisciplinaire au sein d'un établissement de soins en santé mentale. La richesse de notre équipe a été de faire dialoguer nos différentes approches théoriques vers une pensée plurielle. Inspirés par la démarche de Freud (1920) qui, en explorant le fonctionnement cellulaire, a mis au jour la dualité pulsionnelle, nous avons pensé la peur selon une approche biologique et l'institution comme un système vivant, en interaction permanente avec son

Élodie Barna, psychologue clinicienne, Centre de soins les Collines du Revest, 1251 route du général de Gaulle, 83200 Le Revest-les-Eaux ; psychologue.2collinesdurevest@orpea.net
Raphaëlle Bordereaux, psychologue clinicienne, Centre de soins la Bastide de Callian, chemin des Moulins, 83440 Callian ; psychologue1.bastidecallian@orpea.net
Valérie Druelle, psychiatre, Centre de soins les Collines du Revest, v.druelle@orpea.net
Sandy Ragu, psychologue clinicienne ; ragu.sandy@gmail.com
Nathalie Testud, infirmière diplômée d'État, Centre de soins les Collines du Revest ; nathalie.testud@laposte.net.

environnement. En effet, la peur est une émotion qui permet au sujet de se défendre lorsque son homéostasie est menacée. Tout système vivant dispose donc d'une série de mécanismes, sans cesse renforcés et développés selon leur utilisation, pour maintenir son équilibre intérieur. La peur contraint au changement, que ce soit par des réactions de fuite, d'agression ou par la réflexion. Ignorer cette alerte est un danger pour la survie du système. À l'instar d'un organisme vivant, l'institution se défend contre tout ce qui menacerait son équilibre, mobilisant nombre de processus au niveau collectif et individuel.

Nous avons aussi analysé ce phénomène du côté de la relation soignant-soigné au vu des contre-attitudes de certains soignants et ce, en réponse aux passages à l'acte de patients présentant des problématiques narcissiques identitaires (Roussillon, 1991). Nous souhaitions impliquer l'ensemble des acteurs du soin dans notre démarche. Pour cela, un questionnaire semi-directif les invitait à décrire les situations ayant pu générer de la peur dans leur pratique. Seulement deux sont revenus complétés, les autres sont retournés vides. Nous avons interprété ces retours comme un acte signifiant qui révélait toute la difficulté des soignants à parler de leur peur. L'agir semblait venir là où la peur était difficile à penser.

Ce constat a motivé notre souhait d'approfondir notre réflexion à partir de l'interaction soignant-soigné, tout en considérant les processus en jeu dans le système institution. Pour travailler sur le thème de la peur et mettre en lumière toute sa complexité, nous avons retenu une situation qui a mis en difficulté notre institution : la prise en soin de Mme M., patiente hospitalisée plusieurs mois en Hôpital de Jour (HDJ). Face aux processus mortifères mobilisés chez cette dernière, les soignants se sont sentis menacés dans leur identité, mettant à mal leur capacité à soutenir les processus de vie. Cette analyse a soulevé nombre d'interrogations autour de la question de la mort psychique ou physique des patients, de leur destructivité et de la difficulté à la contenir. Comment faire face à l'effondrement, la désorganisation, la destruction de l'autre sans être entravé par sa propre peur ? Comment faire avec notre peur sans risquer de s'y perdre et de venir rejouer, en miroir, le vécu du patient ? Comment permettre aux soignants d'exprimer une parole riche de sens et libératrice ?

Mme M. : du borderline à une unité à border
Au commencement était la peur…

Madame M. est adressée par son psychiatre traitant pour consolidation thymique d'un trouble dépressif sur une personnalité état-limite. Elle arrive dans un contexte d'instabilité où les changements successifs et l'absence de certains membres de l'équipe amènent chacun à occuper une place qui n'est pas la sienne. Cette « crise institutionnelle » induit une représentation d'autosuffisance et une position de toute-puissance qui impliquent des comportements de contrôle, dont une attitude de méfiance envers quiconque n'appartient pas au « groupe HDJ ».
Ces différents remaniements sont entrés en écho avec la problématique de la place de l'HDJ au regard de l'institution. Séparée géographiquement du bâtiment principal construit antérieurement, l'unité a peiné à nouer un lien avec les différents services et leurs équipes, provoquant une forme de clivage et de repli autarcique. Les changements du personnel soignant ont participé à accentuer le sentiment d'isolement et d'abandon d'une équipe qui affrontait seule les situations difficiles. L'insécurité qui avait été alimentée par la discontinuité du cadre est réactivée par l'annonce d'un nouveau départ du médecin psychiatre. L'attente du remplacement de ce dernier s'impose avec violence et entretient un vécu d'abandon pour l'équipe soignante.
Dans un souci de restaurer une continuité et de faire corps, l'équipe maintient le déroulement de synthèses cliniques chaque semaine, à la même heure, dans le même lieu. Cet effort de se rassembler dans une régularité semble s'inscrire dans une lutte contre Thanatos car, comme la cellule, chaque individu ne peut fonctionner seul, au risque de participer à son autodestruction. De ce fait, c'est à l'image des cellules de la peau qui se resserrent quand celle-ci est blessée que l'équipe tente de se regrouper au risque de se confondre.
Cette confusion déstructurante étayée par des identifications mutuelles vient en lieu et place d'un vécu d'insécurité qui tente d'être « résorbé » par le groupe et entre alors en écho avec celui de Mme M. Cette dernière est accueillie avant le départ soudain du médecin psychiatre qui, dans la hâte, ne peut assurer un travail de liaison avec les soignants de l'HDJ. Départie du regard médical, lors de la

réunion clinique, l'équipe prend connaissance du projet de soin individualisé et de l'histoire de vie de Mme M. par le biais de son dossier. Celle-ci est marquée par un vécu abandonnique et des traumatismes sexuels répétés, ainsi que par le suicide d'un parent qui vient solder un lourd parcours psychiatrique. L'histoire de la maladie est ponctuée de décompensations thymiques et de troubles du comportement majeurs par lesquels elle se met en danger, et ce, même lors de la récente hospitalisation temps plein de plusieurs mois. L'équipe de l'HDJ est d'ailleurs confrontée, dès la première semaine, à une intoxication médicamenteuse volontaire chez elle, expression de sa souffrance et de son instabilité psychique.

Les soins se poursuivent avec la vigilance accrue de chacun afin d'éviter un nouveau passage à l'acte autoagressif. Lors des groupes thérapeutiques, la patiente manifeste son mal-être par des silences entrecoupés de pleurs et de sorties intempestives pour fumer à l'entrée du bâtiment. Ce n'est que dans ces moments d'apaisement qu'elle exprime ses éprouvés auprès du soignant qui l'accompagne ; cependant cette relation duelle ne peut pas toujours être privilégiée. L'équipe prend conscience du risque encouru lorsqu'un matin cette dernière téléphone aux soignants de chez elle, pour discuter de ses idées suicidaires survenues la veille à l'HDJ. L'inquiétude commence alors à envahir l'équipe qui doute de sa capacité à pouvoir évaluer l'état clinique de la patiente. En effet, elle s'était montrée souriante, participative, ne laissant entrevoir aucun mal-être aux différents intervenants. Suite à cet appel, Mme M. est absente d'un groupe et l'appréhension des soignants se mue en peur lorsqu'ils n'arrivent pas à la joindre, ravivant le souvenir d'une patiente morte par suicide dans des conditions similaires. Les traces d'un passé empli d'émotions non traitées sont ainsi venues s'infiltrer dans l'actuel. L'équipe s'est sentie débordée par un possible manque de métabolisation voire de repérage dans ce qui se jouait au niveau transféro-contre-transférentiel.

De la peur à la confusion…

Au cours du suivi de Mme M., les périodes d'accalmie se raréfient et la symptomatologie s'aggrave, accentuant la peur d'un acte autoagressif. Progressivement, les symptômes dépressifs laissent place

à de la colère et à des angoisses dont l'intensité ne cesse de croître. Agitation motrice, troubles du cours de la pensée et logorrhée les accompagnent, il est alors difficile de la contenir. La patiente est parfois en proie à la reviviscence d'événements traumatiques lors des séances groupales. Le groupe, en tant que lieu de régression et de déplacement du groupe originaire familial, semble réactualiser le trauma. Des souvenirs resurgissent contre lesquels elle lutte pour ne pas être envahie : elle ferme les yeux, s'enfonce dans sa chaise, son visage est déformé par la douleur qu'elle reporte sur son corps en se frappant. Ses prises de paroles peuvent être ponctuées de barrages, espaces dissociatifs dans lesquels le groupe est comme happé. Avec effroi, chacun assiste impuissant à la violence de sa décompensation.
Les moments où ne sont présents que deux intervenants, chacun occupé à animer un groupe, sont les plus redoutés. Face à ce corps soignant amputé, il est difficile de trouver un étayage suffisant pour contenir les affects en jeu. La crainte se mue en affolement, les pires scénarios de danger envahissent les esprits : « Que faire si Mme M. est agitée ? Lui demander de quitter la salle pour la laisser seule ? Et si elle s'ouvre les veines dans les sanitaires ? Serai-je tenu pour responsable ? Sortir avec elle et laisser le reste du groupe seul ? Comment les patients vont-ils le vivre ? La maintenir en groupe et tenter de la calmer ? Et si elle ne s'apaise pas ? Et si ça empire ? Et si tous les patients décompensent en même temps ? »
Les pires fantasmes peuvent même s'entrechoquer avec la réalité voire se confondre. Madame M. téléphone en dehors de son temps de prise en charge pour hurler qu'elle va s'éventrer : les soignants l'en imaginent capable ! Elle disparaît entre deux ateliers : on la craint pendue dans le parc. Envahie par la peur et par la violence de la patiente, l'équipe ne parvient pas à faire fonction d'une capacité de rêverie (Bion, 1962) qui aurait permis d'assurer la transformation des projections négatives, renvoyées par Mme M., en éléments pouvant s'organiser en une chaîne signifiante. Cette métabolisation aurait été l'occasion pour elle d'introjecter du sens, un peu de pulsion de vie dans sa destructivité. Par mesure défensive, patiente et soignants investissent l'agir au détriment de l'appareil à penser les pensées (Bion, 1963).

Comme dans tout organisme vivant confronté à la menace, l'alarme qu'est la peur active, consciemment ou non, une stratégie comportementale pour y faire face. Lorsqu'une solution est trouvée la sonnerie cesse, relâchant ainsi l'état d'alerte. En proie à la peur, la solution de l'équipe, sous-tendue par la croyance conditionnelle « si je reste auprès de Mme M. alors elle ne se fera pas de mal », est de maintenir une présence constante. Lorsqu'elle sort fumer, ce doit être à portée de vue. Si le temps aux sanitaires est jugé trop long, on vérifie que tout va bien. Quand elle éprouve le besoin de parler, on s'efforce d'y répondre, tentant de lui permettre d'expérimenter la sécurité du lien. Ce comportement extrême de l'équipe est renforcé par le constat rassurant qu'elle reste en un seul morceau, traduction de leur angoisse de morcellement en jeu dans leur contre-transfert. Des enjeux de vie ou de mort se nouent ainsi autour de ce lien soignant-soigné.
Cependant, ces tentatives de solution (Watzlawick et coll., 1975) ne règlent pas le problème : Mme M. est de moins en moins stable, le sentiment de menace persiste, poussant à faire toujours « plus de la même chose » (*ibid.*, p. 49). La métaphore d'un bateau que deux marins, faisant contrepoids de chaque côté, tentent de maintenir en équilibre illustre cette situation : « Plus l'un se penche, plus l'autre est obligé de se pencher aussi pour compenser l'instabilité que le premier a provoquée en essayant de stabiliser le bateau. » Que faut-il alors faire afin que le bateau puisse retrouver son équilibre ? « Pour modifier une situation aussi absurde, il faut que l'un des deux fasse quelque chose de déraisonnable, à savoir stabiliser moins » (*ibid.*, p. 54). Impensable ! Lâcher du lest, c'est renoncer à soutenir les processus de vie et se laisser happer par la mort. Cette vision dichotomique, alimentée par la représentation de toute-puissance du soignant, maintient l'équipe dans une illusion de contrôle source de peur lorsqu'il lui échappe. En effet, « nous avons peur chaque fois que nos représentations et nos attentes personnelles ne correspondent pas à ce que nous vivons dans la réalité » (Hütler, 2011, p. 13). Démunis par l'instabilité croissante de la patiente et envahis par la peur, les soignants luttent, au risque « de ne voir en Thanatos que sa face démoniaque bien réelle et de donner à celle-ci tout le champ à investir » (Enriquez, 2012, p. 94). Pour soutenir les processus de vie sans « entraîner une réaction thérapeutique négative et enfermer le client dans ses difficultés » (*ibid.*, p. 81), un travail

d'acceptation de la mort est nécessaire. Accueillir la destructivité en jeu dans l'économie psychique de Mme M., accepter les limites de son action thérapeutique, nécessitent ainsi d'opérer un retournement sur soi, démarche difficile pour l'équipe qui, à ce moment-là, est figée dans l'effroi.

La synthèse clinique est désormais un lieu où chacun déverse ses difficultés et se positionne dans l'agir, en miroir par rapport au fonctionnement opératoire de la patiente. La peur laisse place à la colère envers l'équipe médicale dont on regrette le manque d'appui, notamment lors d'une matinée de décompensation particulièrement violente. Isolée des autres patients, Mme M. reste agitée, tient un discours avec une velléité autoagressive puis crie sa volonté de quitter immédiatement la clinique. Le psychiatre de l'HDJ étant absent, celui d'astreinte ne peut se libérer tout de suite, les deux soignants présents dans le service sont en difficulté : comment poursuivre l'animation des groupes tout en veillant sur la patiente qui ne peut rester ni seule ni en séance ? La décision est prise de l'installer dans le patio accessible et visible depuis les salles d'activités. Faute de pouvoir la contenir psychiquement, c'est une contention physique qui est assurée. L'équipe, se sachant incapable de garantir la sécurité de la patiente face à sa propre violence, demande alors une réévaluation de sa prise en charge au médecin ayant récemment pris ses fonctions. Face à sa décision de maintenir les soins en l'état, l'aide est recherchée auprès du médecin référent, qui refuse de la recevoir tant qu'elle s'opposera à la prise d'un traitement médicamenteux. Ce manque d'appui[1] renforce la représentation d'une imago parentale non sécurisante ; il est ainsi difficile de nouer un lien de confiance avec une autorité médicale sans avoir fait l'expérience par le passé d'une présence stable et sécure.

L'équipe ainsi débordée ne parvient plus à élaborer la prise en charge de la patiente. Le cadre thérapeutique ne cessant d'être étiré jusqu'à perdre forme, ses qualités de contenance s'en trouvent entravées. Les soignants, par crainte du passage à l'acte mais également par culpabilité d'abandonner Mme M., répondent à ses multiples sollicitations. Ce positionnement entretient une confusion des espaces

1. Notons qu'une précision s'impose, les divergences de point de vue, voire les clivages d'équipes, même si on peut les déplorer, restent un symptôme classiquement rencontré dans une institution en changement.

psychiques et spatio-temporels, et gomme les limites entre intérieur et extérieur du lieu de soin.

Du trop d'identification à la dédifférenciation[2]…

La problématique de Mme M. autour de sa recherche de contenance entre ici pleinement en résonance avec celle de l'institution, elle-même aux prises avec un réaménagement de ses enveloppes. Un manque d'élaboration collective de l'histoire institutionnelle inscrit possiblement l'équipe dans la répétition, qui colle, par un trop d'identification, à ce que met en acte la patiente. Les répétitions peuvent alors être lues comme « symptômes des relations à l'histoire et au présent d'une institution. Tous les changements, les événements, les crises, les ruptures, représentent une accumulation qui laisse des traces et permet de comprendre le présent » (Vicet, 2011, p. 106). Il est donc vain de chercher des responsables aux difficultés rencontrées, mieux vaut comprendre comment fonctionne le système ! Or dans notre cas, le contexte insécure altère les capacités des soignants à penser les mécanismes de défense mobilisés dans cette relation. De ce fait, les médecins endossent le rôle de boucs émissaires, ce qui permet de déplacer les conflits et de faire l'économie d'un travail introspectif. Dans leur toute-puissance défensive, les soignants nient le principe de réalité et ses limites. Ils se représentent leur rôle propre comme celui qui va guérir et répondre au manque à être (Lacan, 1960) du sujet souffrant, faisant alors courir le risque de se perdre dans la relation et de rendre impossible l'émergence d'un sujet. Pour se protéger du trop d'identification, ils usent de « stratégies d'aménagement de la relation » (Roussillon, 2014, p. 128) comme une mise à distance des affects par une objectivation des troubles de la patiente et un recours à l'agir. Mais le manque d'efficacité de ces mécanismes de défense ne permet pas d'éviter la confusion psychique, et l'équipe, prise dans le jeu du miroir où les identifications infiltrent « en plein ou en creux » (*ibid.*, p. 124) la relation avec la patiente, peine à l'accompagner dans un travail d'élaboration. Bien que le processus identificatoire soit

2. Terme utilisé par Roussillon (2014, p. 128) pour désigner l'état de confusion psychique résultant de stratégies peu efficaces face aux identifications.

présent dans toute relation soignant-soigné (Roussillon, 2014), l'impossibilité à le reconnaître et à le traiter empêche de l'utiliser dans le soin. L'équipe ne pouvant mettre du sens tombe alors dans cette répétition mortifère, entrave au cadre thérapeutique.

En effet, le travail de symbolisation n'a pu être entrepris face à la destructivité de Mme M. dont les traumatismes, les terreurs agonistiques (Roussillon, 1991), l'ont amenée à se construire autour d'un vide. Par instinct de survie, un clivage s'est opéré entre la partie d'elle représentable et cet impensé, non représenté, resté au centre de son fonctionnement psychique. Ce dernier, non symbolisé, est agi et soumis à la contrainte de répétition : dans cette nouvelle mise en scène du trauma au sein du collectif, la patiente, par le biais d'un transfert par retournement *(ibid.)*, fait vivre à l'équipe son angoisse de morcellement qu'elle ne peut se représenter. La prise en charge groupale peut alors être interrogée : ne vient-elle pas trop tôt eu égard au respect de son économie psychique ? Son recours à l'agir pourrait ainsi être entendu comme un essai de communication préverbale de l'indicible, comme une tentative de symbolisation.

Accueillir et travailler avec la fonction déliante de la pulsion de mort permettrait, dans un premier temps, d'accompagner le retour de cette partie clivée, et dans un second, de participer à sa mise en représentation pour un accès au symbolique. La confrontation à ses propres angoisses de vide (incomplétude de l'équipe, discontinuité du cadre) et l'absence d'un travail réflexif, amènent l'équipe, débordée par la symptomatologie de Mme M., à utiliser des mécanismes de défense tels que le clivage, l'ambivalence et la mise à distance de la patiente.

Sur le chemin de la tiercéité…

Ni le groupe HDJ ni l'institution ne permettent d'analyser ce qui se joue dans le transfert pour s'en décaler. À défaut d'un tiers et dans une position de toute-puissance, l'équipe maintient Mme M. dans un cadre de soin inadapté où l'on répond à son besoin de relation duelle, exclusive, lui permettant d'éviter une possible tiercéité par le biais de la relation groupale. C'est avec l'arrivée d'autres membres dans l'équipe que la fonction de tiers est réinvestie, chacun assurant son rôle et permettant aux soignants de reprendre leur place. Le groupe peut alors sortir de cet état de confusion des identités dans lequel il basculait, constituant désormais un corps soignant et non plus un corps amputé où la différence peut être supportée. Par son positionnement, le médecin nouvellement arrivé reconnecte l'équipe et la patiente à un dedans et à un dehors, délimitant ainsi la relation thérapeutique. L'état de tension généré par la peur se relâche, l'équipe peut désormais trouver un étayage auprès de ses nouveaux membres. Elle réaménage ses défenses et laisse la possibilité d'un travail progressif de diffraction du transfert (Kaës, 2015).

La synthèse clinique est alors réinvestie comme lieu d'élaboration collective du soin alors qu'elle n'était jusque-là qu'un débarras (Roussillon, 2012). Elle fait fonction d'espace transitionnel nécessaire au travail de réflexivité et de déploiement de la pensée. Le cadre reconstitué offre ainsi une contenance qui permet de penser et de border les affects bruts. Leur exploration dans la relation soignant-soigné favorise l'amorce d'un travail sur le transfert et sur la répétition d'un mode relationnel ancien. La prise en soin de Mme M. peut ainsi être abordée au-delà de sa symptomatologie pour tenter d'entendre sa subjectivité.

Face à son instabilité psychique et comportementale ainsi qu'à son inobservance médicamenteuse, le médecin psychiatre statue sur une sortie définitive de la structure. En effet, le cadre thérapeutique de l'HDJ ne peut constituer un lieu de soin adapté et sécure pour cette patiente, qui refuse par ailleurs de retourner en hospitalisation temps plein.

De l'agir vers une pensée partagée

La pluralité de nos regards cliniques, dans des espaces-temps réguliers, a nourri ce travail de mise en pensée de la peur en institution. En effet, « une institution qui ne se pense pas risque à terme de développer les mêmes pathologies qu'un individu » (Marty, 2007, p. 112). Dans cette situation clinique, les soignants ont cristallisé leur peur autour des passages à l'acte, laissant cette dernière infiltrer la vie institutionnelle à un moment où l'institution traversait une période de changement. Dans leur lutte pour soutenir la pulsion de vie, ils ont participé *in fine* au maintien même du travail de la pulsion de mort. Entreprendre un travail d'acceptation de la mort pour insuffler la vie, comme le suggérait Freud (1920), aurait probablement permis de repérer les éléments transféro-contre-transférentiels dans la relation soignant-soigné afin d'éviter l'enlisement dans une répétition mortifère. Cela implique pour les soignants de pouvoir explorer leurs propres ressentis et de délimiter ce qui relève du moi et du non-moi. Le méta-cadre ainsi consolidé, un cadre interne stable peut être créé pour offrir une contenance aux émois des patients. Ce travail de consolidation naît du collectif et d'objectifs communs qui nourrissent la vie institutionnelle. Le réaménagement du cadre, mieux défini et délimité, permet à l'institution d'être soignante en soutenant le passage des processus primaires vers des processus secondaires.

Par conséquent, la présence d'espaces qui favorisent la libre circulation de la pensée et de la parole s'avère importante. Un groupe de régulation pourrait encourager un travail de liaison entre pensée et pratique afin de modérer la pensée opératoire et le recours à l'agir, tout particulièrement dans les périodes de changement pendant lesquels les institutions sont mécaniquement fragilisées. Ainsi, l'externalisation des affects permettrait aux soignants d'amorcer un travail de transformation pour offrir une meilleure contenance aux patients. D'autres supports tels que la formation, la supervision et la méditation pourraient contribuer à repérer les affects et les identifications en jeu dans la relation, en vue de leur acceptation. Le groupe de qualité de vie au travail a initié dans l'établissement des séances de sensibilisation à la méditation pour les soignants. Cette pratique, espace intime au sein d'un collectif, présuppose que l'accueil de son propre chaos intérieur favoriserait celui des patients. S'ancrer dans l'ici et maintenant, porter son attention sur ce qui se passe en soi, dans sa relation avec les patients, ses collègues, l'institution, participe à l'acceptation de ses éprouvés et permet d'y répondre avec davantage de conscience. La formation maintient également la dynamique de soin du côté de la pulsion de vie en mobilisant un savoir sur lequel le soignant s'étaye et trouve une assise narcissique. Dans ce pas de décalage qu'elle encourage, elle soutient l'émergence de la nouveauté, évitant l'enlisement dans une répétition mortifère propre à toute institution vivante. Du côté de la transmission des savoirs, elle revêt aussi un aspect d'atemporalité comme moyen pour le soignant de transcender la mort.

Ce travail d'écriture autour d'une pensée plurielle a participé à l'amélioration de la qualité du soin. Il s'est agi d'une expérience créative et source de nouveaux savoir-faire et savoir-être qui a permis d'utiliser et de sublimer la conflictualité inhérente à nos pratiques. Cette réflexivité, offerte par la mise en récit des éprouvés de peur, a aussi soutenu les processus de séparation à l'heure où sonne le départ de plusieurs des membres investis dans cet écrit vers un ailleurs professionnel. Pour pallier l'agir, la peur soignante doit être parlée et pensée pour devenir la source d'un retour sur soi et d'un dépassement dont se saisiraient les équipes.

Bibiliographie

Bion, W.R. (1962). *Aux sources de l'expérience*. Paris : Puf.

Bion, W.R. (1963). *Éléments de psychanalyse*. Paris : Puf.

Enriquez, E. (2012). Le travail de la mort dans les institutions. In R. Kaës (dir.), *L'institution et les institutions. Études psychanalytiques*. Paris : Dunod, 62-94.

Freud, S. (1920). Au delà du principe de plaisir. In *Essais de psychanalyse*. J. Laplanche, J.-B. Pontalis, trad. Paris : Payot, 1981, 41-115.

Hütler, G. (2011). *Biologie de la peur*. Gap : Le souffle d'Or.

Kaës, R. (2015). *L'extension de la psychanalyse. Pour une métapsychologie de troisième type*. Paris : Dunod.

Kaës, R., Bleger, J., Enriquez, E., Fornari, F,. Fustier, P,. Roussillon, R., Vidal, J.-P. (2012). *L'institution et les institutions. Études psychanalytiques*. Paris : Dunod.

Lacan, J. (1960). *Le Séminaire, livre VIII : Le transfert (1960-1961)*. Paris : Le Seuil, 2001.

Marty, F. (2007). L'institution de soin : un espace psychique interne. *Psychotropes*, 13, 99-113.

Roussillon, R. (1991). *Agonie, clivage, symbolisation*. Paris : Puf.

Roussillon, R. (2012). Espaces et pratiques institutionnelles. Le débarras et l'interstice. In R. Kaës (dir.), *L'institution et les institutions. Études psychanalytiques*. Paris : Dunod, 157-178.

Roussillon, R. (2014). L'identification narcissique et le soignant dans le travail de soin psychique. *Cliniques*, 8, 122-138.

Vicet, M. (2011). Les violences institutionnelles et interinstitutionnelles dans les dispositifs de Protection de l'Enfance. *Les cahiers de PV*, 7, 103-112.

Watzlawick, P., Weakland, J., Fischer, R. (1975). *Changements, paradoxes et psychothérapie*. Lonrai : Points, 2014.

Résumé

L'institution psychiatrique est un système composé de professionnels tournés vers le soin des personnes présentant un trouble psychique. C'est autour de leur prise en charge, de la dynamique de soins qu'elle prend vie, créant ainsi l'homéostasie nécessaire à sa survie. Confrontés à la question de la mort psychique ou physique de leurs patients, il est possible que les soignants se sentent menacés dans leur existence même. L'état d'alerte généré par la peur peut alors engager une lutte contre les processus mortifères. Les auteurs tentent de mettre au jour les mouvements en jeu dans ce tiraillement pulsion de vie / pulsion de mort et développent l'idée que, porté par le groupe, un travail d'acceptation de la mort et de sa propre peur est nécessaire à la prise en soin des patients.

Mots-clés

Institution psychiatrique, peur, identification, homéostasie, pulsion de mort, transformation psychique.

Abstract

The psychiatric institution is a system based upon practitioners focused on the care of people suffering from mental disorders. It is focused on the patient's care and the caregiving dynamic brings it to life, thus creating the homeostasis which is necessary for its survival. Facing the question of their patients' psychological or physical death, the healthcare practitioners can be threatened in their very own existence. The state of alert generated by fear can then engage a struggle with the death instinct. The authors try to reveal the process involved in this struggle between death instinct/life instinct and develop the idea that, supported by the group, it is necessary to work on accepting death and their own fear in order to care for their patients.

Keywords

Psychiatric institution, fear, identification, homeostasis, death drive, psychological transformation.

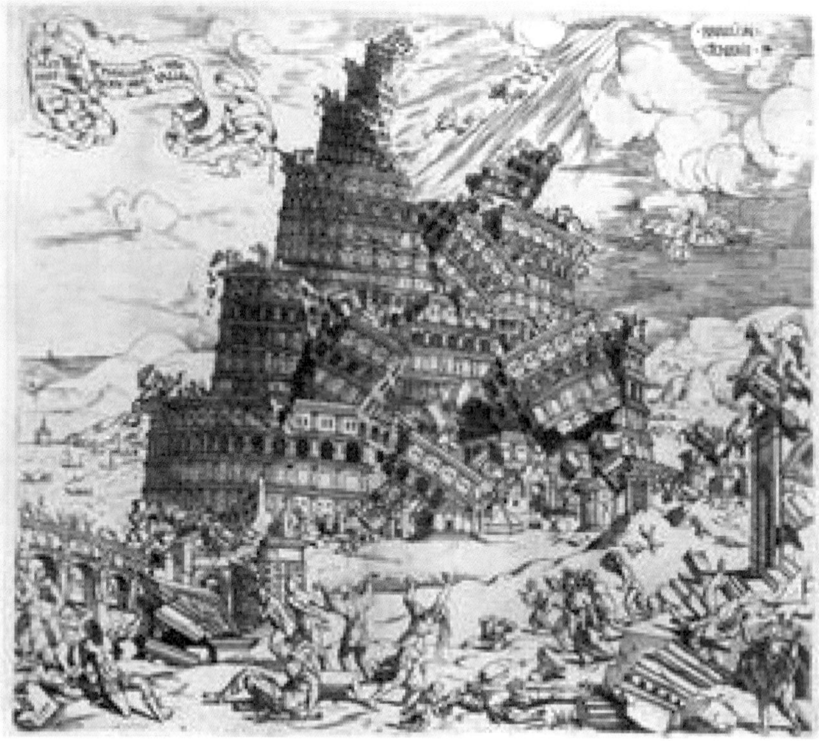

© Cornelis Anthoniz, *La destruction de la Tour de Babel*

*« La détresse des sujets hospitalisés [...] réactualise dans la relation soignant-soigné un vécu d'*Hilflosigkeit. *Vécu où l'autre soignant est appelé pour assurer la survie mais est à la fois rejeté à cause des angoisses archaïques ou névrotiques que cet appel réveille. C'est ainsi que, bien souvent, l'institution engendre un transfert ambivalent, amenant des mouvements de parade allant de la séduction à l'agression. »*

Marie Escudié

Peur dans l'institution et dans la relation soignant-soigné

Fear within the Institution and the Caregiver-Patient Relationship

Marie Escudié

« La liberté c'est, après naître, la difficulté de s'unir. »
René Char (1971, p. 69)

Les institutions de soin hospitalier ont pour missions l'accueil des patients en phase aiguë de leurs pathologies et la sortie du patient de son état de crise. Le soin se décline en plusieurs phases, la première étant l'accueil des patients et de leurs souffrances dans un lieu instaurant une limite avec l'extérieur, vécu par le patient comme épars et informe. L'espace hospitalier est dès lors projeté comme une enveloppe protectrice et structurée. Cet espace tiers est aussi le lieu d'une cohabitation, d'un vivre ensemble entre soignants, entre soignés, et entre soignants et soignés, qui instaurera une autre phase du soin, dépendant de l'accordage subjectif de ces différents protagonistes. La rencontre avec l'altérité à l'intérieur de cette enveloppe protectrice

Marie Escudié, psychologue clinicienne, docteur en psychopathologie clinique, chercheuse associée au LCPI, université Toulouse-Jean-Jaurès ; marescke@hotmail.com

fait qu'elle enserre à la fois toutes les aspirations et toutes les peurs. Du côté des sujets hospitalisés, la détresse – se manifestant par des états régressifs, que l'on retrouve dans la dépression, de clivage psychique que l'on retrouve chez des patients aux agirs répétitifs ou aux envahissements corporels, de surpeuplage psychique, dans les états dits maniaques – réactualise dans la relation soignant/soigné un vécu d'*Hilflosigkeit* (Freud, 1915). Ce vécu où l'autre soignant est appelé pour assurer la survie est à la fois rejeté à cause des angoisses archaïques ou névrotiques que cet appel réveille.

Du côté des soignants – appelés à accueillir les différentes formes d'expressions de la détresse et les mouvements transférentiels générés par cet appel –, il apparaît que l'appui des limites internes et externes est essentiel afin de rétablir une aire où puissent s'élaborer des changements psychiques.

Que se passe-t-il lorsque les limites institutionnelles n'opèrent plus ? C'est ce que nous tenterons d'entrevoir à partir d'une institution marquée par des changements : changement de direction, de médecins psychiatres et de personnels soignants, hôteliers et administratifs. C'est en tant que psychologue clinicienne que nous soutiendrons une réflexion autour de ce que peut produire l'instabilité des instances représentatives de la loi et du cadre institutionnel. Nous partirons de la fragilisation des assises symboliques et imaginaires pour saisir la peur générée par le vivre ensemble hospitalier. Lorsque ce dernier n'opère plus sa fonction séparatrice, l'espace de chacun est menacé, provoquant la peur d'un assujettissement à la demande et au désir de l'autre. Nous présenterons comment s'est installée cette peur au sein de l'espace institutionnel, puis rendrons compte des effets cliniques que génère la peur dans l'institution.

Précarité des assises symboliques

Le départ et les remplacements successifs de l'équipe médicale ont déstabilisé les temps et le cadre des prises en charge institutionnelles. Le changement de direction a également engendré des transformations de règles, de rites, de rythmes et d'espaces. Dans ces conditions de changements, la Loi, généralement soutenue par la position paternelle du cadre médical et directionnel, s'est fragilisée, précarisant les assises symboliques. Cette fragilisation des places des tiers menace le soignant d'être assujetti aux caprices de l'autre. Si la fonction paternelle n'opère pas, l'objet devient dangereux. En effet, le soignant souvent appelé par le patient à être le substitut qui se doit de combler, réparer le manque à être du sujet malade, subit sa toute-puissance. Le soignant, sans l'appui de la fonction symbolique, a le sentiment d'être à la merci de la demande primaire du patient, engendrant des fantasmes de dévoration et d'envahissement sur un mode sadique et persécutif : le patient « profite », « phagocyte », « pompe », « manipule ». Le soignant, sans tiers, se défend par la fuite ou par un recours massif aux règles afin de cadrer, contrôler la relation. S'opère un remaniement obsessionnel des règles face à ce qui du patient échappe. Le danger doit être maîtrisé, engendrant une suspicion généralisée : multiplication des fouilles, des tests urinaires, du visionnage des caméras. Dans ce contexte, le sujet de l'acte (acte-transférentiel, acte-révolte, acte-réactionnel) a pu être souvent réduit à une somme de comportements se surajoutant à une liste de troubles du comportement et/ou à une personnalité psychopathique selon les obédiences soignantes.

Précarité des assises imaginaires

Ce contexte menaçant a engendré de nombreux départs de soignants, obligeant l'institution à un remaniement perpétuel des places et des fonctions de chacun afin de répondre aux changements successifs. Ces départs et ces remaniements sont venus fragiliser les assises imaginaires des soignants. Le vécu de perte de collègues investis et l'interchangeabilité des places[1] ont amené le sentiment pour le soignant d'être l'absent, un pion. Comme dans le jeu du taquin, le glissement perpétuel des professionnels dans les cases vides engendre un vacillement de l'identité du soignant ; il se questionne : « quelle est ma place ? À quoi je sers ? » Désubjectivé, le soignant peut perdre ses capacités à se voir en l'autre, à s'identifier, à le reconnaître, à être empathique envers son vécu. Les défauts d'identification et de garants

1. Un soignant se trouvant en quelques jours en place d'IDE référent, d'éducateur sportif et d'aide-soignant.

symboliques rendent difficiles la représentation et l'accompagnement de la détresse restant en souffrance de sens, ineffable et dangereuse. L'identification dans ce contexte peut être également massive et primaire, marquée par la confusion entre moi et l'autre et amenant des contre-attitudes projectives. Les réactions thérapeutiques négatives, allant des rechutes de la détresse aux patients compromettant l'investissement transférentiel, vont dans ces conditions encore davantage fragiliser le soignant sur le plan narcissique. Cet ensemble va creuser l'incompréhension et cliver davantage l'espace soignants/soignés, instaurant un climat de persécution. Le vécu d'ordre paranoïaque est renforcé par le cloisonnement hiérarchique où les remaniements des places et des fonctions soignantes s'élaborent depuis des « royaumes étrangers[2] » (Oury, 1986), dans lesquels la place unique de chacun se perd, se confond. La confusion n'est pas seulement dans l'attribution des rôles, elle semble se propager et devenir également spatiale, une salle de restauration qui est également une salle d'activité thérapeutique, par exemple, ou encore un salon patient devenant un bureau de médecin. L'insécurité des places imaginaires et les fragilisations narcissiques renforcent le sentiment d'un assujettissement qui peut être agi. Dans ce contexte l'enveloppe soignante se soutient d'un rapport fraternel entre soignants unis, mais non sans effet sur la capacité de chacun et de tous à accueillir la souffrance subjective qui est vécue comme un extérieur menaçant au groupe de frères disqualifiés dans leurs fonctions. L'enveloppe institutionnelle quant à elle se soutient de l'espoir d'accueillir une clinique renouvelée : par l'accueil d'un nouveau public, de nouveaux médecins et soignants stables et efficients, et par l'institution d'une clinique innovante et toute[3].

La précarisation des espaces imaginaires et symboliques menace le soignant, engendrant des peurs archaïques d'assujettissement. La détresse de l'autre devient une menace. Le soignant lutte par des défenses rigides et totalisantes. Il va investir une position surmoïque afin de maîtriser la relation à l'autre, vécue comme dangereuse et

2. Expression de J. Oury pour désigner la territorialisation et le cloisonnement des espaces (J. Oury, *Le collectif, le séminaire de Saint-Anne,* Nîmes, Champ social, 1986).

3. Par le développement de techniques thérapeutiques, tels l'hypnose, l'EMDR, le deep TMS, la stimulation transcranienne, afin que chaque pathologie puisse avoir une réponse thérapeutique adéquate.

persécutante, non sans effets cliniques sur les mouvements des patients et l'économie pulsionnelle qui accompagne ces mouvements.

Effets cliniques

Les agirs, les formations de groupes, les mouvements de résistances peuvent représenter, dans ce contexte de précarisations, des moyens de survivances face à l'imprécision des frontières. Sans l'appui des instances imaginaires et symboliques dans la relation de soin, la bonne distance semble difficile à garder. Cette dernière peut se réaliser par un rejet, par des moments de ruptures d'avec les objets contraignants et/ou se brouiller par une soumission à ces objets.

Nous avons fait le choix, dans cette partie, de relayer des paroles de patients entendues lors de réunions institutionnelles dans lesquelles se regroupent soignants et soignés, rendant compte des modalités de transferts et de contre-transferts entre soignés et l'institution. Ces paroles, souvent isolées de la problématique subjective du patient, témoignent de cette dernière, mais nous ont semblé par leurs insistances être également des témoignages d'acteurs pris dans la dynamique institutionnelle.

Dans le vivre ensemble hospitalier, beaucoup de groupes et de types de groupe se constituent. Ils peuvent être structurés, désorganisés, conflictuels, idéalisés, choisis ou encore subis. Ces formations de groupe sont inhérentes au temps et à l'espace partagés ensemble, mais elles peuvent apparaître quelquefois comme un symptôme permettant de se tenir à distance du corps soignant et de ses attentes. « On est le cercle des intimes, on s'épaule les uns les autres, on n'a pas besoin de parler aux soignants », « On se raconte tout, ça me fait du bien, il est comme moi, il a vécu les mêmes choses que moi, il me comprend lui », « J'ai pas besoin de raconter ma vie, on rigole, j'ai pas envie de penser au négatif », « Vous (les soignants), vous nous dites que vous êtes là si on a besoin, mais quand on a besoin c'est maintenant ! Alors qu'avec ma voisine de chambre elle est toujours là ». Ces formations, nous les avons nommées symptômes au sens où elles se répètent, insistent sur la scène institutionnelle. Elles sont apparues comme des formations de compromis face à l'angoisse suscitée par la réminiscence traumatique de ce qui est vécu comme le trop de présence et/ou d'absence du soignant. Dans une institution où la fonction paternelle est fragilisée, le groupe peut faire fonction de tiers dans la relation duelle soignant/soigné. La fantasmatique groupale quant à elle permet aux patients de se soutenir, selon des modalités de satisfactions régressives et identificatoires fondées sur l'exclusion de l'autre. Bien qu'elle permette au patient de recouvrer une place imaginaire, une place au sein de l'Autre collectif, elle réitère des expériences d'assujettissement et/ou d'aliénation psychique pouvant, dans l'après-coup, avoir des effets bien plus délétères que la satisfaction première et primaire.

Le manque de tiers et l'investissement par le soignant d'une position totale semblent également générer des mouvements de révolte chez le soigné. Par l'attaque de l'institution et/ou de ses règles, le patient peut tenter de se dégager de la relation au soin et aux soignants. Les pulsions de destruction peuvent être ravivées comme moyen pour le sujet de se débattre, de sortir d'une position déjà vue ou vécue comme menaçante. « L'infirmier là, il m'a mal parlé, on n'est pas des bêtes, je suis devenue furie, j'ai déraciné les plantes dans le jardin », « J'ai plus confiance, j'aime pas trop le règlement, l'autorité, ils (les soignants) savent pas, on pourrait faire un travail ensemble, mais l'autorité ça me renvoie à mon enfance, l'autorité c'est la méchanceté. J'étouffais, j'ai ouvert la fenêtre j'avais besoin de respirer et je savais où trouver l'outil ». La clinique de l'agir peut témoigner d'une recherche de rupture et/ou de mise à distance d'un autre menaçant. L'agir peut représenter un moyen de sauvegarde existentielle par l'attaque et/ou par la création d'un objet séparateur. Comme l'énonce Lesourd à partir de la clinique de l'adolescence : « L'agir, qui comporte la dimension pulsionnelle motrice du faire, c'est sortir de l'emprise dans le désir de l'Autre qui provoque l'angoisse. En cela, l'agir doit donc être compris comme une création d'un objet de la réalité, comme séparation entre le sujet et l'Autre désirant. […] C'est dans l'agir […] que le sujet se sent exister […] et qu'il trouve face à la certitude de l'angoisse une certitude d'existence dans l'agir » (Lesourd, 2004, p. 25).

En revanche, chez d'autres le contrôle de la relation par le soignant et la position totalisante de l'institution peuvent entraîner d'autres mouvements mortifères : allant de l'inhibition de l'autonomie à la dépendance, allant de l'impossible séparation à la répétition de positions où le patient se fait objet de l'autre : « J'écoute maintenant, je

suis sage, j'ai compris, on me l'a dit il faut que je mange moins maintenant », « Il faut que je montre aux personnes qui s'occupent de moi que j'avance », « Je pourrais pas supporter d'être toute seule, moi toute seule ça s'empire, je ne peux pas vivre ailleurs que dans une clinique, je pourrais louer ma chambre ». La fragilité des tiers et la complétude institutionnelle peuvent renforcer des attitudes de soumission et de refus de perte de jouissance et de séparation, chez certains patients vivant l'hospitalisation comme une retrouvaille avec l'objet perdu.
Les attitudes de soumission peuvent également être de type masochiste. Le remaniement obsessionnel des règles, que nous avons décrit plus haut, comme réponse institutionnelle face aux actes et aux agirs des patients peut venir répéter un vécu répressif et punitif. Il peut également renforcer chez certains patients un « besoin de punition » (Freud, 1924) et instaurer un assujettissement masochiste : « On m'a changé de chambre, je suis pas content, on m'a mis au fond du couloir, je me suis dis que c'est parce que j'avais bu la dernière fois », « Dès que tu commences à aller mieux, ça leur va pas, on me dit tu dois pas traîner avec telle personne. Ça va me faire des torts », « Le médecin m'a dit que si je continuais comme ça j'irais en prison ou à l'HP », « On n'a pas eu le thé hier, c'est parce qu'on avait laissé traîner les gobelets ? ». Cette forme d'assujettissement peut aiguiser pour certains patients la culpabilité inconsciente et les mouvements destructeurs qui lui sont souvent concomitants.
Nous savons en effet que certains patients peuvent susciter une hostilité et/ou du rejet. Il est toujours difficile pour une équipe de se dégager de ce type de relation dans lequel le patient nous amène. Il nous apparaît que ce dégagement devient encore plus difficile lorsqu'une institution est fragilisée et que la peur s'immisce dans la relation soignant-soigné. Car lorsque la peur imprègne l'espace de soin, l'action du patient amène la réaction du soignant. Comme le souligne Pontalis : « Le couple fonctionne à plein. Il n'y a plus d'échange possible, ni de circulation de sens mais contrôle et vigilance réciproque » (1981, p. 63). « Ici c'est toujours réprimandes, réprimandes, je me sens abandonnée, trahie, je me dis Dieu te fait subir des choses, j'irai au paradis. » La souffrance qui se répète sur la scène institutionnelle semble mettre le sujet en position victimaire, devenant un mode d'être dont il ne se fait pas responsable. Ainsi, l'institution affaiblie

dans ses assises génère une peur renforçant des économies pulsionnelles et les fonctionnements qui l'accompagnent.
La place du psychologue en institution est d'apporter des éclairages cliniques permettant la compréhension du fonctionnement psychique du patient. Là où il y a un déficit de fonction symbolique, refaire circuler le sens des mouvements pulsionnels permet au soignant de se distancer de ces derniers. Ces moments de circulation formels ou informels, permettant de réintégrer la place du symbolique et de considérer les vécus des soignants, nous semblent essentiels. Car bien qu'il puisse être difficile d'appréhender une institution dans laquelle le psychologue est partie prenante, la circulation de la parole permet la prise en compte des mouvements institutionnels. La reconnaissance de ces derniers conduit à interroger la dimension psychique du patient et la cohérence du dispositif thérapeutique proposé. Ainsi, ces moments peuvent permettre de renforcer les assises imaginaires et symboliques du soignant, arrimant le réel, l'ineffable auquel les patients nous confrontent.

Conclusion

La peur est ce qui permet à un individu ou à un groupe de subsister face à un danger, elle permet la survivance. La peur est une affaire d'existence mais qui paradoxalement fait « renoncer aux risques de la vie » (Foucault, 1976). Car la peur est un moteur qui amène à se protéger des risques dont l'existence est émaillée. Lorsque la peur s'immisce dans l'enveloppe institutionnelle, une survivance s'organise par des défenses qui conduisent également à répudier les risques, entraînant par là une mortification du vivant. La fragilisation des espaces imaginaires et symboliques est productrice d'insécurité. La menace que peut représenter le sujet de l'énonciation, de l'acte, de la pulsion, semble alors difficile à accueillir. L'institution hospitalière dans un tel contexte adopte une position paradoxale, d'accueil et de rejet du vivant. Ses fonctions pare-excitatrices semblent alors entamées, l'amenant à barrer toutes formes d'excitations. Le sujet hospitalisé résiste en prenant le risque de vivre le rejet, ou bien s'assujettit au péril d'un empiétement de sa singularité.

Il semble alors important d'insuffler au soignant cette « position éthique [...] d'être responsable de la responsabilité d'autrui » (Oury, 2007, p. 118), non pas dans une dynamique culpabilisatrice mais dans une dynamique de mise au travail permettant de situer, dans tout mouvement transférentiel et d'énonciation, après coup un sujet (Chaumon, 2004), afin de défendre la particularité de ce dernier. Nous soulignons aussi l'importance de la formation des soignants afin de les renforcer dans leurs assises narcissiques et de les décentrer d'un idéal du soin souverain face à la particularité des patients ; condition essentielle pour qu'elle puisse s'exprimer sans danger pour le soignant et pour le soigné. Le renforcement des fonctions symboliques est nécessaire afin de mettre en premier chef l'exceptionnalité du sujet et sa responsabilité, permettant par là d'accepter le manque dans l'offre de soin proposée par le soignant. Car il apparaît que c'est seulement en acceptant d'être manquant que la détresse peut être accueillie sans danger, et qu'ainsi la contenance de l'enveloppe institutionnelle ne devienne pas une contention.

BIBLIOGRAPHIE

Char, R. (1971). *Recherche de la base et du sommet*. Paris : Gallimard.

Chaumon, F. (2004). *Lacan. La loi, le sujet et la jouissance.* Paris : Éd. Michalon.

Freud, S. (1915). Pulsions et destins des pulsions. In *Métapsychologie*. Paris : Gallimard, 2003.

Freud, S. (1924). *Du masochisme.* Paris : Payot, 2011.

Foucault, M. (1976). *Il faut défendre la société.* Paris : Gallimard,1997.

Lesourd, S. (2004). La frustration de l'acte et l'adolescent. In C. Hoffmann (dir.), *L'agir adolescent*. Toulouse : érès, 21-32.

Oury, J. (1986). *Le collectif, le séminaire de Saint-Anne.* Nîmes : Champ social.

Oury, J. (2007). Psychanalyse, psychiatrie et psychothérapie institutionnelles. *VST – Vie sociale et traitements*, 95, 10-125.

Pontalis, J.-B. (1981). Non, deux fois non. *Nouvelle Revue de Psychanalyse « L'emprise »*, 24, 53-73.

Résumé

Dans cet article, l'auteure présente un contexte institutionnel marqué par des changements et des difficultés. Elle essaye de dégager les peurs et les défenses des soignants qui se sont dessinées et les potentiels effets de ce contexte sur l'accordage relationnel entre patients et soignants.

Mots-clés
Contexte institutionnel, peur, mécanismes de défense.

Abstract
This article offers the description of a changing and troubled institutional environment. The author describes the caregivers' fears and defenses and the potential effects of this baseline in the relationship between caregivers and their patients.

Keywords
Institutional context, fear, defense mechanisms.

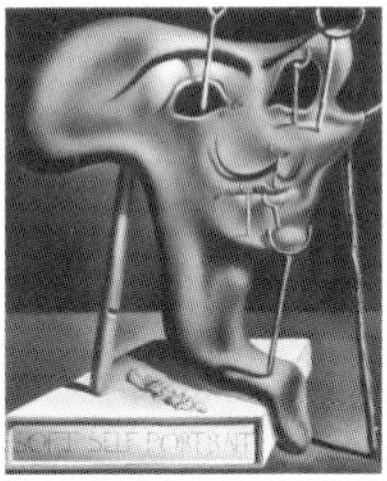
SOFT SELF PORTRAIT

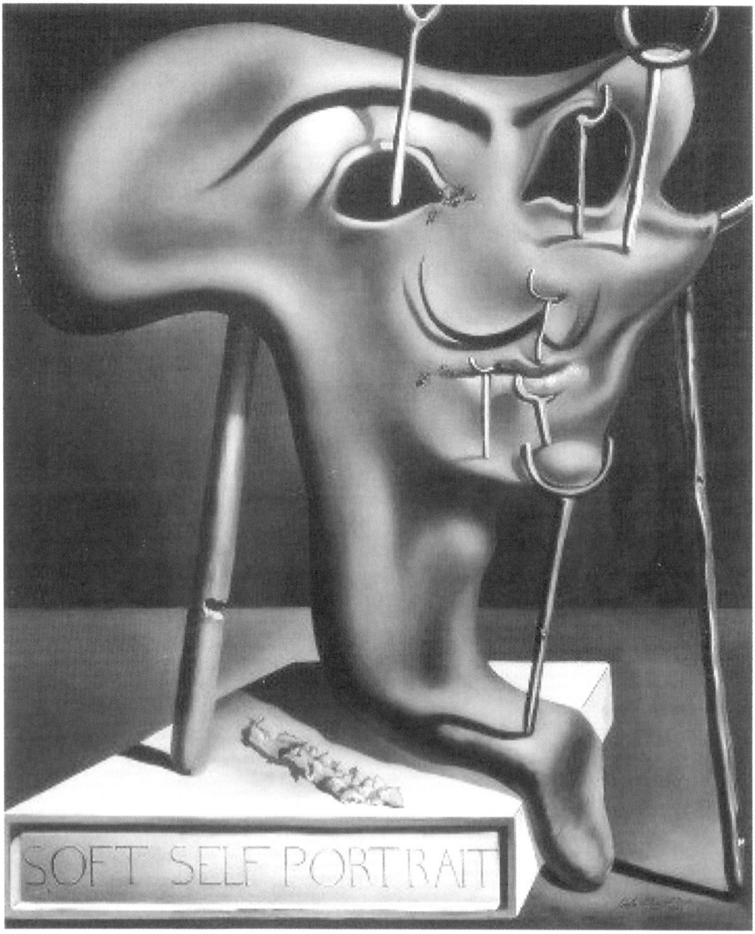

© Salvador Dalí, *Autoportrait mou avec du lard grillé*

« C'est par l'aide apportée à l'être humain pour faire face à la cruauté du monde, à l'insupportable de la souffrance, de la peur de la mort, des séparations, des deuils et des échecs, que la démarche artistique et les œuvres d'art acquièrent une valeur métaphysique et ontologique. Certainement pas par le simple divertissement, qui est un déni de réalité. »

Irina Katz-Mazilu

La prison, une institution de (non-) soin et l'art-thérapie

Prison, a (non) Care Institution and Art Therapy

Irina Katz-Mazilu

Dans le silence plein (Rilke, 1998 ; FFAT, 2014), on entend les respirations des gens, le bruissement des feuilles, des craies, le déchirement des bouts de papier, le crissement des plumes, l'écoulement des encres et des peintures, le choc d'un objet qui tombe dans un geste rendu maladroit par la tension émotionnelle.

Je peux entendre les pensées qui coulent, les conséquences qui découlent, saisir les moments de jubilation ou de désespoir, de confiance ou de confusion anxieuse. Je peux moi-même garder le silence ou bien m'approcher, en silence toujours ou avec des mots.

Il arrive qu'une défaillance, quelquefois d'une certaine gravité, se manifeste au moment même où je me situe physiquement proche. C'est bien la spécificité de l'art-thérapie qui s'y dévoile. L'angoisse y est contenue physiquement, la production et l'art-thérapeute sont tous les deux des objets trouvés/créés pour conjurer la peur de l'effondrement (Winnicott, 1969).

Irina Katz-Mazilu, art-thérapeute, artiste plasticienne, Paris ; irina.katzmazilu@gmail.com ; www.irinakatzmazilu.com

L'ART : PHYSIQUE ET MÉTAPHYSIQUE

La création artistique est elle-même un objet trouvé / créé dont la finalité rejoint, rejoue et prolonge le temps des phénomènes transitionnels (Winnicott, 1998). À partir de la créativité primaire inhérente à l'humain et plus généralement encore à l'ensemble du vivant, l'artiste se spécialise dans l'expression et le partage de son vécu avec soi-même et autrui, en cultivant et développant sa sensibilité pour une ou plusieurs médiations – visuelle, sonore, tactile, olfactive, gustative, gestuelle… – et avec un savoir-faire acquis par des apprentissages guidés ou autodidactes.

L'objet d'art se déploie dans un espace-temps concret, physique, il a des caractéristiques descriptibles et mesurables : dimensions, durée, poids, nombre de mots, tonalités des sons, amplitudes des gestes… Suivant le contexte historique / sociologique et la personnalité du créateur, cet artefact[1] peut obéir – ou non – aux règles, normes, doctrines et idéologies de toutes natures que la vie sociale exige et impose.

L'artiste d'aujourd'hui est le seul acteur social qui peut s'octroyer le droit de contrevenir aux normes de sa profession, quelquefois même aux normes culturelles et sociales. Mais, dans le domaine artistique, contrarier la norme est devenue une norme à son tour et il s'ensuit une diminution de la valeur ontologique de cet acte. Le péril n'est plus de contrarier le bourgeois comme du temps du dadaïsme et du surréalisme des origines. Avec l'art postmoderne le danger pour un artiste est de contrarier l'obligation de contrarier, de ne pas se conformer au conformisme du non-conformisme, de la contrefaçon artistique, du marché de l'art. Au risque de rester inaperçu. Le pire, c'est l'indifférence…

La véritable finalité de la création artistique réside dans la possibilité d'explorer les questions existentielles sans se trouver dans l'obligation de donner des réponses définitives, universelles, démontrables et incontestables – à la différence de la recherche scientifique naturellement soumise à ces exigences. Il ne s'agit pas de séparer art et science pour en faire des opposés, mais au contraire de les adjoindre

1. En anthropologie, produit ayant subi une transformation, même minime, par l'homme, et qui se distingue ainsi d'un autre provoqué par un phénomène naturel – Dictionnaire *Larousse*.

en tant que phénomènes complémentaires – car coexistent bel et bien l'art de la science et la science de l'art. Il s'agit de leur permettre de s'agréger dans un système qui devienne plus que la simple somme de ses composantes. Il s'agit aussi de dépasser la dichotomie sciences dures/sciences molles... car que dire du parallèle métaphorique sexuel et sexiste de ces adjectifs ? Les sciences de la nature seraient dures, donc masculines et sûres (mais la nature masculine est-elle si sûre ?), alors que les sciences humaines seraient molles donc féminines et un peu confuses... Cela prêterait à sourire si les conséquences n'étaient pas si graves dans le monde de la santé et du soin. Il ne faut pas s'étonner que les sciences humaines – dont l'art-thérapie – soient les « parents pauvres » du monde scientifique et universitaire. L'exigence de preuves mesurables d'une efficacité médicale appauvrit la réflexion sur la créativité et l'imaginaire, au risque de conduire à des applications pathogènes, notamment dans les institutions de soin. D'où la peur...

Et l'institution de soin ?

Ayant eu l'occasion de travailler dans des cadres très divers : clinique psychiatrique et neuropsychiatrique, services sociaux, associations autour du handicap, en ville également, j'ai pu constater à quel point les problématiques s'imbriquent dans un cercle vicieux. Quelle que soit la porte d'entrée dans ce cercle, les difficultés psychosociales s'arriment les unes aux autres, s'enchaînent et reviennent jusqu'à devenir sources de troubles, circulant à l'infini et de plus en plus vite sur la pente d'une sorte de ruban de Moebius infernal... jusqu'à la catastrophe, le passage à l'acte, la mort psychique voire physique.

Et que dire de cette institution de non-soins qu'est la prison, où se retrouvent celles et ceux qui sont passés à l'acte ? Certes, il ne viendrait à l'esprit de personne de considérer que la prison serait une institution de soin. Néanmoins, la quasi-totalité des « habitants » en ont besoin, à divers degrés, détenu(e)s comme détenant(e)s... Remarquons au passage que nous disons : détenus et surveillants, et non pas détenus et détenants, ou bien surveillés et surveillants. Pour mieux marquer la différence entre les deux catégories sans doute... bien que l'enfermement laisse ses traces pour tous. Le milieu carcéral doit sanctionner la transgression et pour ce faire il est amené à contenir un grand nombre de personnes souffrantes. De nombreux soignants y interviennent : psychiatres, psychologues, infirmiers et infirmières, et quelques art-thérapeutes également. Tous se débattent quotidiennement avec les paradoxes engendrés par la détention d'êtres humains, entre contention et contenant… L'institution elle-même vit la difficulté des failles administratives, des routines épuisantes, des souffrances devenant violences. Elle se doit néanmoins d'assurer des soins… tout en punissant.

Dans ce cadre paradoxal, une approche créative et humaniste offre un espace-temps où les questions existentielles peuvent surgir sans obligation de réponse, dans un partage de réflexion facilité par la stratégie du détour – et, surtout, sans violence.

Ayant travaillé en tant qu'art-thérapeute pendant douze ans dans une des plus grandes prisons de France, avec des hommes et avec des femmes, il m'a fallu beaucoup élaborer pour ne pas succomber à des peurs archaïques que ce cadre ne peut que raviver : la peur de l'enfermement, de la persécution, de l'effondrement, de la violence, de la mort. Durant ces années, des échos de mes propres traces mnésiques se sont fait entendre. Ainsi, un jour d'atelier, nous nous sommes vus enfermés à clé par un surveillant lors d'une alerte. Les gens, assis autour de la table de travail, se sont tus, têtes baissées. Lourd silence. Un détenu dit : « S'il y a le feu, on brûle… » Il y a eu des cas, en effet. J'ai ressenti une vague de panique monter dans ma gorge. Je me suis vue, enfant, enfermée dans un ascenseur transparent dont j'avais eu très peur. Pendant ces années de prison, je n'avais plus eu peur de l'avion mais quelquefois, dans une salle de spectacle, j'avais peur qu'il y ait le feu et la panique générale… L'enfermement induit des pathologies spécifiques qui s'ajoutent à tous les autres troubles et maux précédents. On peut estimer qu'avec le cumul des problématiques, 90 % des détenus souffrent de troubles psychologiques et/ou psychiatriques[2]. Pour les 10 % restants, c'est qu'on ne les a pas encore dépistés, peut-être ? Le taux de suicides en prison est dix fois supérieur à celui de la population générale. Et que dire des surveillant(e)s ? Ils accompagnent leurs enfants à l'école le long du mur de la prison

2. « Profil psychiatrique des détenus », Études et résultats, *Dreci*, n° 181, juillet 2002 et « Le handicap plus fréquent en prison », *INSEE*, n° 854, juin 2002, dans *Santé mentale*, n° 71, octobre 2002, p. 7.

en leur expliquant, je suppose, que les gens qui crient derrière les barreaux sont des méchants. Leurs enfants n'ont-ils pas peur d'être un jour punis de la même façon pour une de leurs fautes ?
Heureusement pour moi, m'est revenu, entre autres, un souvenir d'enfance sur les explications que j'avais eues pour pouvoir ne pas succomber à des vortex lors des baignades dans un grand fleuve sauvage et dangereux, le Danube. J'avais alors appris à faire un pas de côté salvateur : si vous êtes attiré par le fond, rien ne sert de lutter contre la force du vortex. Bien au contraire, pour émerger il suffit de s'efforcer de faire un pas de côté. Et surtout, pas de panique ! Le pas de côté permet de s'appuyer sur le sol du fond d'eau et de se propulser vers la surface.
Le dessin ci-dessous tente d'illustrer cette opération de (auto)sauvetage. On peut voir la spirale descendante comme une descente aux enfers (celle de la noyade mais aussi de la dépression, de l'addiction, du passage à l'acte…) – mais avec le bon pas de côté accompli, on peut remonter vers la sortie du pétrin, seul(e) ou accompagné(e).

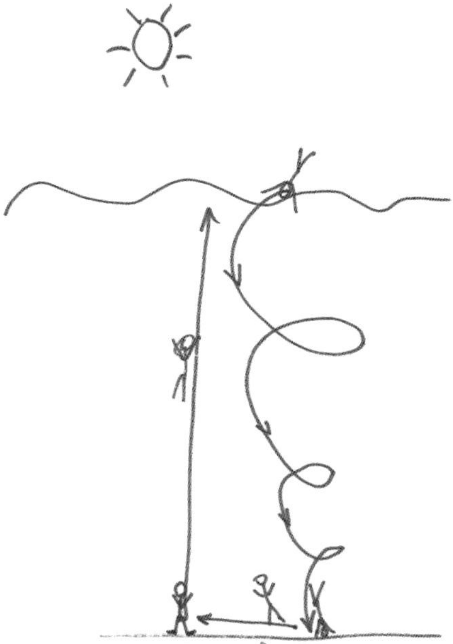

Fig.1 – *Le pas de côté* ou comment se sortir d'un vortex.

À noter que dans le langage courant, faire un pas de côté signifie avoir transgressé les règles, pris le risque de se déséquilibrer et de tomber dans le vide, avoir fait une erreur, voire pire – provoqué une catastrophe… Tout un pan, fondamental, du travail en art-thérapie porte sur la valeur de la transgression créative (Saigre, 2015). Il est difficile de faire accepter qu'il n'existe pas de véritable création sans transgression – puisque par définition le nouveau doit dépasser les limites de l'ancien. La créativité est donc par nature transgressive – il s'agit de tester les limites, comme le fait un enfant. Mais bien sûr toute transgression n'est pas créatrice, la dynamique de la destruction/création (Anzieu, 2000) est complexe. La stratégie du détour en art-thérapie est un de ces pas de côté possibles. Pour illustrer mon propos, voici quelques images du parcours sur cinq mois effectué par un détenu africain, non francophone, très jeune – et accablé.
De la fig. 2 à la fig. 5, ses dessins expriment une avancée à partir du désespoir quotidien de la détention vers un avenir meilleur…Il dessine bien, travaille vite et avec facilité, sait utiliser les outils, écrit bien en anglais, se montre tout à fait capable d'exprimer plastiquement ses idées, sans paroles. Pour quelle raison est-il incarcéré ? Est-ce un migrant – un clandestin ? Je n'en saurai jamais rien.

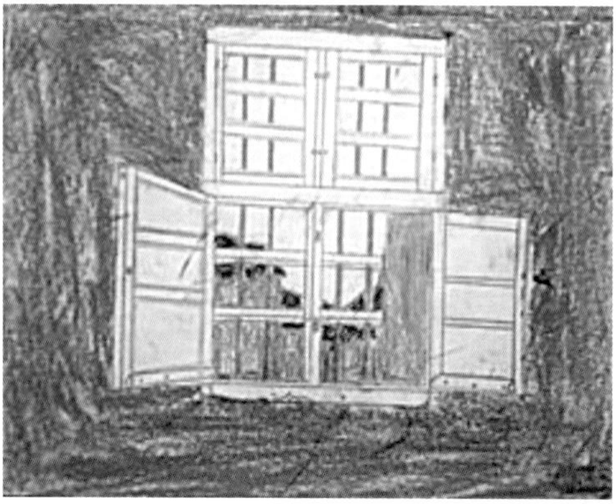

Fig. 2 – *Une triste journée.*

R., première production, « *This is what I can see every day* » dit-il (« Voilà ce que je peux voir chaque jour »). Ce dessin a été realisé lors de la séance ayant pour thème : Une journée dans la vie d'un personnage. Au début de sa présence dans l'atelier, R. est gêné par la méconnaissance du français ; je lui propose de s'exprimer en anglais, je peux traduire. Il hésite mais finit par se lancer. La possibilité d'être compris le rassure visiblement.

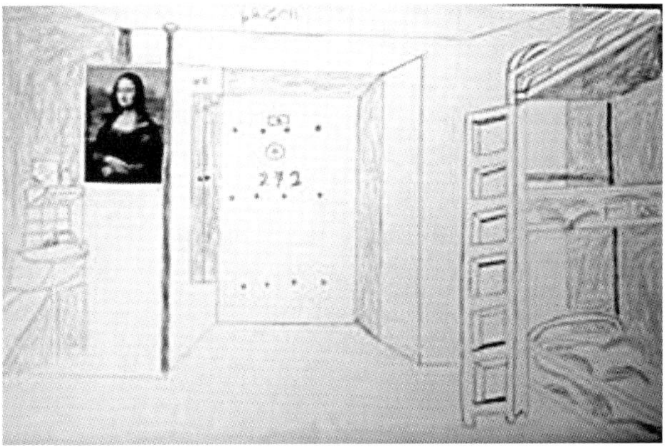

Fig. 3 – 272.

R., deuxième production, travail sur le thème : La Joconde vous parle. À la fin de cette séance, je lui demande quel serait le titre de sa production. Il me répond par une question, en anglais : « Pourquoi ma vie est-elle comme ça ? » Je le regarde en silence, droit dans les yeux, avec émotion et compassion. Finalement vient le titre : 272. Un numéro de cellule, d'immatriculation, de série… R. commente : « Elle malheureux. »

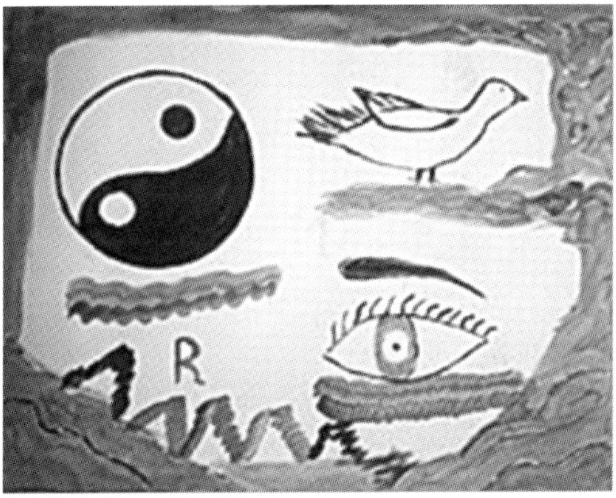

Fig. 4 – *Afrique.*

R., une peinture à partir du thème « La Beauté intérieure ». R. appose son initiale et écrit : « Afrique, c'est un pays normal. Je vois le soleil. Le symbole donne une forme. »

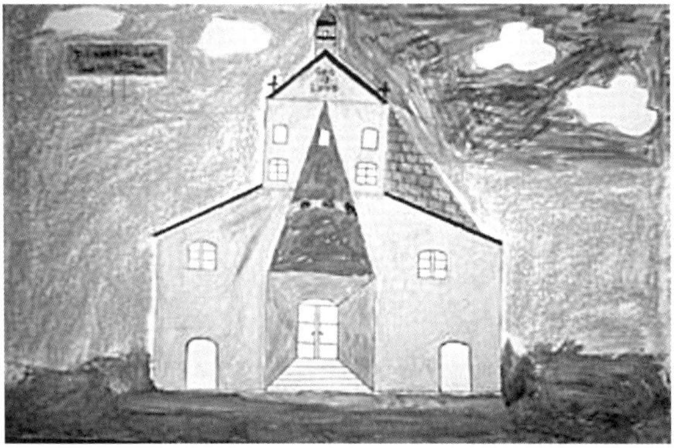

Fig.5 – *The City of London.*

R., dernière production individuelle. « *God is love* » est écrit sur le fronton de l'église. C'est un jeu de punctum : un détail choisi d'une peinture classique (R. a choisi *Paysage d'hiver avec patineurs* de Pieter Bruegel, vers 1620), permet de peindre et d'écrire pour explorer une association d'idées personnelle et créative. Ce pastel est bien plus coloré que les dessins précédents de R., l'amour semble présent, mais son commentaire est ambivalent :
« What a beautiful city, London !
London is such a beautiful city !
I don't believe in you. I don't believe in God. Just I believe in me.
That's good ! It's most precious, as bread, salt and water.
Sometimes, I look at all my life and I think : "Why ?"
Because there is no wind.
I can't see something of London, there is too much fog ! »
(Quelle belle ville, Londres ! Londres est une si belle ville ! Je ne te crois pas. Je ne crois pas en Dieu.
Je crois juste en moi. C'est bon, ça ! C'est le plus précieux, comme le pain, le sel et l'eau.
Quelquefois, je regarde toute ma vie et je me demande : "Pourquoi ?"
Parce qu'il n'y a pas de vent.
Je ne peux rien voir de Londres, il y a trop de brouillard !) »
(Traduction et soulignement par IKM).

Ses deux premières productions (fig. 2 et fig. 3) illustrent de manière très réaliste son quotidien carcéral : sa cellule, la fenêtre…, couleurs sombres, pas d'horizon, sentiment dépressif. La peinture de la fig. 4 est colorée, la beauté humaine s'insère dans la beauté de la nature, une nature « normale », solaire, en lien avec les racines originaires. La ligne soulignée dans l'écrit concernant la fig. 5 traduit l'évolution vers un état d'esprit certes encore ambivalent mais plus positif. La confiance en soi reprend le dessus.

Peu à peu, R. investit le thème de la beauté, proposé à un groupe de dix détenus dans ce protocole peinture/écriture sur dix séances,

en coanimation avec ma collègue Anne Baby. L'imaginaire individuel et groupal permet un dé-collage créateur (Anzieu, 2000) de la réalité carcérale. L'ambiance change, l'humeur évolue.
Avant de quitter le groupe, R. m'offre une mosaïque créée dans un autre atelier, représentant un œil grand ouvert sur le monde, le même que celui dans *Afrique* (fig. 4). Je le remercie et à la séance suivante, à mon tour, je lui offre un tout petit livre sans mots, une série de dessins en noir et blanc montrant un homme avançant sur un chemin et se faisant régulièrement écrasé par des chauffards. Mais il se relève à chaque fois et reprend sa route obstinément. À la fin, on ne sait toujours pas s'il réussira à ne plus se faire écraser… Cet échange est hautement symbolique : il m'offre un œil qui voit – le sien, devenu voyant – en ayant été vu par l'oeil qui le voit (le mien) avec empathie… Mon regard bienveillant l'aidera-t-il à se relever[3] ?
À quel moment de sa trajectoire dans l'atelier ce jeune homme a-t-il pu faire ce pas de côté, s'appuyer à nouveau sur un sol solide pour se propulser vers la sortie de son désespoir et de sa dépression ? Quelque part entre la Joconde – par la beauté de l'art, par la douceur de la femme ? – et le *Ying* et *Yang*, la philosophie de l'apaisement ? A-t-il pu entrevoir une sortie de l'impasse où sa vie l'avait mené ? Le passage en prison a-t-il pu lui apporter une réflexion, des solutions ? L'ambiance de l'atelier d'art-thérapie y a-t-elle contribué ?

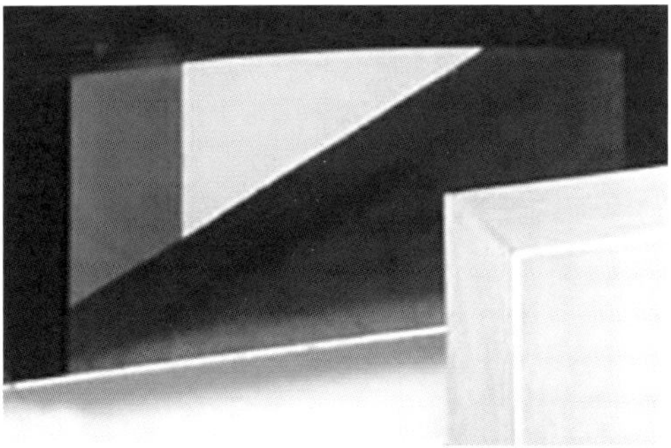

Fig. 5 – *La fenêtre – S'abstraire du réel*, photo IKM, 2018.

3. J'ai gardé pendant des années son cadeau car c'était une trace existentielle laissée par un être humain dont je ne connais pas le devenir mais qui pour moi est toujours présent. Hélas, au gré de mes déménagements, je ne le retrouve plus… J'espère qu'il garde le mien.

Dans une cellule, regarder un bout de fenêtre, un bout de ciel bleu, imaginer un cadrage qui crée le poétique (fig. 5) – voilà les ingrédients de la naissance d'une émotion, d'une métaphore. Cela permet de se décoller d'un réel psychique qui s'attacherait trop à la réalité physique, d'aller vers une symbolique abstraite et concrète simultanément, un « nouveau monde », un nouveau mythe, personnel et partageable (Katz-Mazilu, 2014).

C'est par l'aide apportée à l'être humain pour faire face à la cruauté du monde, à l'insupportable de la souffrance, de la peur de la mort, des séparations, des deuils et des échecs, que la démarche artistique et les œuvres d'art acquièrent une valeur métaphysique et ontologique. Certainement pas par le simple divertissement, qui est un déni de réalité. « La culture est une résistance à la distraction » écrivait Pasolini. Alors que Jules César prescrivait de donner du pain et des jeux du cirque au peuple pour obtenir la paix sociale et la soumission par le minimum vital et la diversion/distraction. La culture est indispensable en prison !

Suite à un énième rapport sur le suicide et sa prévention en prison, recommandation fut faite non pas de multiplier l'accompagnement psychologique par des personnels qualifiés du soin mais de baisser les potences *(sic)* des télévisions pour éviter les pendaisons. Les détenus se pendaient alors à genoux…

À l'inverse, il m'est arrivé aussi d'entendre des détenus parler de la prison comme du seul lieu de leur vie où ils ont ressenti du respect en tant qu'individu, de la part des intervenants extérieurs comme moi, mais également de certains surveillants, des travailleurs sociaux, de beaucoup de psychologues…

Les parcours de vie des personnes incarcérées sont particulièrement chaotiques. La question de la victime et du bourreau est omniprésente dans l'étiologie des troubles. À cela s'ajoute la rigidité administrative et réglementaire fondée sur la nécessité d'assurer la sécurité des uns et des autres. Dans la trajectoire humaine, individuel et groupal sont indissociables, tout comme l'immersion dans l'environnement naturel et socio-culturel. Pour être appréhendé, l'ensemble exige une vision holistique.

C'est sur le terrain ontologique que l'art-thérapie s'enracine pour accompagner tout un chacun, y compris les artistes eux-mêmes, dans

le besoin d'un appui pour survivre et vivre à partir d'une mise au monde non demandée et non choisie.
Dans *La cyclothymie, pour le pire et pour le meilleur. Bipolarité et créativité* (Hantouche et Blain, 2008), le psychiatre Hantouche et le créatif Blain unissent leurs voix dans une collaboration soignant/soigné pour faire le tour d'horizon complet – médical/psychiatrique, psychologique/psychothérapeutique et créatif/artistique – des troubles de l'humeur, perturbations et pathologies des plus fréquentes, et de leurs traitements.

Quelques mots sur l'art-thérapie – quels principes, quels concepts, quels moyens, quelles méthodes ?

Les objectifs paraissent simples : créer un espace de respiration, de réparation, de redynamisation par la créativité et le partage.
Il s'agit aussi de respecter l'éthique spécifique de la profession, formalisée par un code de déontologie[4].
Au niveau conceptuel, l'art-thérapie se situe au croisement de nombreux champs épistémologiques : psychologie, psychothérapie, psychanalyse, psychosociologie, médecine générale et spécialisée (psychiatrie, ethnopsychiatrie, neuropsychiatrie, oncologie, gérontologie…), soins paramédicaux, anthropologie clinique, éthique et philosophie, sciences de l'éducation, sciences de l'art : théorie, histoire, philosophie de l'art et, bien sûr, la pratique artistique professionnelle ou amateur. L'art-thérapie fait appel à l'ensemble de la culture d'une époque dans toutes ses dimensions. Une théorisation récente de ses fondements et applications est élaborée par Klein dans *Penser l'art-thérapie* (2012).
Un élément très important dans l'efficacité de l'art-thérapie est la compréhension des mécanismes psychiques à l'œuvre dans le processus créatif (Anzieu, 2000), éprouvés par l'art-thérapeute grâce à sa maîtrise des médiations artistiques et à sa propre pratique artistique. Au-delà des méthodes et des protocoles, chaque art-thérapeute se forge une vision et une pratique professionnelle propre. L'art-thérapeute doit développer sa compétence de manière à pouvoir conjuguer pensée convergente, pensée divergente et pensée syncrétique dans la

4. Voir la page Éthique sur le site de la FFAT www.ffat-federation.org

globalité d'un éclectisme éclairé (Katz-Mazilu, 2014), et parallèlement maîtriser l'équilibre entre la rigueur éthique et la malléabilité (Milner, 1979 ; Roussillon, 1991). Face à autant d'exigences, il est indispensable d'acquérir une formation suffisante[5].

Conclusion

Citons à nouveau Pasolini : « Il n'est point dessein de bourreau qui ne lui soit suggéré par le regard de la victime[6]. » Est-ce pour tuer sa propre peur perçue dans le regard de la victime que le bourreau éteindra ce regard ?

Alors comment faire pour devenir un bon art-thérapeute et un bon soignant, à l'heure d'entre chien et loup, entre bourreaux d'abord victimes et victimes devenues des bourreaux ? Comment conjurer la peur d'être aussi vulnérable que les autres face à ses propres démons autant que face à l'institution punitive ?

Voici quelques pistes à explorer : à l'instar d'Ulysse, apprendre à naviguer avec intelligence entre les nombreux écueils (Katz-Mazilu, 2014), à l'instar de la Tortue se dépêcher lentement, avec le Chêne et le Roseau s'obstiner à chercher le juste milieu…Chacun(e) peut et doit élaborer son propre chemin, continuer, ne pas renoncer, ne pas cesser de travailler à sa propre pensée autonome et créative, à son autogenèse/régénération par la création artistique, intellectuelle, vitale. Et continuer ainsi à construire le sens de sa propre vie créative, laquelle aura valu la peine d'être vécue (Winnicott, 1969). Seul moyen de vaincre la peur… ?

***

Les deux dernières séances d'atelier ont été dédiées à une création collective sur le thème de la beauté des jardins. Il en a résulté un grand et magnifique collage/peinture, avec, au milieu, un

5. La formation de l'art-thérapeute français(e) peut suivre des voies diverses. Elle doit néanmoins correspondre aux exigences internationales élaborées par les professionnels des pays où le métier est institué et règlementé depuis plusieurs décennies déjà. La formation permanente et la supervision par des art-thérapeutes expérimentés sont indispensables tout au long de la vie professionnelle pour ce *work in progress* qu'est la créativité humaine, jamais définitivement acquise. Pour plus d'informations, cf. Formation sur www.ffat-federation.org

6. *Écrits corsaires* (1976) de Pier Paolo Pasolini.

personnage – peut-être chacun(e) d'entre nous ? – s'agrippant au bord du gouffre pour ne pas se noyer ?

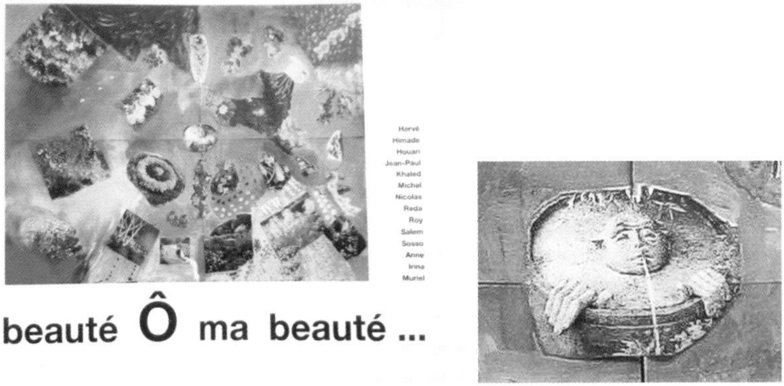

Fig. 6 – *Beauté, Ô ma beauté,* détail.

Travail collectif , couverture du livret réalisé par un groupe de dix détenus de janvier à mai 2007 à la maison d'arrêt de Fresnes, dans le cadre des ateliers animés par Anne Baby et Irina Katz-Mazilu, accompagnées par la stagiaire Muriel Cordier et avec le soutien du SPIP (Service de probation et d'insertion pénitentiaire).

Voici le texte collectif ayant accompagné le livret :
« Dans mon univers, j'ai construit une idée horrible qui passait et je l'ai enterrée. Ouf ! je me sentis bien, car je préférais cultiver des idées joyeuses. Cependant j'avais encore le goût du sang dans la bouche qui me hantait comme un fantôme. J'ai alors pris mon courage à deux mains et je me suis brossé les dents. Mais l'idée horrible a germé. Le combat continuait. Malheur aux prochaines générations qui pourraient récolter ce fruit amer. Mais une lueur d'espoir persistait. En effet, un paysan moustachu, un beau jour, faucha les idées horribles. Les hommes de bonne volonté avaient trouvé la voie pour aller vers un monde meilleur. Mais leur travail fut saccagé par un troupeau de brebis qui apportaient comme engrais leurs immondes déjections à ces mauvaises idées. Cependant, un petit homme avait planté un arbre qui se transforma en une belle et dense forêt. Tout était redevenu paisible. Mais il fallait être vigilant pour que cette forêt – très vulnérable – ne s'embrase pas. À bon entendeur salut ! Qui vivra verra ! »

Bibliographie

Anzieu D. (2000). *Le corps de l'œuvre*. Paris : Gallimard.
Hantouche, E., Blain, R. (2008). *La cyclothymie, pour le pire et pour le meilleur, Bipolarité et créativité.* Paris : Robert Laffont.
Katz-Mazilu, I. (2014). Surgissements mythologiques – quand le mythe vient à l'art-thérapie. *La Présence des Mythes, Art&Thérapie,* 118/119, 33-42.
Klein, J.-P. (2012). *Penser l'art-thérapie.* Paris : Puf.
Milner, M. (1979). Le rôle de l'illusion dans la formation du symbole. *Revue de Psychanalyse,* 5-6, 844-874.
Rilke, R.M. (1998). *Vergers*. Paris : Gallimard.
Rilke, R.M. (2014). Silences subis, silences choisis. In *Revue annuelle de la FFAT*, Paris, p. 5.
Roussillon, R. (1991). Un paradoxe de la représentation : le médium malléable et la pulsion d'emprise, In *Paradoxes et situations limites de la psychanalyse*, Paris : Puf, 130-146.
Saigre, H. (2015). *Survivre, Mythes et transgressions en art-thérapie,* Paris, L'Harmattan.
Winnicott D.W. (1969). Fear of Breakdown, In *Review of Psycho-Analysis, 1, 1974*/La crainte de l'effondrement, *Nouvelle Revue de Psychanalyse,* Paris, 1975.
Winnicott D.W. (1998). *Jeu et réalité*, Paris : Gallimard.

Résumé

L'autrice explore et argumente la vision holistique et humaniste en art-thérapie. Une illustration est donnée avec un exemple issu du milieu carcéral. Bien que la raison d'être de cette institution ne soit pas le soin, la quasi-totalité des personnes y vivant en a besoin, détenu(e)s comme détenant(e)s. L'institution de non-soins qu'est la prison suscite la peur. Par quelles stratégies thérapeutiques peut-on espérer inverser la spirale descendante de l'angoisse, de la peur de l'effondrement et de la mort ? L'art-thérapie, par la créativité et le partage, offre un espace-temps de décompression, de réparation et de redynamisation.

Mots-clés

Art-thérapie, institution, peur, stratégies, créativité, détour.

Abstract

The author explores and argues the holistic and humanistic vision in art-therapy. An illustration is given of an example through the prison environment. Although this organization's sole purpose is not care, almost all inhabitants are in need, detained as well as detainees. This non-care organization is a source of fear. Which therapeutical strategies can be hoped in order to reverse the downward spiral of anxiety, fear of breackdown and of death? Through its creativity and sharing, art-therapy offers a spacetime setting for decompression, repair and revitalisation.

Keywords

Art therapy, organization, fear, strategies, creativity, detour.

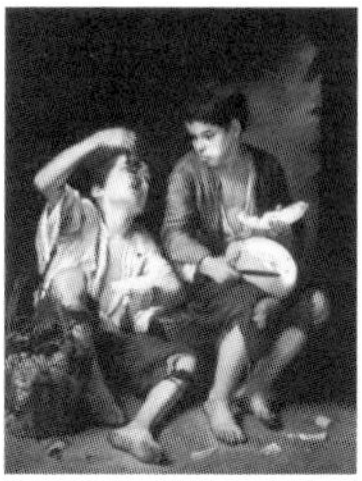

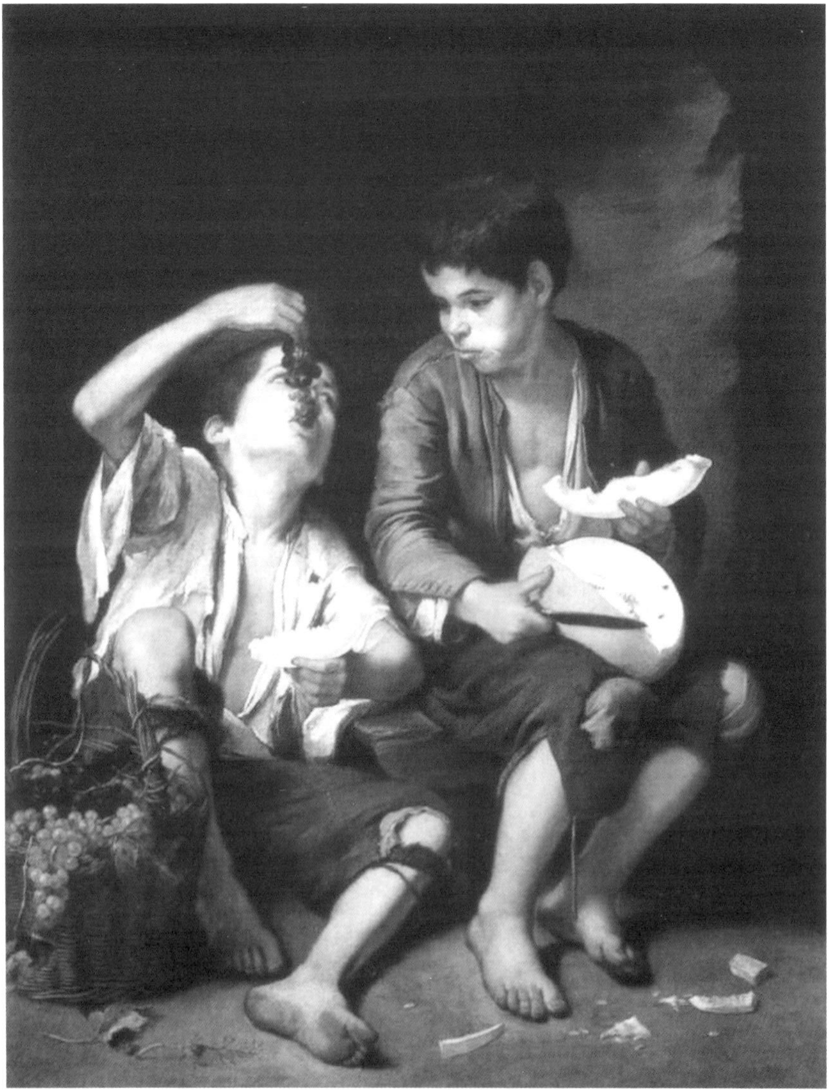

© Bartolomé Esteban Murillo, *Les mangeurs de melon et de raisin*

« Lorsqu'un adolescent arrive dans un établissement médico-social tel qu'un institut thérapeutique éducatif et pédagogique (ITEP), l'institution tout entière semble se refermer sur lui. »

Jean-Baptiste Desveaux

De l'insécurité à la rencontre en institution pour adolescents

Transferts, rêveries et transformations

From Insecurity to Institutional Encounters for Adolescents

Transference, Daydream and Transformation

Jean-Baptiste Desveaux

« Le monde est un endroit dangereux, je me sens comme un animal heureux dans mon propre terrier – au sec et à l'abri ».
Virginia Woolf, Lettre à Vanessa Bells, 7 août 1908.

Être seul face à ses peurs en institution

Lorsqu'un adolescent arrive dans un établissement médico-social tel qu'un institut thérapeutique éducatif et pédagogique (ITEP), l'institution tout entière semble se refermer sur lui. Si la tâche primaire est celle de l'accueil et du soin, la vie collective dans les internats pour

Jean-Baptiste Desveaux, psychologue clinicien, psychanalyste (IPL, SPP), attaché temporaire d'enseignement et de recherche à l'université Lumière-Lyon 2 (CRPPC, EA 653), ITEP pour adolescents, Pratique libérale, 4 avenue Jean Jaurès, 69007 Lyon ; jb.desveaux@gmail.com

adolescents génère souvent un surcroît d'excitation, d'angoisses ou de débordements tant pulsionnels qu'émotionnels, par le seul fait de rassembler au quotidien autant de jeunes sujets souffrants, instables ou agités, en manque de repères éducatifs ou ayant vécu des traumatismes répétés.

Nouveau venu, se retrouvant seul entre ces murs, le jeune adolescent recherche un refuge. Si l'ITEP peut être un abri face au monde scolaire, social ou soignant dont il se trouve exclu, une fois admis en son sein, voilà qu'il lui faut s'armer d'une carapace d'attitudes forcées, se donner un genre ou un air de gros dur, pour éviter de trop se faire malmener. Certains choisiront de s'effacer, de se faire discret en se fondant dans le décor afin que tout observateur puisse à jamais les oublier, d'autres déploieront une vive agitation, usant parfois d'agressivité, afin de venir solliciter un lien à l'autre, dans une malhabile quête de considération.

Que ce soit par l'expression de l'excitation et de l'agitation ou par le repli et la discrétion, la tentation de rester caché, de rester terré à l'intérieur de soi est grande. S'ouvrir, prendre le risque de partager, revient aussi à rencontrer la menace du désaveu, de l'incompréhension ou du rejet.

Comment l'individu peut-il se constituer un espace d'intimité préservé des assauts du monde extérieur ? Pensons un instant aux situations où nous nous retrouvons hors de nos espaces personnels, lorsque nous sommes en déplacement ou même lorsque nous allons travailler à l'extérieur une journée durant. Toute notre économie psychique et corporelle peut s'en trouver bouleversée. Privés de tout havre offrant un sentiment de sécurité de base (Bonneville-Baruchel, 2018), jamais ces enfants ne se sentent véritablement protégés des possibles intrusions venant de l'extérieur. Et quand bien même ces intrusions ne sont pas forcément malveillantes, elles ne font qu'entretenir un système d'hypervigilance chez celui ou celle qui les subit. Le repos absolu peine à être rencontré, tout comme l'intimité véritable souffre à se constituer. Pourtant, il faut pour tout sujet la possibilité de se sentir habiter un lieu (Bernateau, 2018), même si ce lieu peut sembler un contre-lieu aux yeux de certains[1], il lui faut pouvoir se reposer dans un espace préservé du monde extérieur.

1. Nous pensons ici aux squats et autres cabanes pour adolescents ou jeunes adultes.

LINA ET SES PEURS

Lina a 11 ans et demi quand elle arrive à l'ITEP en semi-internat. Parallèlement, elle et sa famille bénéficient d'une mesure d'accompagnement éducatif au titre de la protection de l'enfance. Se présentant sous les traits d'une petite fille, elle témoigne d'intérêts encore enfantins. Néanmoins, elle a tendance à hypersexualiser ses relations, ce qui va rapidement faire chauffer le climat autour d'elle. Assez terrifiée par l'atmosphère rude et oppressante de l'établissement qui accueille des adolescents plus âgés qu'elle et à dominance masculine, Lina ne trouve d'autre manière d'être en lien que de séduire à tout-va. Bien qu'ayant demandé à « être en thérapie », elle peine à supporter les rencontres. Durant les premiers mois de prise en charge, Lina déambule dans les couloirs de l'institution, vient me voir chaque jour et, au moment de ses séances, demande à ce que je la suive au sens propre du terme. Nous engageons ainsi une thérapie déambulatoire, mais qui montre rapidement ses limites, ce dispositif improvisé entravant la constitution d'un espace d'intimité, une sphère privée où la relation serait déprise du regard des autres.

Avec Lina, il semble ainsi difficile de pouvoir garantir des moments à deux. Toute relation est constamment ouverte, partagée dans l'instant ou dans l'après-coup. Toute situation à deux apparaît comme menaçante, et la terreur se déploie alors en agitation ou en violence. Depuis quelques séances, bien qu'étant très agitée, elle accepte de rester dans le bureau, mais à condition que la porte soit ouverte. Alors que nous avons dû subir différentes intrusions d'autres adolescents lors des dernières séances, Lina décide que nous devons « être tranquilles » : elle prend mes clés qui sont sur le bureau, et, sans que je puisse réagir, nous enferme de l'intérieur. Puis elle baisse les stores de la fenêtre au maximum et enfin éteint la lumière. En l'espace d'un instant, nous nous retrouvons dans une ambiance de pénombre prononcée. Elle s'allonge en travers du fauteuil, la tête contre un accoudoir et les jambes par-dessus l'autre accoudoir. « Ah, on est bien mieux là comme ça ! » s'exclame-t-elle. Dans ce contexte, elle arrive à s'apaiser un peu, et l'excitation semble diminuer. Elle prend ensuite une couverture, et s'enveloppe dedans, comme pour s'assoupir un instant. Elle ferme les yeux tout en ne s'abandonnant pas au sommeil véritablement, elle est plutôt dans une forme de jeu psychodramatique. Dans le premier temps de cette séance, elle s'assure que je sois d'accord avec l'environnement qu'elle vient de créer. Puis elle commence à dire qu'elle a « chaud sous cette couverture », la retire, puis enlève son pull. Elle a des boutons qui la grattent, se plaignant manifestement de puces de lit, issues de l'état d'incurie du domicile. Elle se met alors à se gratter le ventre, remontant son T-shirt, exhibant partiellement son corps. Je lui fais part de mon impression d'être avec elle dans sa chambre à coucher. Elle rabaisse son T-shirt et répond alors, amusée, qu'il manquerait seulement toutes ses peluches ! Elle me propose de la rejoindre pour faire la sieste. Je lui dis qu'elle n'a plus l'âge de dormir avec des adultes comme une enfant peut le faire[2]. Elle me demande de dormir, je fais mine de fermer les yeux sans bouger de mon fauteuil. Elle veille à mon sommeil, vérifiant régulièrement que je garde bien les yeux fermés, ce qui me fait penser qu'on ne sait plus vraiment qui protège le sommeil de l'autre. Je crois qu'à cet instant, j'engage un mouvement de recul par rapport à la scène qui est en train d'avoir lieu et perçois intérieurement toute sa dimension incestuelle, traumatique et honteuse pour Lina. Au même instant, elle semble réaliser ce qu'elle déploie dans cette scène et se lève d'un bond en s'exclamant : « Ça suffit comme ça ! » Elle semble saisie d'une bouffée étouffante, il lui faut tout ouvrir, tout de suite, elle ouvre la fenêtre en grand, déverrouille la porte, allume les lumières.

Trouver-créer les conditions d'une rêverie partagée

Cette scène nous plonge directement dans une atmosphère intime et chargée de sexualité où le courant tendre et le courant sensuel sont confondus (Freud, 1912), semblant reproduire en tout point une situation incestueuse. Mais en incluant les aspects de l'organisation familiale, nous pouvons aussi y voir le déploiement du familier, d'une intimité forcée, comme lorsqu'elle insiste pour connaître les prénoms de tous les professionnels, ou lorsqu'elle maintient le tutoiement alors que le vouvoiement est la norme. Plus les mois vont s'écouler, et

2. En disant cela, j'opte pour une intervention qui ne soit pas trop rigide ou surmoïque, considérant qu'elle dort régulièrement avec sa mère, il me semble important de ne pas venir disqualifier la position parentale en évoquant un interdit rigide ou absolu.

plus je vais pouvoir réaliser qu'il ne s'agit pas seulement de la répétition d'une scène vécue, mais bien plutôt d'un climat, d'une atmosphère globale de vie, cette situation correspondant au quotidien de la jeune fille et non à un moment isolé de son histoire. D'autre part, ces moments d'assoupissement vont se répéter, mais jamais avec la même ambiguïté de séduction ainsi marquée. Souvent, il lui arrive de venir avec un doudou à la main, de s'allonger avec le pouce dans la bouche comme une petite fille et de s'assoupir un moment avant de commencer la séance. Ce jeu du sommeil semble pouvoir se déployer sur une modalité de plus en plus sereine ; si parfois elle dort vraiment, le plus souvent, elle joue à dormir, feignant de s'assoupir tout en continuant de parler. Ce n'est qu'après avoir accompagné ce mouvement régressif pendant plusieurs semaines que Lina pourra s'autoriser à inventer d'autres jeux. La sortie progressive du scénario répétitif se déploie par la mise en partage d'un récit sur le jeu, une corêverie que nous construisons ensemble au fil des séances. Si, dans les premiers temps, je me vois être totalement figé, contrôlé par elle et renvoyé à une position de passivité absolue, j'engage peu à peu des tentatives pour raconter ce qu'elle met en scène. Je lui raconte une histoire, comme pour l'accompagner dans le sommeil du jeu. Dans cette institution bruyante, où les cris et les vrombissements de coups dans les murs ou les portes ponctuent chaque instant, ma voix vise aussi à produire un ronronnement de fond, qui tente de neutraliser les effractions sonores venant du dehors. L'environnement relationnel et sensoriel ainsi installé, elle commence à répondre à mes invitations à parler, jusqu'au point où nous pouvons nous raconter des histoires. Les récits qui émergent oscillent entre des fictions imaginaires, des histoires inventées, des histoires des autres, et des histoires familiales personnelles. Ces histoires vont progressivement la conduire à la capacité d'évoquer des vécus d'abus sexuels dans un contexte familial datant de son enfance. Mais, plus que ces seuls événements qu'elle tente de se réapproprier dans son histoire de jeune adolescente en devenir, c'est un monde familier régi par l'incestuel (Racamier, 2010) qui se dessine au sein de ce climat environnemental et relationnel. Une histoire de vie, une famille où jeunes humains et animaux sont indifférenciés, une maison où personne n'a de pièce à soi et où chaque soir, le premier couché élit ainsi son lit pour la nuit. Tout est partagé, rien n'est protégé. Ses récits aussi sont constamment partagés avec sa mère ; chaque jour, elle lui raconte tout ce qu'elle fait, elle redoute que sa mère soit triste si elle lui cache des choses, alors elle lui dit tout. En échange, sa mère ne lui cache rien, évoquant avec elle ses angoisses, ses colères, ses phobies, lui narrant ses histoires avec son mari, ses propres parents, etc. Difficile pour Lina de réussir à se construire un espace à elle, un espace propre qui ne serait pas contaminé, ou pour le moins susceptible d'être envahi, par les mouvements maternels ou fraternels.

Ainsi, si nos histoires inventées sont, pour elle, une tentative de me communiquer ces histoires auxquelles elle est confrontée, elles en viennent peu à peu à constituer un espace d'intimité psychique. La bulle relationnelle formée en séance n'est pas seulement la reproduction de scénarios passés ou de développements transférentiels produits en séance, ils sont des fictions coécrites, des conarrations (Ferro, 2005) au sein du champ dynamique de la séance (Baranger, 1961, 2009 ; Ferro, Basile, 2015). Si les théories du champ sont des théories, et qu'à ce titre elles ne semblent pas utilisables en tant que telles en séance, leur effet d'imprégnation sur mon appareil psychique et ma pratique clinique m'invitent naturellement à accueillir les propos de cette jeune patiente comme une construction subjective, comme des fictions potentielles. Ce statut singulier permet d'accueillir les vécus de Lina non uniquement comme des révélations concernant des faits historiques passés, mais comme des productions imaginaires où toute dimension propre au réel est suspendue[3]. C'est bien à cette unique condition qu'elle réussit peu à peu à raconter son passé ; en fabriquant ces histoires, elle témoigne de son histoire. Ces fictions et les personnages qui les animent forment un halo, un champ dynamique qui vient rencontrer celui produit dans la psyché du thérapeute, issu des représentations proposées par la jeune patiente. C'est bien à l'entrecroisement de ces deux champs qu'une troisième aire intermédiaire émerge et autorise un partage, suivant les voies de

3. Il va de soi que nous nous assurerons que les abus dont elle a été victime aient été traités judiciairement, en travaillant de concert avec une collègue assistante sociale. Suspendre les enjeux intrusifs et traumatiques de la réalité n'est possible qu'à la condition que d'autres se chargent du réel, faute de quoi, il nous faut prendre en compte ces deux dimensions à la fois, ce qui rend beaucoup plus complexe la position que je soutiens ici.

la transitionnalité (Winnicott, 1971). Ce partage, issu du travail de conarration transformationnelle, n'est alors plus brutal et traumatique comme l'avait été sa rencontre avec un autre malveillant. Ainsi, ces aires de représentations s'offrent à nous comme des objets intermédiaires, représentables, saisissables et manipulables. Tout comme il est souvent difficile pour ces adolescents de parler d'eux directement, il leur est très souvent traumatique ou violent de parler de leur mère, de leur père, de leur famille, car cela vient directement interroger l'aspect réel de leurs proches. Ils n'arrivent pas à jouer avec ces figures, ces imagos, car elles sont bien trop fragiles. Toute mention renvoie à une menace quant à l'intégrité de ces figures familiales. Jouer dans un registre intermédiaire permet alors de suspendre subtilement ces réalités, préservant ainsi les figures parentales et familiales, tout en rendant possibles leur évocation indirecte et la remise en jeu des charges affectives qui leur sont liées.

Ces enjeux, qui mettent au travail un champ tensionnel d'indifférenciation-différenciation entre la fictionnalité et la réalité événementielle ou historique, sont en effet d'autant plus importants à prendre en compte lorsque la psychothérapie se déroule sur le lieu du quotidien de l'adolescent. Pour l'adolescent, le vécu en institution médico-sociale vient produire un nouveau quotidien, en parallèle de celui vécu en famille, qui peut parfois conduire à rendre trouble et poreux l'espace d'intimité nécessaire à la psychothérapie. En effet, l'adolescent passe d'un espace à un autre, de la salle de classe à la psychothérapie, d'un atelier éducatif à un groupe thérapeutique à médiation, produisant une forme de continuité des vécus exprimés dans ces lieux, ce qui peut renforcer le risque d'indifférenciation des lieux, des professionnels et de leurs fonctions[4].

4. Tout comme l'adolescent peut être amené à côtoyer son thérapeute sur d'autres temps que celui de la thérapie à proprement parler, une rencontre familiale, un passage dans les couloirs, un échange formel ou informel entre le thérapeute et un collègue enseignant, éducateur ou assistante sociale, etc., difficile alors pour lui de ne pas imaginer que des contenus circulent d'un espace à l'autre.

La crainte de la séduction et la crainte d'être seul(e)

Si toute rencontre dans un cadre psychothérapique convoque la crainte de rencontrer l'autre et les effets de séduction qui lui sont inhérents, elle mobilise aussi une crainte de se rencontrer soi-même. À l'instar de Lina, de nombreux jeunes adolescents redoutent parfois d'aller « voir le psy », craignant en fin de compte de se rencontrer eux-mêmes. En effet, le mouvement d'exploration de notre monde interne suppose de réussir à surmonter nombre de résistances, la crainte de rencontrer ce qui nous préoccupe, ce qui nous terrifie ; la crainte de se raconter est aussi la crainte de prendre contact avec nos parts de folie privée (Green, 1990). Le dispositif psychothérapique offre, en effet, un creuset aux angoisses personnelles, il est un attracteur de nos fantasmes, de nos angoisses, des pans plus ou moins refoulés de notre histoire personnelle, et de manière plus générale, de notre monde interne. Tout ce que nous refusons de rencontrer dans notre vie quotidienne est susceptible d'y faire retour. Combien de patients mentionnent ainsi la crainte d'évoquer un contenu de peur de le rendre réel. Pour que ce genre d'entreprise puisse avoir lieu, il faut que le thérapeute soit en capacité de garantir au sujet des conditions suffisamment supportables, offrir à l'autre la garantie que rien de ce qui émergera au fil de l'échange ne sera susceptible d'être utilisé contre lui, que tous ces contenus, si étranges et inquiétants qu'ils puissent être, seront accueillis sans jugement moral, et que ceux-ci ne seront pas confondus avec ce qu'est, dans sa complexe réalité, la personne qui les évoque. Lorsqu'un patient partage tel ou tel fantasme, il redoute toujours d'être mal perçu, que cela mobilise chez l'autre une réprobation ou un regard jugeant, moqueur ou dédaigneux. Ces impressions sont souvent la trace de la manière dont les propos de ces personnes ont été accueillis dans des relations antérieures, et il nous faut, dès lors, éviter de nous enliser dans les méandres transférentiels d'une répétition qui condamnerait le sujet en le confondant à son dire, le renvoyant à une honte d'être (Ciccone, Ferrant, 2009) dans sa solitude la plus absolue.

Dans cette scène clinique s'expriment des tentatives de solution de la patiente pour contrer la peur. Il s'agit de stratégies pour contrer les intrusions du monde extérieur, un monde où les intrusions viendraient violer la fragile intimité, mais aussi des stratégies pour exprimer, par la création d'un climat singulier de la rencontre, les expériences antérieures indicibles ou difficilement représentables. Si chaque patient crée, avec son thérapeute, un langage propre, une manière d'être singulière, il déploie aussi par le transfert et des formes de communications interformelles (Bollas, 2011) un climat, une ambiance d'être spécifique. Il nous faut alors pouvoir l'accueillir comme un contenant idiomatique[5], un fonds spécifique au sujet qui se dessine à son insu, qui révèle implicitement des formes propres aux processus de symbolisation primaire. Ces ambiances environnementales, ces climats relationnels, sont le reflet de l'écologie psychique du sujet (Desveaux, 2018), de l'histoire de ses relations d'objet, de ses expériences infantiles plus ou moins bien symbolisées.

Nous pouvons considérer la crainte de la solitude comme une forme de crainte de désinvestissement dans le lien à l'autre. Dans les cas les plus extrêmes, cette crainte d'être seul renvoie à la crainte du vide. Mais ce vide n'est pas à rechercher en un traumatisme, nous dit Winnicott, mais « là où quelque chose aurait pu être bénéfique, rien ne s'est produit » (1958, p. 214). C'est en permettant que l'expérience d'être seul en présence d'un autre non menaçant ait lieu *(ibid.)*, que cette adolescente engagera progressivement un mouvement d'exploration vers la possibilité de se rencontrer.

De la crainte de la rencontre de soi et de l'autre, à l'usage de l'autre pour se rencontrer

Dans la clinique de Lina, tout verrouiller revient à bloquer tout ce qui pourrait venir de l'extérieur, tout ce qui se présente comme un risque d'empiètement, favorisant par là même l'avènement d'un processus intersubjectif. En forçant ces processus dans le lien relationnel, elle tente de symboliser, ou pour le moins de se représenter, des vécus de forçages antérieurs. Si pour Winnicott « le vide est une condition nécessaire et préalable au désir » (1969, p. 214), c'est bien en cela que le sujet doit pouvoir accepter qu'un vide suffisant prenne place en lui, pour que l'élaboration d'un désir puisse advenir. Lina

5. Sur la notion d'idiome selon Christopher Bollas, voir Desveaux (2014).

produit ainsi un trop-plein pour éviter d'être en proie à un trop-vide, synonyme pour elle d'un désir insupportable dans la mesure où il vient réveiller des vécus d'abus. L'autre enjeu notable du dispositif de rencontre qu'elle instaure est lié au sommeil simulé. Si le sommeil est un moment de relâchement total, d'abaissement généralisé des défenses, il est aussi, dans cette situation, une modalité qu'elle trouve pour pouvoir accepter la rencontre avec un autre, tout en conservant la possibilité de se retirer dès qu'elle le souhaite. En feignant de dormir, ou en m'imposant de faire de même, elle tente de conserver un contrôle sur le lien, pouvant décider à tout moment de s'absenter ou de m'absenter. Mon positionnement clinique aspire ici à me laisser suffisamment librement utiliser, pour permettre à son agentivité[6] de se redéployer. En coconstruisant le dispositif de rencontre, elle réussit à dépasser ses craintes de la rencontre d'elle-même et de l'autre, découvrant, pour le dire avec Winnicott (1969), sa manière de faire usage de l'autre pour se rencontrer elle-même.

Ce type de clinique convoque un malaise certain chez le thérapeute, qui se voit contraint d'être en contact avec les zones les plus sensibles des traumatismes du patient ; il doit alors se laisser saisir par une forme d'identification régressive à l'autre (Desveaux, 2016*a*, 2016*b*), afin de rencontrer pleinement ce climat ambigu tout en maintenant un moi vigile, une capacité auto-observante dans la scène clinique. Il lui faut accepter d'être englouti par l'emprise de l'autre, comme suspendant momentanément sa condition d'être subjectif, pour se laisser utiliser par l'autre, avant que la déprise et la reprise ne puissent tenter de voir le jour. C'est par cette voie, qui suppose de renoncer temporairement à pouvoir faire usage de nous-mêmes, que le patient peut nous utiliser comme un objet de son monde interne. Il s'agit de favoriser l'usage libre que peut faire le patient du *setting* (qui inclut l'appareil psychique du thérapeute) pour lui permettre d'ouvrir ou de restaurer son potentiel d'agentivité psychique. Ce processus d'identification régressive favorise alors, dans un second temps, l'accès aux perceptions non perçues, aux pensées non pensées, dont les formes infiltrent

6. De l'anglais *agency*, parfois traduit par « capacité d'agir » ou « puissance d'agir », ce concept issu des sciences sociales et des études de genre offre un creuset fécond pour penser la capacité du sujet à pouvoir être acteur de son existence.

le climat de la relation intersubjective[7]. À la crainte de la séduction du patient fait écho celle du thérapeute d'être l'objet d'un investissement transférentiel passionnel, d'être soi-même pris dans une ferveur transférentielle qui s'impose aux membres du champ analytique. L'écart nécessaire qu'il nous faut produire en distinguant le sujet réel et celui du champ dynamique (Baranger, 1961) apparaît primordial pour réussir à opérer ce mouvement de déprise et à supporter les vécus inhérents à ces tensions paradoxales. La jeune patiente a pu ainsi passer d'une crainte de se rencontrer elle-même à la capacité de se rencontrer, par l'expérience répétée d'une solitude partagée en séance et la découverte de l'usage qu'elle pouvait faire de l'autre.

Partager l'intime et le travail à plusieurs en institution

Dans le travail en institution, il est particulièrement soutenant de pouvoir travailler psychanalytiquement ces situations à plusieurs (Penot, 2015). Bien souvent, ces enjeux transférentiels se déploient sur différents acteurs, voire sur l'organisation de l'institution tout entière. Il est alors possible, dès lors que l'institution s'est dotée de modalités pour mettre au travail ces enjeux, de conflictualiser ces intenses investissements, et d'en élaborer ensemble des voies de transformation. Lina était particulièrement sujette à ces investissements transférentiels diffractés, jouant entre différents professionnels des scènes analogues qui nous mettaient en conflit, ou au contraire nous obligeaient à nous rencontrer. Je me souviens ainsi d'un jour où elle avait subtilisé le dictaphone de l'orthophoniste, et paradait dans l'établissement en diffusant la voix enregistrée de celle-ci. Du huit-clos de la séance et de son intimité, tout était exhibé dans une jouissance excitatrice. À une autre occasion, elle avait enfermé une collègue psychologue dans son bureau, finissant par me donner ses clés pour m'enjoindre de la libérer. Dans ces figures, la honte se donne à vivre à chacun d'entre nous, chaque professionnel est ainsi tour à tour confronté à des vécus

7. Ces notions de « perceptions non perçues » et « pensées non pensées » sont un prolongement du concept d'« *Unthought known* » développé par Bollas (1987). « Il s'agit de *perceptions de processus psychiques et somato-psychiques* qui se déploient en nous et qui ne sont pas directement *perçues* par nos capacités perceptives ou *saisies* par l'activité de l'appareil psychique » (Desveaux 2016*a*, p. 775).

d'impuissance où l'intimité est dévoilée, où le corps est contraint, entravé, mais où, par le partage des éprouvés, des solutions de secours émergent progressivement. Ainsi, c'est seulement en recourant à un travail d'accordage interdisciplinaire constant (Ciccone, 2018) que ces mouvements d'exhibition et de débordement dans le transfert sur l'institution ont pu progressivement être endigués. Lina pu éprouver (dans le sens d'expérimenter mais aussi de nous mettre à l'épreuve) nos capacités à entrer en conflit sans nous séparer, à témoigner de nos désaccords et de nos impuissances, sans que l'emporte la déliaison absolue ou la confusion des espaces comme cela était initialement le cas. Gagnant progressivement confiance en ses capacités à pouvoir prendre appui sur cet environnement institutionnel, elle put peu à peu relancer un processus de croissance dépris des répétitions agies.

Dans de telles pratiques, le clinicien, outre sa fonction de thérapeute individuel, se trouve par ailleurs bien souvent impliqué dans des enjeux forts au niveau institutionnel, et concernant l'orientation du projet global d'accompagnement de l'enfant ; il est aussi informé d'éléments extérieurs à sa pratique individuelle, dépositaire des récits effectués par les collègues (paramédicaux, éducateurs, enseignants) accompagnant l'adolescent[8]. Si cette position située se voit être enrichie de ces lectures croisées concernant le quotidien du patient, cela peut aussi générer des mouvements d'indifférenciation ou d'épineux conflits internes quant aux positions à tenir. Lorsque nous sommes confrontés à des cliniques psychosociales, relevant tant de problématiques individuelles que familiales et sociales, la complémentarité des approches est de mise. Sans doute que sans les apports de ces regards croisés et multi-situés (issus de la pratique individuelle, de la participation à la vie institutionnelle et au travail de lien partenarial), les mêmes contenus de séances se seraient avérés bien trop opaques, illisibles et donc inexploitables, entravant toute transformation potentielle.

8. À ce sujet, sans doute que le recours à la rêverie partagée et la conarration en séance peuvent aussi être considérées comme des moyens pour le thérapeute de trouver un étayage contre-transférentiel pour lutter contre les effets d'empiètement que produisent les réalités du quotidien sur les vécus de séance et l'appareil psychique du thérapeute, lui permettant de s'extraire partiellement des effets d'imprégnation des récits effectués par les collègues et partenaires concernant le patient.

Il nous faut ainsi pouvoir mener ce travail analytique non seulement en séance mais aussi à un niveau institutionnel, afin de préserver les métacadres qui rendent possible cette thérapie. Pour exemple, peu de temps après l'admission de sa fille à l'ITEP, la mère de Lina demanda à ce que je l'accompagne elle aussi ! Elle fut alors prise en charge par un collègue psychiatre, qui l'orienta vers une démarche de soin personnel à l'extérieur de l'institution afin de favoriser la différenciation des espaces.

Dans ces situations, le sujet déploie son monde interne, sa groupalité psychique dans différents objets (individus, institution, groupe de pairs, etc.). Ce qui serait difficilement perceptible et mobilisable dans le cas d'un travail en libéral est ici facilité par le travail d'équipe en institution. Chaque membre récepteur des transferts par dépôt (Vacheret, 2005) peut ainsi venir partager ces réceptions isolées avec celles des autres. L'institution s'offre alors comme un écran de projection, une scène de théâtre, qui peut ainsi les contenir et les transformer, mais aussi supporter d'en délaisser certains aspects, évitant d'imposer au sujet de se confronter à l'entièreté de ses parts refoulées ou clivées.

Conclusion

Il m'a semblé nécessaire de recourir à une situation clinique pour permettre au lecteur de saisir au mieux ce que ces adolescent(e)s peuvent déployer dans le lien, non seulement auprès d'un seul mais auprès de l'ensemble des acteurs de la vie institutionnelle. Si l'analyse des mouvements transférentiels a été favorisée par ma place de psychothérapeute[9], l'évolution de cette situation clinique n'a toutefois pu émerger que par la prise en compte de l'ensemble de son écologie psychique globale, qui s'est déployée sur différents professionnels, sur les dispositifs soignants, éducatifs ou scolaires, sur les moments informels des interstices, sur des temps à l'hébergement séquentiel, bref, sur l'ensemble du théâtre de l'institution, auquel nous devons ajouter les moments en famille. La vignette clinique saisit un instant là où les processus ont été de longue haleine, mobilisant par moments

9. Comme ce fut le cas dans cette thérapie qui dura sept années, à raison de deux séances par semaine.

de nombreux professionnels à la fois. Dans ces situations transférentielles massives, différents recours (non exhaustifs) nous sont alors utiles : d'une part, la reconnaissance du champ dynamique comme véhicule de fictions coconstruites entre le patient et le clinicien ; d'autre part, une position clinique qui favorise l'agentivité psychique du patient dans la coconstruction du dispositif de rencontre, mais encore, la reconnaissance de l'écologie psychique du sujet par l'utilisation de différents espaces et acteurs institutionnels dans la mise en œuvre du travail psychanalytique à plusieurs.

Bibliographie

Baranger, M., Baranger, W. (1961). La situation analytique comme champ dynamique. *Revue française de psychanalyse*, 49, 1543-1571.
Baranger, M., Baranger, W. (2009). *The Work of Confluence. Listening and Interpreting in the Psychoanalytic Field*. Londres : Karnac Books.
Bernateau, I. (2018). *Vue sur mer*. Paris : Puf.
Bollas, C. (1987). *The Shadow of the Object. Psychoanalysis of the Unthought Known*. New York : Columbia University Press.
Bollas, C. (2011). Character and interformality. In *The Christopher Bollas Reader* (pp. 238-248). Hove : Routledge.
Bonneville-Baruchel, E. (2018). Troubles de l'attachement et de la relation intersubjective chez l'enfant maltraité. *Carnet de notes sur les maltraitances infantiles*, 7, (1), 6-28.
Ciccone, A. (dir.). (2018). *Aux frontières de la psychanalyse, soin psychique et transitionnalité*. Paris : Dunod.
Ciccone, A., Ferrant, A. (2009). *Honte, culpabilité et traumatisme*. Paris : Dunod, 2015.
Desveaux, J.-B. (2014). L'idiome, le self et le caractère. Appréhension du caractère à partir des écrits de Christopher Bollas. *Revue française de psychanalyse*, 78, (4), 990-1001.
Desveaux, J.-B. (2016*a*). Du jeu de l'enfant au psychanalyste en jeu : Vers une interprétation processuelle. *Revue française de psychanalyse*, 80, (3), 765-778.
Desveaux, J.-B. (2016*b*). Penser le soin des adolescents en institution à partir des apports de Winnicott. *Journal de la psychanalyse de l'enfant*, 6, (1), 131-166.
Desveaux, J.-B. (2018). À l'écoute des adolescents oubliés. Vers un soin transitionnel en institution médico-sociale. In A. Ciccone (dir.) *Aux frontières de la psychanalyse. Soin psychique et transdisciplinarité* (pp. 173-193). Paris : Dunod.
Ferro, A. (2005). *La psychanalyse comme littérature et thérapie*. Toulouse : érès.
Ferro, A., Basile, R. (2015). *Le champ dynamique, un concept clinique*. Paris : Ithaque.
Freud, S. (1912). Contributions à la psychologie de la vie amoureuse. In *La vie sexuelle* (pp. 55-65). Paris : Puf, 1970.
Green, A. (1990). *La folie privée. Psychanalyse des cas-limites*. Paris : Gallimard.

Penot, B. (2015). Travailler psychanalytiquement à plusieurs et avec la famille en hôpital de jour pour adolescents. *Cliniques*, 10, (2), 82-94.
Racamier, P.-C. (2010). *L'inceste et l'incestuel*. Paris : Dunod.
Vacheret, C. (2005). Les configurations du lien, la chaîne associative groupale et la diffraction du transfert. *Revue de psychothérapie psychanalytique de groupe*, 45, (2), 109-116.
Winnicott, D.W. (1958). La capacité d'être seul. In *De la pédiatrie à la psychanalyse* (pp. 325-333). Paris : Payot.
Winnicott, D.W. (1969). L'usage de l'objet et le mode de relation à l'objet au travers des identifications. In *La Crainte de l'effondrement et autres situations cliniques* (pp. 231-242). (J. Kalmanovitch, M. Gribinski, trad.). Paris : Gallimard.
Winnicott, D.W. (1971). *Jeu et réalité, L'espace potentiel*. (Cl. Monod, J.-B. Pontalis, trad.). Paris : Gallimard.
Winnicott, D.W. (1969). La crainte de l'effondrement. In *La crainte de l'effondrement et autres situations cliniques*. (J. Kalmanovitch, M. Gribinski, trad.). Paris : Gallimard, 2000.
Woolf, V. (1977). *Letters of Virginia Woolf, vol. 1 : 1888-1912*. Londres : HBJ books.

Résumé

En partant du sentiment d'insécurité que peuvent éprouver les adolescents accueillis en institution médico-sociale, l'auteur propose d'explorer, en appui sur une situation clinique, les craintes ressenties à rencontrer le thérapeute. La peur de rencontrer l'autre peut alors masquer la peur de se rencontrer soi-même, de rencontrer des pans refoulés de ses expériences vécues. L'auteur propose des modalités possibles pour explorer ces formes s'exprimant dans le transfert, qui peuvent se transformer par la mise en place d'une conarrativité en séance et du travail à plusieurs en institution.

Mots-clés

Adolescent, solitude, champ analytique, rêverie, conarration, transformation.

Abstract

Through a case study, the author explores the feelings of insecurity and fear that adolescents may experience when first encountering a therapist in a socio-medical institution. Indeed, the fear of meeting a third-person may mask the fear of meeting oneself, of meeting hidden elements of one's own experiences. The author offers various modalities to explore these forms, expressed through transference, such as the use of co-narration in session and collective work.

Keywords

Teenager, loneliness, analytic field, reverie, co-narration, transformation.

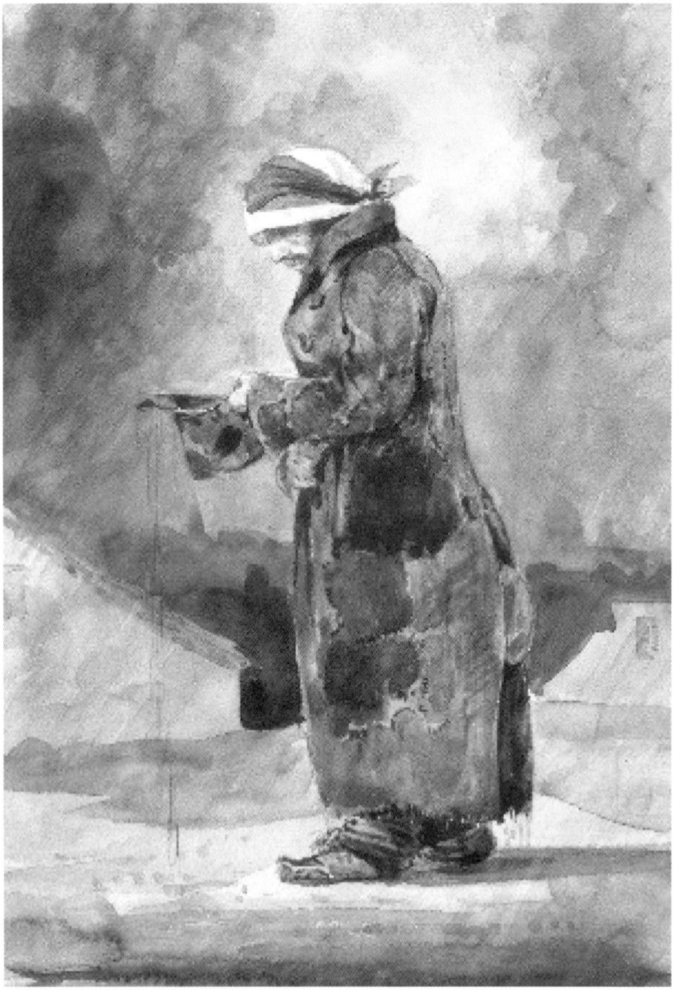

© Eugène Delacroix, *Mendiant anglais*

« La difficulté majeure face à la position passive [...] observée chez ces patients pourrait être comprise comme une défense contre l'emprise maternelle, une figure mal différenciée et représentant un idéal de toute-puissance narcissique... »

Carol Geoffroy-Romane, Sylvie Bourdet-Loubère,
Anne-Valérie Mazoyer, Gérard Pirlot

Une voie vers la réciprocité dans l'accueil aux soins des personnes sans domicile fixe

A Path Towards Reciprocity in Healthcare of Homeless People

Carol Geoffroy-Romane, Sylvie Bourdet-Loubère,
Anne-Valérie Mazoyer, Gérard Pirlot[1]

Les professionnels amenés à travailler avec la clinique de la rue se confrontent à des sujets survivant dans l'instant présent, dans un monde privé de sens, dans l'impossibilité d'être dans une temporalité, de faire des projets, de créer. Une situation extrême finalement,

Carol Geoffroy-Romane, docteure en psychopathologie clinique, université Toulouse-Jean-Jaurès – département Clinique du sujet, Laboratoire LCPI, 5, allées Antonio-Machado, 31058 Toulouse cedex 9 ; Carol.romane.geoffroy@gmail.com
Sylvie Bourdet-Loubère, maître de conférences, HDR, université Toulouse-Jean-Jaurès – département Clinique du sujet, Laboratoire LCPI, 5, allées Antonio-Machado, 31058 Toulouse cedex 9 ; bourdet@univ-tlse2.fr
Anne-Valérie Mazoyer, maître de conférences, HDR, université Toulouse-Jean-Jaurès – département Clinique du sujet, Laboratoire LCPI, 5, allées Antonio-Machado, 31058 Toulouse cedex 9 ; anne-valerie.mazoyer@univ-tlse2.fr
Gérard Pirlot, psychiatre des hôpitaux, psychanalyste, professeur de psychologie clinique, université Toulouse-Jean-Jaurès – département Clinique du sujet, Laboratoire LCPI, 5, allées Antonio-Machado, 31058 Toulouse cedex 9 ; pirlot@univ-tlse2.fr

dont l'excès de douleur psychique et l'effraction massive pourraient peut-être amener à la folie… Les personnes sans domicile fixe (SDF) n'ont ainsi recours que de façon très aléatoire aux services des institutions de soin, car avant de penser à se soigner, il faut d'abord se nourrir et trouver un abri pour la nuit. Cela conduit à ne pas traiter des pathologies pourtant jugées sévères par la médecine. La couverture médicale universelle (CMU), qui assure une prise en charge à 100 %, montre que le problème ne vient pas de l'impossibilité d'avoir accès aux soins. En revanche, ces sujets ont des représentations négatives de l'institution de soin, la médecine étant souvent perçue comme coercitive, et les modes de relation entre soignants et soignés difficiles à comprendre, et donc à accepter. Ainsi, nous proposons de nous questionner sur les conditions nécessaires pour que l'accompagnement thérapeutique consente à l'accueil de la vie affective et relationnelle de ces sujets, autorise le déploiement du transfert et amène la possibilité d'introjecter un autre rapport à l'autre et à l'objet. En d'autres termes, que peuvent proposer les soignants pour entendre l'épreuve douloureuse de ces êtres « sans », en deçà et au-delà de ce qu'ils ne disent pas, ni ne peuvent dire de leurs expériences intimes insensées et impensables ?

La Recherche-Action Existentielle (R-AE)

Pour mieux comprendre la nature du lien entre les personnes SDF et l'institution de soin, l'objet de la « Recherche-Action Existentielle (R-AE) » (Barbier, 1996, p. 23) est l'Homme et son système de relations, sujet de son histoire, en résonance avec la complexité de sa nature, à laquelle doit correspondre une approche transversale, multidisciplinaire, multiréférentielle. La présente réflexion, portant sur la potentialité d'une transformation de la situation et l'amélioration de la vie des personnes impliquées, émane donc d'un travail de recherche mené sur le terrain dans un centre d'hébergement et de réinsertion sociale (CHRS). La R-AE consistait à observer si la politique préventive, curative, et les pratiques professionnelles, parvenaient à : assurer un lien avec les structures de soins et les organismes de suivi social ; être à l'écoute de la demande de ces sujets désamarrés ; être dans une attitude empathique face à la spécificité de leur temporalité et de leur

spatialité ; mieux repérer, prévenir et prendre en charge la souffrance psychique en assurant un soutien psychologique ; somme toute : réinventer un cadre thérapeutique pour cette clinique contemporaine.
Pour une observation plus globale et dans l'objectif d'une relative généralisation des résultats observés, un questionnaire (cf. annexe) fut envoyé à d'autres institutions accueillant cette population dans le sud de la France. La proposition adressée à l'ensemble des professionnels était d'y répondre seul ou en équipe. L'objectif était d'observer les éléments susceptibles d'être étudiés, dans la relation d'accompagnement que proposent ces centres d'accueil et décrite par des professionnels travaillant auprès de ces sujets. Sur vingt-sept centres contactés, six y répondirent. S'agit-il d'un silence jetant le voile sur des pratiques inavouables ? Car, bien que la R-AE ne puisse être fondée dans le cadre d'une vision déterministe de la science, elle amène une prise de conscience chez les participants de leurs propres ressources et de leur mobilisation en vue d'un développement endogène. Elle renseigne aussi sur l'émergence des problématiques fondamentales, et rend compte de l'évolution des modalités de l'accompagnement des personnes SDF.

RENCONTRE AVEC L'INSTITUTION DE SOIN : RENCONTRE AVEC L'ARCHAÏQUE

Les raisons poussant les personnes SDF à accepter les soins ne sont pas toujours celles auxquelles s'attendent les soignants, car elles témoignent d'un rapport complexe entre : l'intime et l'extime (limites, frontières) ; la réalité extérieure et la réalité psychique ; un événement réel et un fantasme ; un trauma et la préservation d'un lien à l'autre. Ces sujets peuvent notamment tenir un discours formaté, voire utilitariste : ils utilisent parfois leur maladie pour obtenir des bénéfices secondaires, pour accéder au confort de l'hôpital par exemple, modèle bénéfique de la maladie (Laplantine, 1986), et vivre ainsi le séjour hospitalier comme des petites vacances (Gaboriau, 1993). Cependant, le plus souvent les sujets ne reconnaissent la réalité de la maladie qu'à partir du moment où elle devient un handicap : ne pas être suffisamment mobile pour faire la manche, par exemple. Ils acceptent alors d'aller vers le soin, contraints, se plaignant de la relation clivante avec les soignants. Une relation qui se met en place soit dans un climat institutionnel conflictuel, renforçant ainsi les phénomènes de rétention chez les soignants ; mais aussi face à des vécus de crainte, de suspicion et des désaccords avec la personne SDF. En posant ainsi une frontière, le clivage engage à une lutte de domination où l'autre est jugé hostile. Une logique projective et paranoïde alimente alors les craintes mutuelles : chacun se perçoit comme agresseur de l'autre tout en ayant pour lui-même le sentiment inverse d'avoir été agressé.

Régulièrement, les personnes SDF évoquent la question des règles institutionnelles finissant par devenir pesantes dans la durée (notamment au regard des addictions, étant un des plus grands freins au recours aux soins), et qui « constituent un rappel constant de leur statut particulier » (Thiery, 2008, p. 11). Alors, là où l'institution de soin est censée être un prolongement de la fonction parentale protectrice et contenante, la relation aux soignants et les contraintes qu'elle impose (règles strictes d'hygiène et de comportement à respecter) induisent chez ces patients la sensation de se sentir surveillés, infantilisés, voire intrusés. Cela infère une régression psychique vers des modes archaïques de désir, où se condensent angoisse pulsionnelle (incestuelle) et angoisse abandonnique (peur de perdre l'amour des premiers objets). Entre la prégnance de l'actuel et l'empreinte de l'archaïque, ces patients sont amenés à explorer la trame intergénérationnelle de leurs objets psychiques internes, ce qui les confronte à une identification à l'objet primaire : « cette entité mère-enfant des commencements de la vie [qui] laisse une empreinte en termes d'une identification à cette mère » (Chabert, 2015, p. 166). Cette rencontre avec l'institution de soin révèle donc les oscillations de ces sujets entre : le désir de maîtriser ce qui échappe (la source d'un mal de vivre), et la crainte de la dépendance, telle une « ombre portée par l'attraction de la passivité, résistances inaugurales face à l'intuition d'une séduction et d'une détresse originelles qui cherchent asile sans le savoir » (Chabert, 1999, p. 1447). Ils se confrontent alors à leur insuffisance originaire qui les rend dépendants « du désir d'au moins un autre pour pouvoir constituer un rapport imaginaire à lui-même par-delà son insuffisance réelle » (Duez, 2003, p. 205). De cette façon, la difficulté majeure face à la position passive (blessure narcissique, angoisse d'intrusion, angoisse de castration) observée chez ces patients pourrait être comprise comme

une défense contre l'emprise maternelle, une figure mal différenciée et représentant un idéal de toute-puissance narcissique (Moi idéal).
En effet, les interactions précoces que ces sujets ont expérimentées semblent caractérisées par l'imprévisibilité de l'objet : vécus de désaide (détresse + solitude + impuissance), et des vécus d'empiètement. Les soignants sont alors identifiés à l'imago maternelle persécutrice, incapable de pallier l'état de désaide, de détresse solitaire de l'enfant (l'*Hilflosigkeit*, Freud, 1920). De plus, l'institution incarnerait l'absence ou l'impuissance du père (soignants) à venir en aide à l'enfant, face à la toute-puissance maternelle (situation de désaffiliation sociale). Un objet persécuteur toujours présent donc, par la voie de cette identification, lors de situations évoquant celles où les parents auraient mis en œuvre leur potentialité intrusive voire destructrice, et dont ces patients tenteraient de se déprendre. Or, cette fixation à une identification narcissique s'oppose à l'investissement libidinal de l'objet, les amenant à éprouver une difficulté à la passivité, inférant une défense caractérisée par un double retournement pulsionnel : retournement sur soi de la haine et situations traumatiques à répétition ; retournement sur soi de l'agressivité et désinvestissement des objets d'amour en déréliction masochique. Ces mouvements d'attaque de soi et de l'image du corps (Surmoi tyrannique) induisent alors une mélancolisation du lien social (repli atrophique). Une rencontre qui réactive donc le traumatisme archaïque, ce qui signifie que la soumission à l'autorité institutionnelle les renverrait au vécu de dépendance primaire, à savoir à l'imprévisibilité et à l'absence d'un objet sensé être secourable, à l'image de la mère, et à un sentiment d'aliénation aux objets externes.
Des situations traumatiques donc, provoquées par la rencontre avec l'institution de soin, se rajoutant aux traumatismes particuliers (Piret, 2007) spécifiquement induits par la situation de désaffiliation sociale (Castel, 1991). Il s'agit en effet de patients en grande souffrance économique car « écartés des réseaux producteurs de la richesse et de la reconnaissance sociales » (*ibid.*, p. 32). Ils présentent alors une souffrance psychique inscrite dans un désamarrage de l'*Idéal* collectif, provoquant une blessure narcissique (Idéal du Moi/Moi-Idéal), et ce au travers de stigmatisations, représentations négatives, rejet, ruptures, etc. C'est-à-dire une situation catastrophique induisant

une difficulté de penser, de mobiliser l'activité et les formations du préconscient, accompagnée d'une angoisse. En effet, le regard de l'autre symboliserait la chute du symbolique dans l'anomie : « T'as l'impression d'être un déchet » (aménagements mélancoliques), induisant une angoisse diffuse soutenue d'un sentiment de vide oppressant : « Je sais pas comment faire. » Une douleur induite de la conscience du sujet qui se voit souffrir : « Je me sens trop perdue c'est pas facile », ce qui entraîne un délitement du lien à l'autre car le sujet se vit comme en dehors de la préoccupation de l'objet : « J'ai l'impression que je suis invisible aux yeux des autres. » Une situation impactant aussi l'identité dans son rapport à la survie : « Je m'en veux » (masochisme moral), et le corps en tant que modalité d'inscription psychique (Anzieu, 1985) : « j'arrête de manger ». Une situation donc qui infère des effets sur l'économie psychique (honte, inhibition, découragement), notamment du fait de la grande fragilité des assises narcissiques. Or, lorsqu'il y a atteinte narcissique et souffrance identitaire majeures comme c'est le cas chez ces sujets, les frontières entre moi-non-moi, intérieur-extérieur, bien-mal, passé-présent-futur, sont brouillées. Sans l'enveloppe psychique protectrice interne, l'environnement, l'autre, sont vécus comme insécurisants (Roussillon, 1991). Aussi, par un mécanisme psychique de clivage le patient tente de se protéger de sa souffrance psychique et corporelle (désinvestissement partiel du corps propre), et la demande devient dès lors impossible.

Des patients étrangement inquiétants

C'est une des raisons pour lesquelles les personnes SDF sont souvent associées par proximité symbolique avec l'animal (Freud, 1930), ce qui invite, voire légitime le rejet. Un patient présentant les signes d'une certaine démence fait peur, rebutant, renvoyant à l'Homme non civilisé, en opposition au culte de l'apparence qui entretient une forme de dictature. Cette apparence se fait le reflet d'un retour du semblable, ouvrant ainsi cette zone du Moi que nous portons tous, à savoir l'inquiétante étrangeté de l'être humain confronté à ce qui se fait le garant de son humanité, et induisant la réactivation d'une peur infantile (Freud, 1919, p. 163). Les soignants évoquent ainsi dans le questionnaire qui leur a été proposé une forme d'impuissance et de non-savoir-faire, de non-savoir-être face à ces patients en qui nous refusons de nous reconnaître. Une position complexe et compliquée induisant soit la dimension d'étranger soit la dimension d'altérité, selon qu'elle se place du côté des règles institutionnelles ou dans la qualité du travail institutionnel. Plus souvent, le tiers/altérité devient tiers/étranger, renvoyant à cet inconnu en soi que la psychanalyse identifie dans la figure de l'inconscient. Ainsi, les réactions contre-transférentielles peuvent être très fortes, par exemple prendre de plus en plus de distance, voire éviter ces patients (refus de leur parler ou de leur serrer la main). Les soignants se retrouvent ainsi aux prises avec leurs propres résistances : « Si je ne soigne pas, à quoi je sers ? » Ils se sentent coupables au regard de l'Idéal du Moi, car le soin n'a pas été à la hauteur de leurs exigences. Cet énigmatique ira alors s'incarner de manière projective dans l'autre, le patient ou le collègue.

L'effet miroir

Toutefois, certaines personnes soignantes sont dans une position induisant la dimension d'altérité. Elles sont alors bienveillantes, attentives, empathiques. Cependant, face à cette rencontre qui oblige à investir quelque chose de soi et fait souvent naître des émotions, la R-AE et les réponses au questionnaire révèlent que certains soignants adoptent une position protectrice et maternante, au risque d'accompagner les sujets comme des enfants et de les infantiliser. C'est ainsi par un fantasme d'identification à l'autre que les soignants éprouvent « par écho, une forme amoindrie et hallucinatoire de la souffrance de l'autre » (Declerck, 2001, p. 297), qu'ils iront projeter sur lui. De cette manière, ils peuvent porter les projets à la place du patient et se retrouver dans une position qui dépasse le cadre de leur fonction professionnelle. De surcroît, cette position de faire à la place de entache les représentations de soi et les capacités du patient, tandis que cette situation rouvre ses profondes blessures narcissiques (angoisse de castration), et réactive une histoire infantile potentiellement traumatique, face à des figures parentales intrusives, abandonniques ou en recherche d'emprise.

Dans la souffrance, la frustration et la culpabilité mêlées, tandis qu'aucune solution ne résiste au fonctionnement mortifère de ces patients, apparaît le sentiment d'impuissance. Les soignants se trouvent alors dans une impasse, au bord d'un vide où le sens de leur présence et de leur action s'est évanoui. Comme si le sans qui habite les personnes SDF venait faire écho et les mettre à mal. De fait, le sentiment d'inutilité ressenti peut les entraîner dans un fonctionnement ressemblant à celui de ces patients étrangement inquiétants : adopter une position d'évitement ou un enfermement dans un fonctionnement mortifère.

La valeur de la temporalité

Pour les soignants, le malade est censé accepter son diagnostic et se soumettre au traitement qu'il impose. Cette vision idéale de la relation thérapeutique se heurte rapidement à la réalité des personnes SDF, dont les préoccupations ne sont pas toujours compatibles avec ce schéma idéal de la relation thérapeutique. Si l'on s'en réfère à Goffman (1968), les comportements déviants des soignants peuvent s'interpréter par référence aux conditions d'existence aménagées par l'institution : « Je voulais pas faire le test du cannabis et la toubib m'a fait sortir. » « De tels comportements [de la part du soignant] peuvent représenter le mode d'adaptation le plus rationnel compte tenu de l'ensemble des conditions objectives du milieu dans lequel ils s'exercent » (Castel, 1968, p. 8). Ainsi, observer l'adaptation au milieu de ces sujets, c'est prendre en compte que « le propre de la maladie est d'être une réduction de la marge de tolérance des infidélités du milieu » (Canguilhem, 1966, p. 165). En effet, le milieu ne répond pas qu'à des constantes, il est fait d'inattendus (infidélités). Par exemple, les protocoles de soin et les règles de l'institution demandent à ces sujets une importante mobilisation des ressources internes, et révèlent une difficulté face à la capacité à suivre de nouvelles normes de vie.
Les soignants décrivent alors une difficulté à trouver la bonne place, à maintenir une attitude psychique de neutralité et de bienveillance, à savoir une distance viable et juste entre les intérêts et investissements structurellement divergents des soignants et de ces patients. Comme quelque chose qui se heurte parce qu'aucune proposition ne semble stabiliser ces patients en grande souffrance. Mais fréquemment, au lieu de comprendre ces conduites comme une des conséquences de la désaffiliation sociale, nombre de soignants y voient la répercussion

de pathologies psychiatriques dans ce qu'elles génèrent d'irrationnel. Ce qui creuse un fossé entre les soignants et la personne SDF. La difficulté réside alors dans la possibilité de trouver un équilibre entre la temporalité de ces patients et celle de l'institution de soin. Afin que l'institution ne devienne pas un lieu mortifère et maltraitant, un lieu où les défenses sont tellement rigides que tout mouvement pulsionnel ou d'empathie se fige, il est important d'oser la parole, l'échange, le partage, de garder l'objectif de donner du sens à l'insensé. D'ailleurs, la R-AE et le questionnaire font émerger le désir d'une relation interpersonnelle investie et vivante entre personnes soignantes et le personnel d'autres secteurs, d'un échange multidisciplinaire pouvant apporter une aide à la relation vécue avec les personnes SDF. Une meilleure connaissance des autres intervenants et de leur orientation, et une communication entre soignants plus authentique, permettraient de favoriser une plus grande cohérence dans leur difficile travail d'accompagnement de ces patients. De plus, le lien de qualité entretenu entre personnes soignantes facilite une mise en confiance des personnes SDF, qui peuvent alors se sentir réellement accompagnées et non ballotées entre l'un et l'autre.

Une relation au lien équitable

La R-AE et l'analyse du questionnaire révèlent que la difficulté de mener à bien les suivis thérapeutiques est liée à l'ignorance de certaines personnes soignantes, inférant dans ces situations une forme d'inadaptabilité. L'on constate ainsi comme un trou dans la problématique de la désaffiliation sociale et de ses effets. En effet, bien que l'absence, l'abandon et la rupture de liens figurent dans les représentations des soignants, il apparaît comme une incomplétude dans la compréhension du comment. C'est-à-dire un vide de sens quant à l'approche des processus de désocialisation et de désobjectalisation, et de la fragilité de la construction des liens primaires. Aussi, des lectures et des formations spécifiques sur cette population et sur la compréhension de leurs réels besoins pourraient améliorer, enrichir et nuancer la compréhension des soignants, pour un accompagnement plus adapté. D'ailleurs, il apparaît dans le discours des personnes SDF le besoin que se crée un climat de confiance, un respect de leur intimité, de leur temporalité et de leur spatialité : elles ont notamment des difficultés à se repérer et à se projeter dans le temps et vivent au jour le jour. Ainsi, l'objectif premier dans l'accueil de ces patients nous paraît être la « persistance du lien thérapeutique et le caractère inconditionnel et indestructible de l'intérêt que [leur] porte [leur] soignant » (Declerck, 2001, p. 55). La R-AE et l'analyse du questionnaire renvoient au fait que pour un accompagnement adapté à ces sujets, l'institution de soin ne peut être ni trop contenante et ni trop contraignante. Les soignants s'accordent aussi sur le fait qu'ils doivent répondre à leur faible tolérance à supporter la frustration et la confrontation avec la réalité. C'est-à-dire que le soignant s'adapte, tout en mettant des limites à la transgression du respect de soi, de l'autre, et du lieu.

Conclusion

Écouter les véritables besoins de ces personnes SDF, c'est permettre que puisse éclore un espace ouvert à l'organisation de la parole, un lieu favorisant la mise en place de conditions favorables à la rencontre, permettant la mise en lumière des difficultés physiques et psychiques, et l'évaluation des capacités psychiques et cognitives de ces patients. En conséquence, le soignant pourra adapter son accompagnement et coconstruire avec le patient un cadre contenant, dont la nature dynamique du lien repose essentiellement sur le sens de la réciprocité, où l'autorité se fonde sur l'échange. De plus, pour un accomplissement au travail plus aisé, l'échange entre collègues, un travail de supervision ou tout au moins de régulation des pratiques, sont autant d'outils pour réfléchir sur sa pratique, ses représentations, ses projections et ses fantasmes.

Les pratiques professionnelles s'établissent ainsi dans un cadre relativement souple autour de l'hospitalité et de la réciprocité, ce qui influence l'idée que se font ces patients de l'institution de soin, les ouvrant peu à peu à l'acceptation du soin. Respecter leur spatialité, leur temporalité et leur intimité (angoisse d'intrusion), c'est par exemple ne pas les interpeller sur un retard ou ne pas les sanctionner pour une absence de papiers. Que ces personnes sans domicile fixe puissent trouver à se poser, sans avoir à donner quelque chose en contrepartie. Pour ce faire, il faut parfois fermer les yeux sur leurs manquements au règlement, user de diverses stratégies pour les retenir, instaurer un climat de confiance, établir une relation d'équité, prendre en compte la situation de désaffiliation sociale, l'état dépressif, la tristesse, la solitude, l'ennui, l'humiliation et le désespoir. C'est donc sous une forme de discussion que le thérapeute remobilisera l'activité et les formations du préconscient de ces êtres traumatisés par l'histoire. C'est travailler à réinvestir le goût du pouvoir des mots. Il s'agit aussi de pouvoir mener un travail sur la désubjectivation, induite par le malaise dans les rapports sociaux, afin que ces personnes désamarrées aient la possibilité de se situer dans la société, et qu'elles puissent venir y dire leurs indignations. Outre une grande patience face à leurs fermetures, une profonde tolérance à leur destructivité, il est également fondamental de s'instruire sur leur singularité, de tenir compte de certains de leurs besoins vitaux et donc de répondre également à leur réalité sociale et éducative.

Cependant, force est de constater que les solutions proposées sont essentiellement préventives ou palliatives mais très peu curatives, tant le problème est global et difficile à prendre en charge, car il doit inclure des structures en amont, en aval et en parallèle de l'institution de soin. En conséquence, il s'agit ici de pouvoir faire le deuil d'une fonction qui guérit et qui réinsère (Hassin, 1996), en prenant garde que cette remise en cause de la fonction ne provoque pas la démotivation du soignant. D'où l'importance d'une supervision, d'échanger avec les collègues en vue de faciliter la coordination des actions mises en place pour le patient, de permettre une concertation commune en mutualisant les divers points de vue, en fonction de la place qu'il occupe, renforçant la reconnaissance mutuelle du travail de chacun. Réfléchir ensemble, identifier, développer, coordonner les complémentarités de chacun en prenant en compte celles de la personne SDF, c'est coconstruire une dynamique de coopération. « Rien n'est plus désolant que ces gens qui ne disent et ne font jamais rien de "déplacé". Certaines personnes récitent leur vie comme une leçon apprise par cœur, sans jamais faire la moindre faute. Je ne sais pas ce qui est le pire – de ne s'adapter en rien au monde, ou de s'y adapter en tout, des [personnes SDF] ou des gens dits convenables, convenus. Je sais que j'ai moins peur des [personnes SDF], je crois qu'ils sont bien moins dangereux » (Bobin, 1995, p. 19).

Bibliographie

Anzieu, D. (1985). *Le Moi-peau*. Paris : Dunod, 2e édition, 1995.
Barbier, R. (1996). *La recherche-action*. Paris : Anthropos.
Benoist, Y. (2008). Vivre dans la rue et se soigner. *Sciences sociales et santé*, 26 (3), 5-34.
Bobin, C. (1995). *La folle allure*. Paris : Gallimard.
Canguilhem, G. (1966). *Le normal et le pathologique*. Paris : Puf, 12e édition, 2013.
Castel, R. (1968). Présentation. In E. Goffman (dir.), *Asiles : Études sur la condition sociale des malades mentaux et autres* (p. 7-35). Paris : Les Éditions de Minuit.
Castel, R. (1991). Face à l'exclusion, le modèle français. In J. Donzelot (dir.), *De l'indigence à l'exclusion : la désaffiliation* (p. 137-168). Paris : Éditions Esprit.
Chabert, C. (1999). Les voies intérieures. *Revue française de psychanalyse*, 63 (3), 1445-1488.
Chabert, C. (2003). *Féminin mélancolique*. Toulouse : Puf.
Chabert, C. (2015). *La douleur*. Toulouse : érès.
Declerck, P. (2001). *Les naufragés, avec les clochards de Paris*. Paris : Éditions Plon.
Duez, B. (2003). L'intime intrus. *Le Divan familial*, 2, (11), 203-218.
Freud, S. (1919). *L'inquiétante étrangeté et autres essais*. (A. Bourguignon, trad.). Paris : Gallimard, nouvelle édition, 1985.
Freud, S. (1920). Au-delà du principe de plaisir. In *Essais de psychanalyse* (p. 47-128). Paris : Payot, nouvelle édition 2004.
Freud, S. (1930). *Malaise dans la civilisation*. Paris : Payot, coll. Petite Bibliothèque Payot, nouvelle édition, 2010.
Gaboriau, P. (1993). *Clochard – L'univers d'un groupe de sans-abri parisiens*. Paris : Julliard.
Goffman, E. (1968). *Asiles : Études sur la condition sociale des malades mentaux et autres*. Paris : Les Éditions de Minuit.
Hassin, J. (1996). *L'émergence de l'abord médico-social des populations sans toit stable* (Doctoral dissertation). Université René Descartes, Paris V. http ://www.jacques.hassin.free.fr/these_hassin.pdf.
Laplantine, F. (1986). *Anthropologie de la maladie*. Paris : Payot.
Mercier, L. (2016). En mouvement. *Filigrane*, 25, 131-143.
Piret, B. (2007, mars). *Approche psychanalytique du traumatisme : de l'irruption du Réel à l'errance psychique*. Colloque organisé par l'association Appartenances à Lausanne.
Roussillon, R. (1991). *Paradoxe et situations limites de la psychanalyse*. Paris : Puf, 3e édition, 2013.
Thiery, N. (2008). L'hébergement de femmes accompagnées d'enfants en CHRS : quelle incidence sur l'identité parentale ? *Sociétés et jeunesses en difficulté*. http : / / journals.openedition.org / sejed / 2992.

Résumé
Cet article propose des éléments qui rendent compte de l'évolution des modalités de l'accompagnement par l'institution de soin des personnes sans domicile fixe. Car cette

population active des peurs et des angoisses plus ou moins archaïques (temps antérieur à la différenciation du *Moi*, antérieur à la parole), pouvant induire des défenses telles que le clivage chez les soignants. Quelle est donc l'expression de la conflictualité psychique qu'une telle rencontre peut provoquer ? Cela justifie-t-il une attitude spécifique ? Dans un référentiel de psychopathologie psychanalytique cet article qui repose sur une Recherche-Action Existentielle (R-AE) étudie plus spécifiquement la question du contre-transfert chez les soignants, à savoir comment se situer par rapport à cet autre désaffilié, et comment tolérer ses propres mouvements pulsionnels et ses affects, en miroir des leurs.

Mots-clés
Affects, contre-transfert, mouvements pulsionnels, personnes sans domicile fixe (SDF), pratiques professionnelles, Recherche-Action Existentielle (R-AE).

Abstract
This article analyses the evolutions of the forms of support within the care institution for homeless people. This population activates archaic anxieties, inducing defenses and splitting among caregivers. What is the expression of psychic conflict that such an encounter can provoke? Does this justify a specific attitude? In reference to psychoanalytical psychopathology, this article based on existential action research-(R-AE), studies the counter-transference of caregivers, and more specificatly how to relate to the unaffiliated other, how to tolerate ones' own drives and affects, mirroring theirs.

Keywords
Affects, counter transference, drive, homeless people, professional practices, Existential Action Research (R-AE).

Annexe

Madame, Monsieur,
Afin de mesurer l'évolution de la qualité de la prise en charge des personnes en grande précarité, et notamment auprès de la population féminine, nous vous remercions de prendre le temps de remplir ce questionnaire. Vous pouvez y répondre seul(e) ou en équipe. Cette enquête s'effectue dans le cadre d'une Thèse en Psychologie clinique (Toulouse, Université Jean-Jaurès), auprès des professionnels des centres d'accueil pour les personnes en grande précarité sociale. Cette enquête s'inscrit dans les villes de Toulouse (31) et Albi (81). Une démarche visant à comprendre l'accueil et le traitement des demandes des usagers. Les résultats de cette enquête sont analysés et présentés dans la Thèse. Tous les renseignements que vous fournirez sont confidentiels.

Questionnaire

Comment remplir ce questionnaire ? En cochant pour chaque question la ou les cases correspondant à votre réponse.

1. Vous êtes :
   - ❏ Un homme
   - ❏ Une femme
2. Vous êtes :
   - ❏ Directeur(trice) du centre
   - ❏ Médecin
   - ❏ Psychologue
   - ❏ Infirmier(ière)
   - ❏ Assistant(e) social(e)
   - ❏ Éducateur(trice)
   - ❏ Stagiaire
   - ❏ Autre (précisez) :
3. À propos de votre structure, il s'agit :
   - ❏ D'un centre d'hébergement et de réinsertion sociale (CHRS)
   - ❏ D'un centre d'accueil de demandeurs d'asile (CADA)
   - ❏ Structure d'hébergement d'urgence
   - ❏ Maison pour femmes
   - ❏ Centre spécialisé dans l'accueil des femmes
   - ❏ Centre maternel
   - ❏ Autre : précisez :
4. Vous accueillez (vous pouvez cocher plusieurs cases) :
   - ❏ Les hommes

❏ Les femmes
❏ Les enfants
❏ Les couples
❏ Les animaux

5. Combien d'usagers recevez-vous en moyenne par semaine ?

6. Combien de femmes en situation de grande précarité recevez-vous en moyenne par semaine ?
❏ Seule :
❏ En couple :
❏ Avec enfant(s) :

7. Vous recevez les usagers :
❏ Tous les jours ❏ Certains jours : lesquels :
❏ Sur rendez-vous ❏ Sans rendez-vous

8. Vous présentez-vous auprès des usagers à leur arrivée ?
❏ Oui ❏ Non

9. Vous renseignez-vous sur la raison de leur venue à l'arrivée des usagers ?
❏ Oui ❏ Non

10. Remettez-vous une charte à vos usagers sur les règles du centre d'accueil et sur leurs droits ?
❏ Oui ❏ Non

11. Vous renseignez-vous sur leur situation avant leur prise en charge ?
❏ Oui ❏ Non

12. Pour quel problème recevez-vous les usagers :
❏ Hébergement ❏ Problème médical
❏ Une écoute ❏ Une orientation

13. Les usagers expriment-ils leur satisfaction auprès de vous après votre intervention (remerciements, apaisement,…) ?
❏ Jamais ❏ Parfois
❏ Souvent ❏ Très souvent

14. Comment jugez-vous les points suivants :
L'accueil :
❏ Très satisfaisant ❏ Plutôt satisfaisant
❏ Plutôt pas satisfaisant ❏ Pas du tout satisfaisant

L'aménagement du lieu :

❏ Très satisfaisant ❏ Plutôt satisfaisant
❏ Plutôt pas satisfaisant ❏ Pas du tout satisfaisant

La « prise en charge » proposée :

❏ Très satisfaisante ❏ Plutôt satisfaisante
❏ Plutôt pas satisfaisante ❏ Pas du tout satisfaisante

L'attention du personnel dans la « prise en charge » proposée (écoute, bienveillance, soins…) :

❏ Très satisfaisante ❏ Plutôt satisfaisante
❏ Plutôt pas satisfaisante ❏ Pas du tout satisfaisante

Les moyens à votre disposition pour la « prise en charge » (matériels, équipements) :

❏ Très satisfaisants ❏ Plutôt satisfaisants
❏ Plutôt pas satisfaisants ❏ Pas du tout satisfaisants

Les moyens à la disposition des usagers pour la « prise en charge » (équipements, les conseils personnalisés du personnel, l'aide à l'orientation) :

❏ Très satisfaisants ❏ Plutôt satisfaisants
❏ Plutôt pas satisfaisants ❏ Pas du tout satisfaisants

La collaboration avec d'autres centres :

❏ Très satisfaisante ❏ Plutôt satisfaisante
❏ Plutôt pas satisfaisante ❏ Pas du tout satisfaisante

La prise en compte de la demande des usagers :

❏ Très satisfaisante ❏ Plutôt satisfaisante
❏ Plutôt pas satisfaisante ❏ Pas du tout satisfaisante

Globalement, à propos de votre activité professionnelle, vous êtes :

❏ Très satisfait(e) ❏ Plutôt satisfait(e)
❏ Plutôt pas satisfait(e) ❏ Pas du tout satisfait(e)

15. Que feriez-vous pour améliorer l'organisation de votre travail ?

16. Quel type de « prise en charge » proposeriez-vous ?

17. Pour la « prise en charge » des femmes en situation de grande précarité, estimez-vous qu'elle est :

❏ Très satisfaisante ❏ Plutôt satisfaisante
❏ Plutôt pas satisfaisante ❏ Pas du tout satisfaisante

18. En cas de situation de crise, vous orientez vos usagers vers :
    - ❑ Un autre centre d'accueil
    - ❑ Des urgences médicales
    - ❑ Des urgences psychiatriques
    - ❑ Une consultation médico-psychologique

19. Êtes-vous informé sur le devenir de vos usagers ?
    - ❑ Oui
    - ❑ Non

Nous vous remercions pour le temps que vous avez consacré à remplir ce questionnaire.
Étiez-vous seul(e) ou en équipe ? Combien ?

Date à laquelle vous remplissez ce questionnaire :

|___|___| |___|___| |___|___|___|___|
Jour Mois Année

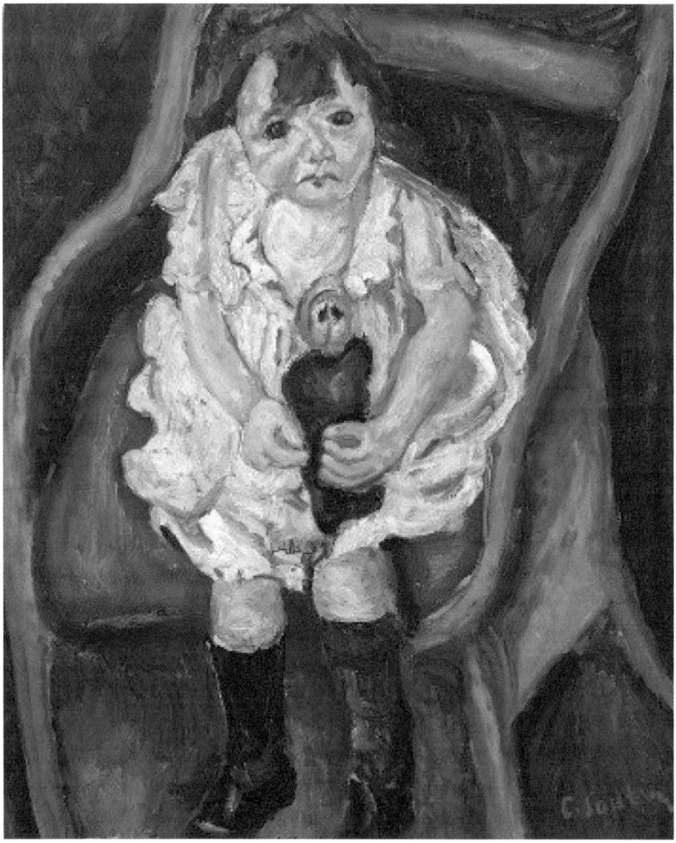

© Soutine Chaïm, *La petite fille à la poupée*

« L'intropression peut s'entendre comme un condensé de l'introjection et de l'oppression. Il s'agit d'une transaction relationnelle où l'enfant victime, sous le joug totalitaire, s'y conforme malgré lui, jusqu'à épouser la doctrine du parent maltraitant. »

Samuel Rassinon, Linda Tromeleue

« La peur n'évite pas le danger » ; éviter la peur met-il en danger ?

"Fear Does not Avoid Danger" ; Does Avoiding Fear Endanger?

Samuel Rassinon
Linda Tromeleue[1]

L'ACCUEIL DES SUJETS TRAUMATISÉS

Psychologues cliniciens, nous avons longuement œuvré au sein d'institutions qui accueillent des enfants en situation de protection et/ou de soin. Ces contextes nécessitent d'entendre la complexité entre l'ici et maintenant de leur symptomatologie, et l'ailleurs et autrefois du fonctionnement familial traumatogène. Ces situations nécessitent aussi de penser la possible actualité et persistance du contexte traumatogène malgré la mesure de protection, c'est-à-dire l'actualité de la violence. Cette complexité de prise en charge se déploie dans la rencontre avec l'institutionnel. L'aspect processuel et interactif de ces registres tisse

Samuel Rassinon, psychologue clinicien, thérapeute familial, Espace Carnot-10 rue Carnot, 95500 Pontoise ; rassinonsamuel@yahoo.fr
Linda Tromeleue, psychologue clinicienne, thérapeute familiale, Espace Carnot-10 rue Carnot, 95500 Pontoise.

la subtilité à développer un contexte protecteur alliant les champs du droit, du social et du soin. Cela nous a conduits à considérer le soin des soignants comme fondamental dans le traitement de ces familles caractérisées par le règne de la violence.
L'accueil des sujets convalescents de contextes traumatogènes complexes et cumulatifs soumet les professionnels à une clinique de l'extrême. C'est une première spécificité. Nous parlons de situations dans lesquelles les sujets ont fait l'expérience de violences graves : physiques, psychologiques, sexuelles, actes de torture, cruauté mentale, tentative de meurtre… Cet article se propose ainsi d'aborder plus précisément la question des mineurs, parfois très jeunes, confiés à des institutions d'accueil par ordonnance du juge des enfants en assistance éducative.
Les professionnels engagés auprès de ces enfants sont aux prises avec des résonances complexes. Celles-ci méritent une attention professionnelle précise. C'est une deuxième spécificité. Dans ces contextes, le cadre judiciaire est une pierre angulaire qui fait bifurquer la trajectoire existentielle de ces familles, ne serait-ce que pour le membre qui en fait l'expérience (Rassinon, Wawrzyniak, 2013). Pour autant, la permanence de la discontinuité, de la coercition et de la menace produit des effets au-delà de l'exposition au contexte premier, et parfois même, malgré les mesures de protection. La peur extrême, par l'effroi d'un réel neutralisant toute issue défensive, se chronicise en terreur, elle-même dissociée du contexte initial. La réalité de la menace d'origine est « intropressée », pour reprendre les mots de Ferenczi (1932). Il en résulte des conduites d'affolement car la menace interdit toute proprioception des sensations liées à la peur. Celle-ci, frappée de silence, fait retour par l'agir qui s'adresse alors à l'institution.

Ferenczi et l'intropression

La notion d'intropression[1] clôt le *Journal clinique* de Ferenczi dans une note du 26 décembre 1932, intitulée « Analyse de traumatisme et

1. Le terme d'intropression apparaît dans le vocabulaire scientifique français pour faire référence à une pression interne. En 1719 dans son essai de physique, Petrus Van Musschenbroek l'étudie comme la déformation liée aux percussions en lien avec les propriétés physiques des objets (ce qui n'est pas sans lien avec la notion de résilience des matériaux). Le terme

sympathie ». Cette idée fulgurante : « l'éducation c'est de l'intropression de Superego (de la part des adultes) » (1932, p. 316), il n'aura le temps de la développer puisqu'il décède le 22 mai 1933.

Notre hypothèse est que ce mécanisme intropressif émerge dans une expérience relationnelle violente et subie. Il contraint le sujet à intégrer le paradigme despotique. Il est à la fois un processus mais devient aussi par l'empreinte qu'il laisse un mode de représentation du monde. En cela, il diffère de l'introjection qui consiste en un investissement libidinal défensif et développemental conduisant à un élargissement du Moi : « Je décris l'introjection comme l'extension de l'intérêt autoérotique initial au monde extérieur par inclusion de ses objets dans le Moi » (Ferenczi, 1912, p. 196). Notre expérience clinique témoigne d'enfants dont le Moi est restreint, contraint et interdit tant il est occupé par un monde extérieur (parental) qui s'impose. L'enfant est objet et non sujet de l'expérience qui le domine.

Ce qu'il en reste : une impossibilité, « ne peut se remémorer parce n'a jamais été conscient, seulement revécu et reconnu comme du passé » (Ferenczi, 1932). Et puis : « Les souvenirs désagréables continuent à vibrer quelque part dans le corps (émotions) » (cité dans Prado de Oliveira, 2011). Dans ce sens, Delaunay explique : agir en lieu et place d'un souvenir » (2011). C'est pour lui constitutif du transfert, ce à quoi il articule la dimension d'investissement, au sens d'une occupation topographique. Quand l'envahissement est militaire et arbitraire, il devient une affectation qui affecte, une assignation. Le Moi de l'enfant est immobilisé par ce qu'il subit.

L'intropression peut s'entendre comme un condensé de l'introjection et de l'oppression. Il s'agit d'une transaction relationnelle où l'enfant victime, sous le joug totalitaire, s'y conforme malgré lui jusqu'à épouser la doctrine du parent maltraitant. Celle-ci est personnelle et subjective à cet adulte et a pour vocation d'être imposée à chacun des membres en ordonnant leur place et leur fonction dans la famille. Sa volonté est de légitimer ce que l'adulte violent sait pourtant illégal (Lempert, 2017). Il s'agit d'un détournement existentiel de la personnalité en devenir de l'enfant au profit de la pathologie narcissique

apparaît en 1778 également dans « une théorie des lésions de la tête par contre-coups », et au cours de ces mêmes années, au sein d'essais sur la pression interne liée à un trauma, ou encore comme hypothèse étiologique de l'épilepsie.

du ou des parents. De façon contingente aux conséquences intrapsychiques développementales, c'est la perception du monde qui porte l'empreinte, comme un filtre déformant, de ces expériences catastrophiques premières.

Le fonctionnement violent s'établit sur un ensemble de faits et de rituels. Il s'agit d'actes illocutoires (un faire qui est un dire) : un regard, un doigt qui se lève, un geste de menace… mais aussi perlocutoires (un dire qui est un faire), l'insulte par exemple (Austin, 1970). Ramassés et condensés en certaines communications paradoxales et abusives, ces rituels ou faits violents répétitifs procèdent de l'effort pour rendre l'autre fou (Searles, 1977). Infiltrée de cynisme, l'alternance de l'acte de menace et de la menace en acte sature les seuils de perception de l'enfant effracté. Cela condamne chez lui toute spontanéité émotionnelle à ressentir de la peur. Et réprime, dans le même temps, l'expression par la parole.

Les faits intrafamiliaux violents sont à la fois des transgressions, des transactions relationnelles et des infractions aux codes établis par le droit. Ils contribuent à maintenir en filigrane le motif irrationnel, véritable alibi aux passages à l'acte violents. Précision essentielle : si les racines de la violence sont souvent inconscientes, le choix de passer à l'acte lui, est délibéré dans une très grande majorité des cas (Joulain, 2018). Cela introduit la nécessité éthique de penser l'intentionnalité et la responsabilité, sans quoi aucune intervention de soin n'est possible. Sinon, le mécanisme intropressif devient l'agent de la construction identitaire de l'enfant dans son appartenance forcée au fonctionnement totalitaire, agent par lequel le système maltraitant s'approprie corps et psychisme de l'enfant. L'intropression d'items parentaux rigides, paranoïaques, tyranniques, cruels et omnipotents étouffe toute vie subjective. Elle détourne en premier lieu la proprioception et l'intégration des comodalités sensorielles. Contemporainement au développement de la vie intrapsychique, c'est la perception du monde et de soi-dans-le-monde qui subit aussi une déviation. Les sciences cognitives parlent de distorsions, car le rapport au monde est détourné au profit de la déviation pathologique du monde adulte inhospitalier. L'enfant se construit alors sur une perception erronée des contextes car ceux-ci sont indexés à une théorie arbitraire légitimant l'illégal.

Bientôt l'intropression assigne à résidence : celle du silence. Et l'enfant victime se confond avec les règles du système maltraitant et très précisément avec la menace. Ils ne deviennent qu'un ! Le temps vécu ne l'est plus, le passé ne passe pas (Crocq, 2012) et l'assignation détient une dimension de dyschronie, telle la marque de la perpétuité : « L'enfant vit dans le présent. "Enfants malheureux de l'instant" » (Ferenczi, 1932, p. 316).

La vie émotionnelle est censurée puis exclue. L'homéostasie maltraitante laisse des traces : la peur réprimée se traduit par des comportements symptomatiques. Ceux-ci devraient se décrypter comme conduites d'affolement. Et spirale infernale : ces comportements donnent à leur tour crédit à l'idéologie parentale : « Je vous l'avais bien dit, il est ingérable ! » Rien de tel qu'un enfant agité pour conforter le parent dans sa nécessité pathologique de le corriger. Rien de tel pour semer la confusion dans l'esprit du professionnel de la protection de l'enfance, parfois mis au défi par le parent délinquant de faire cesser les comportements qu'il a lui-même définis comme problématiques. L'enfant est rarement compris dans sa peur à ce moment précis. Et pourtant, depuis sa conception du monde, il est en risque de subir l'exécution de la menace. Sa peur redouble, ses symptômes aussi. Devenu objet, le mineur est désigné et affecté à une fonction : celle de justifier le maintien du système dont il est l'otage.

Bifurcation

Le contact de ces mineurs avec des exo-systèmes au fonctionnement démocratique (crèche, école, centre aéré, lieux de placement, etc.) leur fait vivre des expériences étranges, sinon dépersonnalisantes. Sur le plan de la symptomatologie, tout peut se passer dans un silence ou dans un cataclysme tout aussi bruyant. Il est une première bifurcation essentielle : transmettre les faits à qui de droit selon les obligations légales pénales en vigueur.

Fondamentale, l'intervention psycho-socio-éducative fait souvent suite. Étonnamment, elle peut produire des effets paradoxaux. Il est nécessaire de s'y pencher. C'est une troisième spécificité. Souvent contraints par leur service à des logiques opératoires de protocole, les professionnels se heurtent à l'incompréhension, voire à l'hostilité

desdits usagers face à leur supposée hospitalité. Comment comprendre que l'enfant ne comprenne pas l'intervention comme une aide et une protection ? Comme saisir qu'il paraisse plus en difficulté ?
Nous en faisons régulièrement l'expérience dans la mise en œuvre de ce qui est appelé communément « groupe d'analyse de la pratique professionnelle ». Notamment dans des contextes de prise en charge de protection de l'enfance ou de femmes victimes de violences conjugales. Nous fondons nos interventions sur le dialogue des concepts issus de la psychopathologie phénoméno-structurale, de la psychanalyse et de la systémie. Et nous avons déployé l'habitude stratégique de la co-intervention. Celle-ci établit un cadre créatif diluant les effets massifs et directs des transferts et résonances institutionnels.

Euphémisme et transgression

À l'écoute hyperattentive du vocabulaire (Tromeleue, Rassinon, 2018), nous entendons souvent les professionnels dire : « il a posé un acte ». Euphémisme qui parle la plupart du temps d'une attaque du cadre, d'une circonstance flagrante, incongrue et dangereuse. Son effet est de décontenancer. Les formules associées et typiques se déclinent en trois temps : « J'en crois pas mes yeux, je l'ai surpris(e) en train de… » Second temps : « Il (elle) dit que c'est pas vrai ». Et enfin, dernier temps : « C'est un(e) menteur(euse), on soupçonne que… »
Dans de nombreuses autres occasions, il peut s'agir d'une menace directe explicite ou implicite, verbale et/ou physique à l'encontre d'autres mineurs. Ces faits cliniques sont rapportés au travailleur social référent. Ainsi au sujet d'un enfant de 6 ans : « La première alerte c'est le chewing-gum qu'il lui a collé exprès dans les cheveux ; la deuxième c'était aussi en classe, il a pris sa paire de ciseaux lui a coupé une mèche de cheveux et au passage un petit bout d'oreille. » Autre cas de figure, celui de l'assistante familiale qui relate des événements au référent : « Cela faisait plusieurs fois qu'il [adolescent de 16 ans] baissait furtivement son pantalon, là, il était devant ma baie vitrée à l'extérieur et se masturbait, avec un regard bizarre en me faisant un doigt d'honneur, j'ai eu très peur mais le service n'entendait pas mes craintes. » Ces mouvements infantiles et/ou adolescents dépassent la dimension développementale de l'agressivité ou

de l'opposition maturative. L'intégrité physique et ou psychique du protagoniste qu'il soit professionnel ou non est disqualifiée, menacée ou atteinte.

Nous pensons aussi à tous ces contextes dans lesquels les travailleurs sociaux sont menacés directement ou indirectement par les adultes lors de rendez-vous ou de visites médiatisées. Au sujet d'un père dont la violence physique était connue : « Il avait un coup de poing américain qui débordait légèrement de sa poche [...] je n'ai rien fait de ça, il ne s'en est pas servi. » Ou encore au sujet d'une mère : « C'était un jour où elle n'allait pas bien et ne pouvait supporter ce qu'on lui annonçait : elle a renversé le bureau de rage, nous n'avons rien fait, c'était sa manière à elle de montrer sa colère. »

Sans omettre que des formes subtiles de menace de mort peuvent émerger et prendre en certaines circonstances l'allure de chantage au suicide : « En visite médiatisée, un père dépressif et alcoolique nous a dit que si ses droits n'évoluaient pas, il ne pourrait pas tenir comme ça. »

Atteintes aux professionnels

Dans la plupart de ces situations, nous repérons l'atteinte sensorielle sous l'impact du choc : « j'en crois pas mes yeux » ou bien « j'en croyais pas mes oreilles, ce n'était pas lui ». Puis nous observons la confusion malgré la perception. Cette confusion est induite par la surprise et le déni de l'acte, énoncé souvent avec aplomb : « il dit que c'est pas vrai » (ce qui a été fait ? ou ce qui a été vu ?). Enfin, nous remarquons l'atteinte de la pensée, véritable assignation ordonnée par le mineur poseur d'acte ou par le parent agresseur. La pensée est piégée selon un mode de causalité linéaire[2] réductrice : « c'est un menteur » (ou non) ou au sujet de la mère qui renverse violemment le bureau : « elle est en crise ».

Trop souvent les agissements parentaux violents à l'adresse des professionnels ne sont pas décodés comme tels. Leur compréhension s'appuie toujours sur l'hypothèse de leur souffrance. C'est juste, mais

2. Ce lien de causalité est établi sur un modèle de type stimulus-réponse, la cause entraînant l'effet sans que les dimensions contextuelles, rétroactives et récursives soient prises en compte.

quiconque souffre n'agresse pas pour autant autrui. La transgression mérite d'être prise en considération et traitée comme il se doit. Le préjudice aussi. Remarquons que le prétexte qui justifie ou attribue un sens, prêt-à-penser, a pour fonction de protéger le parent de la responsabilité de ce qu'il vient de commettre. Par la même occasion, selon un mécanisme projectif qui le dédouane, il en attribue la faute à l'autre (Lempert, 2017). Il fait par là l'économie d'une élaboration désagréable : l'autocritique n'a pas sa place. Affleure ici la peur légitime du professionnel de la confrontation avec le parent quant aux transgressions qu'il commet, et à la peur qu'il fait vivre à son enfant, peur à laquelle il a très probablement été confronté durant sa propre enfance mais qu'il ne relie toujours pas à ses actes, marque caractéristique des troubles dissociatifs de l'identité.

De la même manière, la transgression du mineur est repérée, mais n'est malheureusement pas décryptée dans sa fonction. Et pourtant, s'y trouvent les ingrédients de l'irruption répétitive d'un passé au potentiel réellement traumatogène. N'oublions pas que peuvent s'y trouver aussi les indices de l'actualité de traumatismes en cours. Pour peu que l'interdit de parler prenne le pas, la probabilité est élevée pour que le stress aigu se chronicise en état de stress post-traumatique, selon le DSM V.

Travail d'hypothétisation empêché

Émettre des hypothèses sur les fonctions et le sens de ces séquences relationnelles est neutralisé par l'assignation conclusive : « Il (elle) est menteur(euse) » ou bien « il ne s'en est pas servi ». La rationalisation explicative, conséquence d'acte oppressif subi, peut aussi émerger chez le professionnel fréquemment exposé à des faits à caractère violent. Analogiquement, ce dernier se trouve en quelque sorte empêché de penser, assigné à la place désignée pour l'enfant. Ce mécanisme, par un effet de saturation de seuil, prive d'une analyse contextuelle. Celle-ci ferait apparaître la complexité du rapport entre la fonction du passage à l'acte et la demande inconsciente et désespérée de l'enfant ; demande d'être compris là où il agresse en tant qu'indication analogique de là où il a été agressé. Nous invitons aussi

à considérer la demande paradoxale du parent d'être compris et stoppé là où il transgresse.
Sans cela, l'enfant est de facto dépossédé de sa revendication, elle-même vidée de sa légitimité de façon arbitraire : « c'est de la mythomanie » disent certains professionnels, ou bien : « il recourt à la violence car c'est son seul langage », mais ne comprennent pas cette langue qui leur paraît étrangère. Le mineur est alors un dépositaire dépossédé. De sa place, poser un acte, c'est poser une question qui n'est pas énonçable autrement. Car il est agi par ce qui l'occupe, ce qui l'affecte, concomitamment là où il a déjà été affecté, ce qui l'abîme, là où il a été contraint d'abymer[3] des souvenirs traumatiques, et ce qui l'assigne enfin à une identité ayant fonction dans sa famille, système social originel : l'identité du désigné, véritable position sacrificielle.

Au-delà du miroir

Ce sont la forme de la communication et les stratégies d'intervention qui reflètent les contours relationnels similaires au contexte initial. Évidemment, l'intentionnalité professionnelle n'est pas celle du système maltraitant, mais l'équivalence crée de la répétition voire de l'insistance. Ferenczi, toujours dans ce court fragment, rappelle : « Une analyse en profondeur (traumatogénétique) n'est pas possible si l'on ne peut pas offrir des conditions plus favorables (en contraste avec la situation qui existait lors du traumatisme primitif) » (Ferenczi, 1932, p. 148).
L'attaque du contenant par la menace réelle empêche la réalisation d'un contenu métaphorisant de la sensation de peur, qui plus est non reconnue comme telle. L'enfant n'est donc pas le seul à être détourné. Le professionnel et par extension ce qu'il incarne du cadre institutionnel l'est aussi. L'approche systémique oriente vers la compréhension de la fonction : le maintien de l'homéostasie de la violence conjugale et/ou des transactions violentes parento-filiales. En l'état, il est une autre permanence : celle de la peur. Subie mais non conscientisée, elle est intropressée non seulement par l'enfant confié, mais aussi par les services qui le prennent en charge. Certains professionnels

3. « Renverser dans un Abyme, figurement périr » Académie 1792.

de l'institution, comme le référent par exemple, peuvent la subir et développer des agissements dans la relation d'aide. À leur insu, ils adoptent des stratégies relationnelles équivalentes à celles du sujet accueilli : l'évitement, l'escalade symétrique, la provocation et ce parfois même selon une mécanique répétitive.
Le professionnel exposé à la menace réelle, actuelle ou passée, est soumis à de hauts stress. Ces stress et la complexité des situations associées – délinquantes, pédo-criminelles – le pressent à son insu – quasi hypnotiquement – vers des mouvements de collusion, ce qui est alors très proche de l'identification anxieuse à l'agresseur. Corollaire immédiat et défensif : il se dissocie de la sensation de peur. Et ce d'autant plus que les cursus de formation vont plutôt dans le sens de ne pas travailler avec ses propres sensations. La menace, en ce qu'elle est un prétexte, un prêt-à-penser, piège le professionnel à deux places à la fois : le porteur et la victime, le donneur d'ordre et l'exécutant. Il est en quelque sorte clivé. Le ressenti est interdit, la pensée est censurée, si bien que personne n'est autorisé à prendre la parole, parole qui pourrait pourtant évoquer la dimension maltraitante s'originant dans le système familial de l'enfant confié.

Invitations

Le dispositif de groupe d'analyse de la pratique clinique en institution d'accueil de sujets convalescents de contextes traumatogènes offre un espace d'où peut émerger une interrogation quant à l'acte violent réel agi, en attente d'être élaboré par le professionnel auquel il s'adresse dans l'immédiateté de l'ici-et-maintenant. C'est à cette intersection que le sujet accueilli et le professionnel accueillant, en tant qu'appartenant à l'institution, deviennent coélaborateurs d'un acte de parole réalisant une nouvelle réalité partagée sur l'effraction du réel affolant. Pour le professionnel impliqué dans la relation d'aide, devenir acteur d'une réalité émotionnelle partagée quant à la peur qui peut se ressentir et être vécue permet en retour à l'enfant de réintégrer sa proprioception et de conquérir sa propre subjectivité.
Tout l'enjeu est de ne pas répondre à la question du « que faire quant à l'acte » commis. Hormis lorsque la réponse est indiscutablement celle du recours à la loi pénale. En effet, la valence de la réponse serait

toujours incertaine, de surcroît, elle opérerait plus probablement une impasse ou bien une escalade relationnelle. Il semble plus efficient d'engager le professionnel de l'institution (donc l'institution) vers le lieu auquel l'enfant ou l'adolescent poseur d'acte, pour reprendre son terme, l'a affecté. C'est précisément là d'où s'énonce la question du professionnel. C'est une bifurcation essentielle car ce dernier parle depuis le lieu où le mineur l'a logé, c'est-à-dire bloqué et privé de sa liberté d'action professionnelle. Il parle donc de là où l'enfant s'assigne parce qu'il y a été assigné par le système à transaction violente. Il en va de même quand le passage à l'acte est directement celui du parent à l'encontre du professionnel.

Par le travail d'investigation minutieuse du clinicien, le professionnel a l'opportunité d'entrevoir et de ressentir le lieu affecté depuis lequel il parle. Il expérimente alors la potentialité d'une parole différente. Différente car elle se libère de l'interdit au sujet de ce qui est imposé. Nombre de professionnels partagent leur sentiment d'impuissance à aider, leur colère de ne pas être entendu, leur tristesse face à ce qu'ils perçoivent comme un avenir condamné…

Progressivement, au cours de ce tâtonnement prudent et respectueux, l'inquiétude fait place à l'expression de la peur. La peur fondamentale reste celle de pouvoir identifier sa source originelle et de s'y confronter : le(s) parent(s) terrorisant(s), avec l'espoir que l'issue soit différente pour chacun, l'enfant, le parent et les professionnels. Ce qui peut se comprendre comme un mouvement verrouillé par l'acte de transgression qu'est la menace.

Cette expression rendue possible par une conscientisation et un déconfusionnement des registres est le premier temps : une réappropriation par le professionnel de ce qui est partagé dans la relation avec le mineur dont il a la charge. L'étape suivante, déjà présente dans ce premier pas, est la circularisation de ces données relationnelles en termes de fonctionnalité. Autrement dit : quelle est la fonction de ce qui est vécu par le professionnel ? Et comment révèle-t-elle l'interrogation fondamentale qui s'impose à l'enfant ? Il va sans dire que nous englobons dans la notion d'interrogation les vécus émotionnels archi-traumatiques ressentis par le mineur victime.

L'espace-temps de l'analyse de la pratique est une escale : escale d'extériorisation et de conscientisation, elle est rendue possible par un travail d'extropression. Cette proposition lexicale formalise ce que Barande (1972) met en exergue du traitement psychanalytique du trauma dans l'œuvre de Ferenczi : désuggestionner ou déshypnotiser. Émerge progressivement une perception nouvelle et délocalisée. Paraît aussi pour le professionnel la liberté de s'interposer par sa fonction (Tromeleue, Rassinon, 2018). Il devient l'agent actif et contribue par contraste à la création d'un nouveau contexte. L'intégration puis la compréhension de la peur professionnelle comme le signe d'un danger ou celui a minima du maintien d'une menace devient une hypothèse énonçable.

Recevoir, percevoir, sentir et ressentir ensemble à partir de ce qui s'importe et s'acte dans la relation devient un espace partagé où s'autorise la réalisation du réel acté. Le penser (Anzieu, 1994) émerge dans sa fonction contenante et métaphorisante, et permet aussi d'hypothétiser et de circulariser (Selvini, 1975) l'actualité contextuelle de menace et de dangerosité toujours actives.

Si, comme le dit l'adage, « la peur n'évite pas le danger et le courage non plus », intégrer la perception de la peur dans le courage de poser des questions là où tout semble l'interdire est une ouverture psychique et une invitation éthique permanente aux processus d'humanisation et de démocratisation ; véritable contrepoint à l'invitation pernicieuse (Tromeleue, 2018) assénée par le système agresseur.

Bibliographie

Anzieu, D. (1994). *Le penser. Du moi peau au moi pensant.* Paris : Dunod.

Austin, J. L. (1970). *Quand dire, c'est faire.* Paris : Éditions du Seuil.

Barande, I. (1972). De la révision de l'activité précédente à son inversion ; les traumatismes selon Ferenczi. *Sándor Ferenczi.* Paris : Payot et Rivages.

Crocq, L. (2012). *16 leçons sur le trauma.* Paris : Odile Jacob.

Delaunnay P. (2011). *Les quatre transferts.* Paris : Fédération des ateliers de psychanalyse.

Ferenczi, S. (1912). Le concept d'introjection. In *Psychanalyse, tome. 1* (p. 93-125). Paris : Payot, 1975.

Ferenczi, S. (1932). Analyse de traumatisme et sympathie – notes et fragments du 26.12.1932. *Psychanalyse IV (1927-1933). Œuvres complètes.* Paris : Éditions Payot, 1990.

Ferenczi, S. *Psychanalyse I (1908-1912). Œuvres complètes.* Paris : Éditions Payot, 1990.

Joulain, S. (2018). *Combattre l'abus sexuel des enfants : Qui abuse ? Pourquoi ? Comment soigner ?* Paris : Desclée de Brouwer.

Lempert, B. (2017). *Dans la maison de l'ogre – Quand la famille maltraite ses enfants*. Paris : Éditions du Seuil.
Prado de Oliveira, L.E. (2011). *Sándor Ferenczi : la psychanalyse autrement*. Paris : Armand Colin.
Rassinon, S., Wawrzyniak, M. (2013). Quand le parcours de soins rencontre le champ judiciaire : un méta-système thérapeutique ? *Cahiers critiques de thérapie familiale et de pratiques de réseaux*, 50, 199-211.
Searles, H. (1977). *L'effort pour rendre l'autre fou*. Paris : Gallimard, 2003.
Selvini Pazzoli, M., Boscolo, L., Cecchin G., Prata, G. (1975). *Paradoxe et contre-paradoxe : Un nouveau mode thérapeutique face aux familles à transaction schizophrénique*. Montrouge : ESF, 2017.
Tromeleue, L. (2017). La personnalité des agresseurs. In Ronai, E. Durand, E. (dir.), *Violences conjugales, le droit d'être protégé*. Paris : Dunod.
Tromeleue, L., Rassinon, S. (2018). Impact des stratégies relationnelles violentes sur les systèmes de prise en charge. *Soin Psychiatrique*. 39, 16-19.

Résumé
Victime de violences, corrompu par l'homéostasie familiale maltraitante, l'enfant affolé devient affolant. Il confronte la protection de l'enfance à des émotions complexes. Sans lieu spécifique d'expression, celles-ci pressent les intervenants vers des mouvements d'anesthésie qui neutralisent le déploiement de leur intervention. Émotionnellement interdits, ils sont en risque à leur insu d'être infiltrés par la doctrine parentale qui rend légitime l'illégal. Les auteurs explorent en quoi la co-intervention systémique en analyse des pratiques favorise chez les professionnels l'émergence et l'accueil de ces émotions, notamment la peur, dans ce qu'elles ont de plus humanisant. Ils montrent en quoi cette démarche favorise l'émerge d'une contre-identification à l'agresseur, véritable socle de protection.

Mots-clés
Affolement, maltraitance, intropression, analyse des pratiques, émotions, contre-identification à l'agresseur.

Abstract
Victim of violence, the child maddened by intrafamily abuse becomes maddening. They confront the social childhood welfare with complex emotions. Without a specific place of expression, they urge the participants to anesthetic movements that neutralize the deployment of their intervention. Emotionally neutralized, they are at risk, without their knowledge of being infiltrated by the parental doctrine that legitimizes the illegal. Systemic co-intervention in the analysis of practices favors the emergence and reception of these emotions, especially fear. Then appears the possibility of an anti-identification against the aggressor, real pedestal of protection.

Keywords
Distraught, abuse, intropression, practice analysis, emotions, counter-identification with the aggressor.

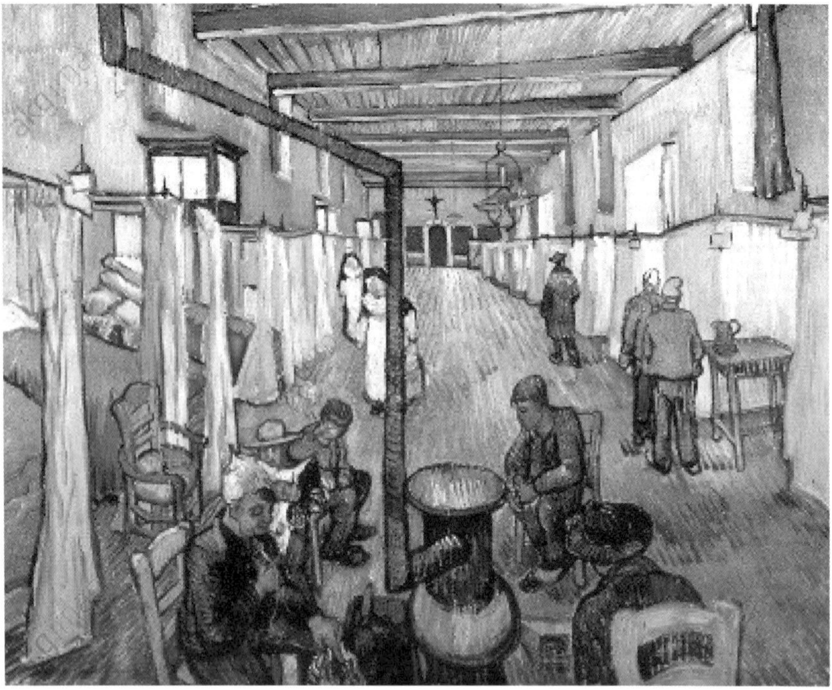

© Vincent Van Gogh, *La salle des malades de l'hôpital d'Arles*

« Parfois, pour avoir moins peur, nous participons à notre insu à maintenir encryptés les incorporats de l'histoire institutionnelle qui, par définition, restent non traités, inconscients et entravent la construction de dispositifs de soin qui permettent le travail de pensée et de symbolisation. »

Cécile Antigny

Nos peurs de soignants en institution, s'en défendre mais aussi pouvoir les élaborer[1]

Our Caregivers Fears in an Institution, How to Defend them as well as to Elaborate

Cécile Antigny

Exercer le métier de soignant c'est se confronter à un certain nombre de craintes, et ces dernières se manifestent dès que l'on imagine poser son premier pied en institution. Il y a quelque temps, alors que l'équipe soignante accueillait une nouvelle élève aide-soignante, celle-ci était arrivée alcoolisée. Avant que ses référents ne prennent le temps de la rencontrer pour en parler avec elle, nous avions lors d'un staff échangé en équipe avec le psychiatre, les infirmiers, les aides-soignants et l'art-thérapeute sur l'hypothèse de la peur de la psychiatrie qu'avait pu ressentir cette jeune femme. La peur de la folie. C'est alors que nous nous sommes raconté mutuellement ce que nous avions imaginé avant notre premier jour de stage en psychiatrie. Tous

Cécile Antigny, psychologue clinicienne, docteure en psychologie, 47 avenue Gambetta, 92400 Courbevoie ; cecileantigny@gmail.com

1. Article issu de la communication au colloque « Peur sur l'institution », Paris, théâtre Déjazet, mars 2018 (Consulter le lien : http://apspi.net).

nous étions arrivés avec des nœuds aux ventre et des scénarios en tête tous plus horribles les uns que les autres. Cet échange fut l'occasion d'en rire franchement !
L'expérience des années ne protège pas toujours de la peur. Elle prend alors plusieurs visages : peur du passage à l'acte suicidaire, peur de l'agression, peur du débordement émotionnel, peur du surgissement de l'intime dans un groupe, peur de ne pouvoir accueillir ou entendre ce que le patient va nous déposer, et crainte de ne pouvoir accueillir nos propres ressentis en l'écoutant. Elle est fugace, elle surgit parfois et dans nos quotidiens de soignant nous cohabitons avec ces inquiétudes, ces anxiétés, parfois ces angoisses, et tentons de nous en défaire, de nous libérer de cette tension.
Nous allons développer notre propos à partir de quelques vignettes cliniques issues pour certaines de la vie institutionnelle ordinaire en clinique psychiatrique, et pour d'autres, d'interventions en institution auprès d'équipes soignantes. Nous travaillons d'une part au sein d'une clinique psychiatrique et intervenons d'autre part régulièrement au sein d'une cellule psychologique qui propose à des équipes soignantes un groupe de parole à la suite d'un événement effractant. Ces deux cliniques vont nous permettre d'esquisser les modes de défense que nous adoptons pour faire face à ce que nous redoutons et qui, bien souvent, correspond à ce que peinons à élaborer. Nous parlons ici d'un trop-plein d'excitation psychique, mais aussi de l'effraction de nos systèmes de pare-excitation que pourrait produire cette excitation trop intense, ce qui correspond à la définition que Freud donne du traumatisme dans *Au-delà du principe de plaisir*. Nous développerons d'une part les difficultés d'élaboration que nous rencontrons face à ces intenses émotions, et d'autre part, les conditions dans lesquelles les fonctionnements institutionnels peuvent accepter d'héberger ces peurs sans forme, et permettre la mise en route de l'élaboration de ces dernières.

Contre-attitudes soignantes

Alors que nous nous trouvons dans le train qui nous conduit à la clinique psychiatrique dans laquelle nous travaillons, une annonce retentit pour dire qu'un accident voyageur survenu en gare quelque temps auparavant perturbe encore le trafic. Il s'agit de la gare qui dessert la clinique. Nous pensons immédiatement qu'il pourrait s'agir d'un patient de la clinique, et puis qu'il pourrait s'agir d'un patient que nous connaissons. Nous passons en revue les entretiens avec les patients rencontrés les jours précédents, certains particulièrement inquiétants, d'autres au contraire pas du tout ; et si nous étions passée à côté du repérage de l'imminence d'un passage à l'acte ? Nous sentons l'angoisse monter. Nous pressons le pas pour arriver dans l'établissement et guettons le moindre signe de désordre qui pourrait nous indiquer que le cours de la vie institutionnelle est différent. Rien de particulier, tout le monde semble détendu et vaquer à ses occupations. Nous hésitons à interroger la personne de l'accueil mais nous nous abstenons, essayant de nous rassurer en voyant que tout a l'air ordinaire. Nous nous dirigeons vers la salle de réunion où nous sommes attendue pour le staff, nous sommes la première arrivée, nous nous sentons rassurée, mais un doute persiste. Celui-ci sera levé par la demande adressée à l'élève infirmière qui entre, en lui précisant que nous sommes inquiète à la suite de l'annonce dans le RER.

Lors du déjeuner, nous échangeons au sujet du suicide en institution avec nos collègues. L'une d'entre elles fait remarquer que cela est déjà arrivé il y a quelques années dans la clinique, nous n'étions alors pas psychologue de cet établissement mais avions également été confrontée à ce type de tentative de suicide de patients par le passé. Nos collègues soulignent aussi que nos interventions régulières auprès d'équipes soignantes confrontées au suicide peuvent favoriser un rapide sentiment de crainte et nous mettre vite en alerte.

Le scénario anticipateur que nous échafaudons sur le trajet pour tenter de contrôler la peur qui a fait irruption à l'annonce dans le train est une première contre-attitude soignante que nous pouvons repérer, l'anticipation est un moyen fréquent pour tenter de nous protéger d'une éventuelle effraction. Elle résulte en partie de ce que les patients ont déposé en parole dans les entretiens des jours précédents et qui a pu être élaboré, mais aussi de ce que nous portons de leurs angoisses par identification projective sans que cela ait encore pu se travailler entre nous. Enfin, elle se fonde aussi des traces inscrites en nous de notre histoire personnelle, celle de notre histoire de soignante et celles de l'histoire institutionnelle à laquelle nous appartenons.

Lors des groupes de parole que nous proposons avec nos collègues de la cellule psychologique aux équipes soignantes à la suite d'un suicide dans leur établissement, élaborer ce qui a pu se tisser dans les liens praticien-patient n'est pas si simple. Avant cela, souvent, ils racontent comment, depuis l'événement, ils font face à la peur.

Certains décrivent combien ils sont vigilants depuis la survenue du suicide et combien ils sont inquiets que cela se reproduise. L'ensemble des salariés de l'institution va ainsi tenter de tout maîtriser, et l'on va pouvoir entendre émerger des discours sécuritaires : « Mais pourquoi est-il possible d'ouvrir la fenêtre, nous devrions toutes les condamner », ou encore « Nous allons désormais retirer les ceintures de peignoirs de tous les patients à leur arrivée. » L'hypervigilance est de mise. Quand dans le groupe, une autre parole face à ces discours de grande maîtrise peut se faire entendre, comme « de toute façon, s'ils veulent vraiment se suicider, ils trouveront toujours le moyen de le faire », il peut alors devenir possible d'ouvrir la réflexion sur ce qui a échappé dans la prise en charge de cette personne. Peut alors se raconter la rencontre avec ce patient et les soins prodigués, on peut penser l'histoire du patient et celle de l'équipe ensemble, les manquements, l'impuissance et la culpabilité. Le travail de symbolisation devient possible après avoir lâché les défenses autoritaires.

Ce travail de symbolisation fait référence aux travaux de Roussillon (2019) pour qui, « la matière première psychique doit être métabolisée et transformée par un processus de symbolisation réflexif pour être intégrée dans la subjectivité ».

Ce travail, nous nous efforçons de l'instituer en tant que cliniciens en institution. Il consiste dans un premier temps à accueillir les éléments bruts, non symbolisés, pour ensuite les lier, les penser et les redonner à penser à l'autre, aux autres, sous une forme qui permet qu'ils trouvent un sens et qu'ils perdent ainsi leur potentiel destructeur ou désorganisant.

Dans ces groupes, il est également fréquent d'observer comment les soignants peuvent avoir recours à la banalisation. Ainsi, une infirmière psychiatrique expérimentée, s'adressant à un jeune débutant très choqué à la suite du suicide d'un patient, le rassurait en lui disant : « C'est ton premier, ne t'inquiète pas ça va passer, il y en aura d'autres », puis d'ajouter « on sait que ce risque existe et on ne peut pas dire que l'on s'habitue mais quand on l'a vécu une fois c'est plus facile à surmonter. » Oui, nous savons que ce risque existe mais nous voudrions tellement que cela ne se produise pas, et ne pas être pris au dépourvu. Pourtant, en choisissant ce métier nous savons, ou du moins nous comprenons assez vite, les enjeux psychiques que cela représente pour nous, et cela n'entrave pas nos engagements dans nos professions. Il est possible que nous y trouvions là une certaine excitation que nous souhaitons mesurée, mais que nous ne pouvons pas toujours contrôler. Cette excitation signe le masochisme que tout soignant a à mettre au travail dans l'exercice de son métier, de façon à ne pas se trouver emprisonné dans des liens soignant-soigné destructeurs (Lionet et Castelain-Devillers, 2018).

Enfin, les soignants racontent aussi les évitements qu'ils peuvent mettre en place : « Je ne peux plus ouvrir la porte de cette chambre, alors je fais en sorte de ne plus passer devant, si nécessaire, je demande à une collègue d'y aller à ma place. »

Dans le quotidien de la vie institutionnelle, nous avons entre collègues souvent l'occasion de partager des inquiétudes et cela permet de donner une forme à nos peurs. Le groupe d'accueil des patients coanimé avec des aides-soignantes est le lieu privilégié d'expression des craintes des patients, et peut aussi être dans le cadre du postgroupe le lieu d'expression de nos craintes de soignants. Lors de sa première coanimation de ce groupe, une aide-soignante, alors qu'elle vient d'arriver dans l'institution, partage avec nous avant que le groupe ne commence : « Je n'ai jamais fait ça, je ne sais pas quoi dire ! » Nous la rassurons en lui disant que nous conduisons le groupe et qu'elle peut intervenir si elle le souhaite. Durant le postgroupe elle confiera s'être sentie anxieuse quand une patiente a commencé à parler : « Oh là là je me suis dit : elle va nous raconter toute sa vie, on ne pourra pas l'arrêter. »

Une autre fois dans ce même groupe, nous accueillons un patient délirant, ses propos sont étranges, mais cela n'empêche pas les échanges avec les autres patients qui partagent ce qu'ils vivent en ce début d'hospitalisation. À un moment donné, le monsieur se penche soudainement vers la poitrine de l'aide-soignante assise à côté de lui et regarde la poche de sa blouse. Elle se raidit, puis d'un ton rassurant lui dit : « Ce n'est pas mon nom, j'ai dû emprunter la blouse d'une collègue aujourd'hui. » Le patient hoche la tête, se repositionne sur sa chaise et commence à somnoler. Elle pourra nous dire dans le post-groupe combien elle a eu peur « qu'il lui saute dessus ».

Dans ces deux vignettes, l'excitation a pu être contenue par les soignantes, par le groupe et par notre lien d'équipe, en l'occurence notre lien de coanimatrices. Nous avons pu éprouver la peur du pulsionnel, issue de la fantasmatique des patients, de la nôtre, ici sexuelle, et l'accueillir.

L'humour est une défense fréquemment utilisée pour surmonter ces craintes et peut être d'un grand secours. Il peut s'agir de défenses maniaques qui viennent en place de l'expression d'émotions plus négatives comme de décharges permettant de surmonter une tension momentanée difficile à supporter, et cela permet d'habiller nos peurs. Ainsi, les réunions d'équipes ponctuées d'humour noir ou encore de blagues potaches ne sont pas rares et aident à supporter l'angoisse.

Pour illustrer notre propos, revenons sur nos contre-attitudes en qualité d'intervenants de la cellule psychologique auprès d'équipes soignantes. Voici comment nous avons surmonté une inquiétante arrivée : nous intervenons avec deux collègues pour écouter une équipe soignante d'un établissement dans lequel un patient s'est défenestré. Nous sommes en voiture, durant le trajet, nous échangeons sur ce passage à l'acte cru et violent qui est survenu, et sur lequel nous n'avons eu que peu d'informations en amont, l'atmosphère est pesante. Nous arrivons sur place, et alors que nous allons nous garer, un chat noir traverse devant nous : une collègue en rit en disant « Eh bien, ça commence bien ! » Nous trouvons une place sur le parking et ma collègue qui était au volant sort de la voiture en tirant sur sa robe et en riant, expliquant que celle-ci a rétréci au sèche-linge. Nous rions de bon cœur de ces légèretés et nous dirigeons vers l'entrée de l'établissement, celle-ci n'est pas facile à trouver et il nous faudra traverser de longs couloirs et être guidées par des soignants pour retrouver la directrice qui nous attend. Nos rires nous accompagnent sur le chemin.

Une autre fois nous intervenons avec une collègue pour écouter une équipe soignante à la suite du suicide d'un patient. L'établissement est assez loin et nous nous sommes donné rendez-vous à la gare, il est très tôt en ce matin d'hiver et il fait très froid, la brume ne nous quittera pas durant tout le trajet, lui donnant une atmosphère particulièrement lugubre. L'accueil est froid lui aussi, la directrice de l'établissement est malade, absente depuis un moment, et nous rencontrons des soignants très désemparés et très déprimés. Le travail de récit dans le groupe de parole leur permettra de s'exprimer au sujet de plusieurs passages à l'acte suicidaires vécus dans l'institution, mais aussi dans leurs vies personnelles. Sans s'étendre ici plus longtemps sur le cœur de la clinique de cette intervention, nous souhaitons souligner qu'une chanson de Bourvil, *Le clair de lune à Maubeuge*, nous a accompagnées, ma collègue et moi. Elle nous est venue en tête dans le train à l'aller et à plusieurs moments de cette journée difficile, nous y avons eu recours jusque dans le train retour, où elle aura une vraie valeur de décompression.

Fonctionnements institutionnels

Les défenses que nous venons d'évoquer telles que la maîtrise, l'humour, la banalisation ou l'évitement ont une valeur individuelle et adaptative et peut-être que chacun d'entre nous peut se reconnaître dans un passage ou l'autre. Elles nous permettent de surmonter un moment de tension partagé entre collègues. À ce titre, elles ont une valeur intrasubjective, personnelle et intersubjective, dans le sens où elles se construisent dans les liens que nous tissons avec nos collègues, pour reprendre les termes de Kaës (2015). Nous souhaitons cependant souligner la dimension transsubjective de nos peurs en institution. La dimension transsubjective est celle qui a trait aux fonctionnements des groupes et des institutions, selon lesquels le groupe est conçu comme un ensemble spécifique, comme « le lieu d'une réalité psychique inconsciente qui lui est propre » (p. 86). Dans les institutions soignantes, nous traitons au quotidien ces contenus inquiétants que les patients dans leur traversée de souffrances psychiques ou physiques nous déposent. Une institution soignante se doit d'avoir des lieux psychiques où les peurs peuvent se déposer, et au mieux se transformer. Mais quel type d'angoisses traitons-nous dans nos organisations collectives de soins ?
L'anecdote racontée ci-dessus relatant la peur ressentie à l'annonce de l'accident voyageur dans le train, faisait écho à la fois à notre

histoire et à celle de l'institution. Celles-ci sont entrées en résonance, leurs mémoires ont pu être rappelées et l'événement a pu se raconter, se partager et se transmettre. Cependant, de nombreux événements traumatiques dans les histoires institutionnelles ne circulent pas aussi librement. Ces secrets, comme dans les familles, peuvent contribuer aux difficultés de symbolisation, aux difficultés d'organisation des liens d'équipes et des soins, et parfois mener à des crises.

En effet, nous travaillons pour la plupart à plusieurs au sein d'un ensemble, un service, un établissement, qui a sa propre histoire et auquel nous nous lions par un sentiment d'appartenance. Kessar nous rappelle, évoquant la pensée de Rouchy, combien pour lui et Soula Desroche, « ce qui appartient à l'histoire institutionnelle, dans ce qu'elle peut avoir de traumatique, se traite dans l'institution » (Kessar, 2017, p. 117). Autrement dit, en qualité de membre d'une institution soignante, par le jeu des alliances inconscientes nous sommes agis par l'histoire institutionnelle. Parfois, pour avoir moins peur, nous participons à notre insu à maintenir encryptés les incorporats de l'histoire institutionnelle, qui, par définition, restent non traités, inconscients et entravent la construction de dispositifs de soin qui permettent le travail de pensée et de symbolisation.

En sus des aspects traumatiques des histoires institutionnelles, nous avons d'autres aspects potentiellement effrayants et désorganisants à gérer. Parmi les éléments bruts et archaïques déniés ou refoulés par les institutions, nous trouvons tous les restes produits par ce que les soignants n'ont pas pu accueillir et transformer de la souffrance des patients. Dans le groupe accueil présenté ci-dessus, l'aide-soignante a inventé une réponse à l'agir inquiétant du patient, mais a-t-elle répondu à son inquiétude à lui ou à la sienne ? Peut-être au deux… Quoi qu'il en soit, cela a permis qu'il s'apaise, mais pour combien de temps ? Nous sommes parfois bien démunis pour comprendre et contenir les agirs des patients.

Pour Pinel : « Les patients […] exportent leur pathologie, leurs angoisses et leurs mécanismes de défense dans la psyché des praticiens, comme dans les systèmes de liens qui organisent leur appareillage » (1989, p. 77). Cela conduit à ce qu'il appelle l'homologie fonctionnelle : le système de soin va se constituer en miroir des fonctionnements psychiques des patients accueillis. Pour lui l'appareil psychique « doit éliminer ce qui fait souffrance, frustration, conflit avant de pouvoir s'approprier secondairement l'expérience psychique » *(ibid.)*. Or, cette appropriation secondaire est parfois rendue impossible par des systèmes de soins qui sont devenus inopérants à accueillir ces restes.

Pour Corre et Bittolo (2017), le premier effet de ces contenus informes, effrayants, qui n'ont pas de lieu pour se mettre en forme puis se transformer, est une inhibition de la créativité soignante (Delion et d'Angers, 2014). Ils s'intéressent particulièrement aux effets de rigidifications qui se manifestent, dans les institutions, autour des références théoriques revendiquées ou encore dans les fonctionnements des dispositifs de soin eux-mêmes, qu'il devient alors impossible d'interroger ou de modifier. Les dispositifs soignants sont comme pétrifiés. Curieusement, les praticiens, eux, ne seront pas nécessairement angoissés de travailler là. L'impossibilité à supporter le retour du refoulé et le conflit peut précisément donner à voir un fonctionnement très lisse où tout semble aller pour le mieux. Néanmoins, lors de changements institutionnels comme un déménagement, une réorganisation des services, un changement de direction ou encore, de façon plus profonde, la perte d'un membre fondateur et un changement des valeurs instituantes, les aspects bruts se déchaîneront sous la forme de conflits ou de passages à l'acte violent, signant ainsi leur nature archaïque.

Dans de telles circonstances, quelles sont les possibilités pour retrouver le chemin de l'élaboration et reconstruire des espaces de pensée ? Dans un récent article, Pinel (2017) analyse les effets de l'échec du non-traitement de ces restes informes et les recours que trouvent les équipes quand leurs ressources créatives sont épuisées. Il répertorie ainsi l'analyse de pratique ou la supervision pour aider à l'élaboration, la régulation d'équipe, pour traiter les pathologies des liens dans les équipes, ainsi que l'analyse institutionnelle en cas de crise ou d'effondrement du cadre institutionnel. Il analyse ensuite comment ces dispositifs parfois sont mis en échec, nous invitant ainsi à réfléchir aux profonds changements que les systèmes soignants traversent ces derniers temps.

Conclusion

Être soignant en institution confronte nécessairement à la peur, aux peurs. Celles qui se logent dans notre monde interne personnel, celles des patients que nous hébergeons en nous sous des formes plus ou moins connues ou déterminées, et celles engendrées par nos appartenances institutionnelles qui ne trouvent pas de lieu où se déposer. Affronter ces peurs est excitant, en lien avec le masochisme de tout soignant, cependant le plaisir que l'on peut ressentir à leur survivre n'annule pas leur potentiel destructeur. Ce dernier nécessite l'élaboration et le travail de symbolisation pour lequel il n'est pas possible de faire l'économie de la collaboration et du travail d'équipe, même si le chemin de cette construction collective est semé d'embûches.

Bibliographie

Ciccone, A. (2012). *La transmission psychique inconsciente*. Paris : Dunod.

Corre, C., Bittolo, C. (2017). La créativité des professionnels à l'épreuve du transgénérationnel dans les institutions. *Connexions*, 108, (2), 101-116.

Delion, P., d'Angers, A. (2014). *Créativité et inventivité en institution : Empêchements et possibles*. Toulouse : érès.

Freud, S. (2013). *Au-delà du principe de plaisir*. Paris : Payot.

Kaës, R. (2015). *L'extension de la psychanalyse : Pour une métapsychologie de troisième type*. Paris : Dunod.

Kessar, Z. (2017). Les événements « passés sous silence » dans les institutions : de l'inter et du transgénérationnel dans les interventions psychosociologiques. *Connexions*, 108,(2), 117-126.

Lionet, B., Castelain-Devillers, D. (2018). Le masochisme dans la relation soignant–soigné en clinique de la douleur. *Douleur et Analgésie*, 31(1), 21-24.

Pinel, J.-P. (1989). Les fonctions du cadre dans la prise en charge institutionnelle. *Revue de psychothérapie psychanalytique de groupe*, 13, 77-88.

Pinel, J.-P. (2017). Interventions et supervisions institutionnelles en échec. *Dialogue*, 218,(4), 17-30.

Rouchy, J.C., Soula Desroche, M. (2004). *Institution et changement : Processus psychique et organisation*. Toulouse : érès.

Roussillon, R. (2019). Le travail de stigmatisation. https://reneroussillon.com/le-travail-de-symbolisation/

Résumé

Au cours d'une vie de soignant nous pouvons craindre de nous trouver confrontés à des événements violents, surprenants, incompréhensibles, le suicide d'un patient par exemple, qui débordent nos capacités d'adaptation et de défenses. Mais il est aussi des pathologies comme les démences ou les psychoses qui nous confrontent au quotidien à des aspects terrifiants et à l'impossibilité d'élaborer, de penser. Choisir le métier de soignant, ne serait-ce pas un moyen d'approcher au plus près ces aspects inélaborables et violents présents dans le soin ?

À travers quelques vignettes cliniques nous évoquerons nos défenses de soignants mais aussi les ressources des institutions pour permettre une élaboration de ces peurs et empêcher ainsi l'installation de systèmes défensifs collectifs trop rigides.

Mots-clés

Suicide, traumatisme, institution, soignants, groupe d'appartenance, masochisme, transsubjectif.

Abstract

Caregiver may fear to be confronted with violent, surprising and incomprehensible events such as a patient's suicide, that overwhelm their ability to adapt and defend themselves. But there are also pathologies such as dementias or psychoses that confront them on a daily basis with terrifying aspects and the impossibility to elaborate and think. Would choosing the profession of caregiver be a way to get as close as possible to these inelaborate and violent aspects of care? Through some clinical illustrations we analyze our caregivers defenses as well as the ability of institutions to work through these fears and thus prevent a rigid collective defensive system.

Keywords

Suicide, trauma, institution, caregivers, home group, masochism, transubjective.

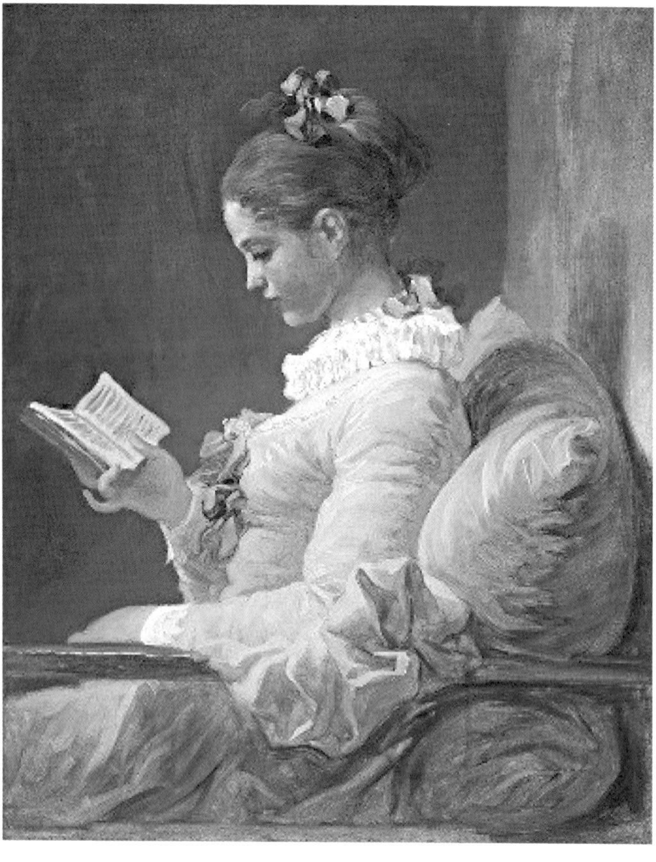

© Jean-Honoré Fragonard, *La liseuse*

Lectures

Revues reçues à la rédaction

Adolescence. (2019). *Les sexualités*, 37. Paris : GREUPP.
Cahiers de l'enfance et de l'adolescence. (2019). *Faire une place à l'enfant placé*. Toulouse : érès.
Cliniques méditerranéennes. (2019). *Mutations ou métamorphoses des subjectivités à l'ère du numérique*. Toulouse : érès.
Connexions. (2019). *Les destins du corps dans l'hypermodernité*, 110. Toulouse : érès.
Connexions. (2019). *Innovations démocratiques et dispositifs d'intervention*, 111. Toulouse : érès.
Dialogue. (2019). *Famille, couples, humains…augmentés*, 222. Toulouse : érès.
Dialogue. (2019). *L'imprévisible et la surprise dans le couple et la famille*, 223. Toulouse : érès.
Empan. (2019). *Adultes en situation de handicap*, 112. Toulouse : érès.
Empan. (2019). *Enfants : que sont les psychoses devenues ?*, 113. Toulouse : érès.
Enfances&PSY. (2019). *L'autisme : tout un monde*, 80. Toulouse : érès.
Enfances&PSY. (2019). *Éloge des pères*, 81. Toulouse : érès.
Essaim. (2019). *Qui a peur de se dire lacanien ?*, 42. Toulouse : érès.
Figures de la psychanalyse. (2019). *Entre sublimation et symptôme*, 37. Toulouse : érès.
Le journal des psychologues. (2019). *Dossier : La déontologie, la profession et les psychologues*, 366. Paris : Martin média.
Le journal des psychologues. (2019). *Dossier : Penser le corps en psychopathologie*, 368. Paris : Martin média.
Psychanalyse Yetu. (2019). *Transcendance profane*, 43. Toulouse : érès.
Revue de psychothérapie psychanalytique de groupe. (2019). *Écriture de soi, écriture de groupe*, 72. Toulouse : érès.
Spirale. (2019). *Je, tu nous… La sociabilisation dans la petite enfance*, 88. Toulouse : érès.
Spirale. (2019). *À fleur de peau*, 89. Toulouse : érès.

Ouvrages reçus à la rédaction

Note de l'éditeur

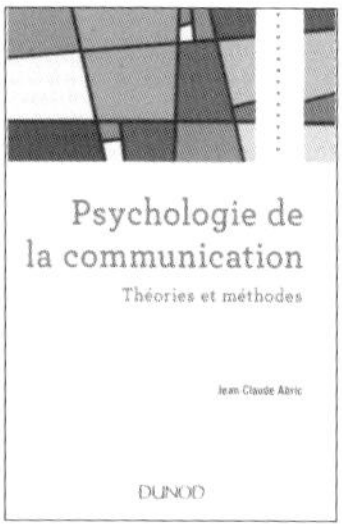

Abric, J.-C. (2019), *Psychologie de la communication*, Paris, Dunod, 3e édition.

Cet ouvrage présente les différentes théories psychologiques qui s'appliquent à la communication humaine et les techniques qui en découlent. Il donne en termes simples et accessibles une information scientifiquement fondée sur la manière d'aborder, de comprendre et d'agir la communication. Il s'agit donc d'une initiation à la psychologie sociale de la communication, dans laquelle théorie et méthodologie sont étroitement liées, garantissant ainsi une approche rigoureuse des situations de communication, qui n'exclut pas une visée pratique.

Ce livre s'adresse aux étudiants en formation initiale aux sciences humaines ainsi qu'aux futurs travailleurs sociaux mais intéressera également tous ceux qui, dans leurs pratiques professionnelles, sont confrontés aux problèmes de communication.

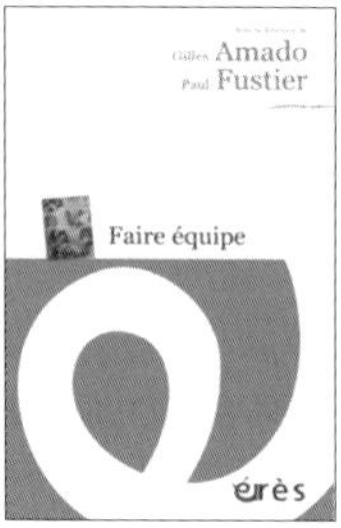

Amado, G., Fustier, P.† (2019), *Faire équipe*, Toulouse, érès.

L'équipe n'est pas un groupe comme les autres. Si elle évoque spontanément le sport, elle concerne en fait une grande variété de situations collectives et de domaines d'activités. Elle est souvent confondue avec le groupe ou le collectif de travail alors que des distinctions s'imposent aussi bien théoriquement que dans la pratique. Une équipe n'existe pas d'emblée, elle est à construire et, une fois construite, à réguler de l'intérieur et/ou à l'aide d'intervenants extérieurs.

Cet ouvrage traite ces multiples aspects et tente de répondre à deux questions centrales pour la fabrique d'une équipe : comment s'articulent le rapport à l'activité et la « chimie » groupale ? Comment se combinent l'accomplissement de la tâche primaire et les liens qui se nouent entre les membres d'une équipe ?

Les auteurs, psychosociologues, psychanalystes, entraîneurs et praticiens du social, en dévoilent les processus à travers des terrains aussi variés que les institutions de soin, la navigation aérienne ou l'équipe de France de handball.

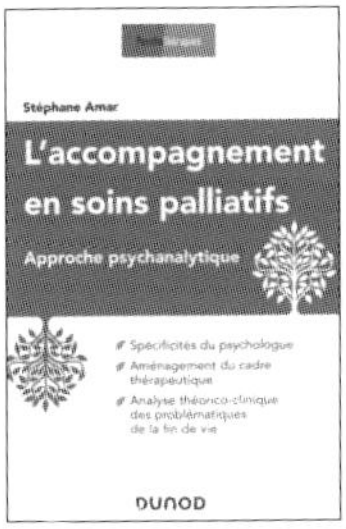

Amar, S. (2019), *L'accompagnement en soins palliatifs*, Paris, Dunod.

Les soins palliatifs sont encore souvent mal connus tant du grand public que par les professionnels de santé. Sous un abord psychanalytique, cet ouvrage propose d'en dessiner les contours. Il en pose les jalons, décrit la fonction d'accompagnant de la personne en fin de vie et offre des pistes de compréhension des principales problématiques par l'exposé d'une clinique variée. Illustré de nombreux exemples, il offre les outils à tous les intervenants pour une meilleure prise en charge du patient, et de son entourage.

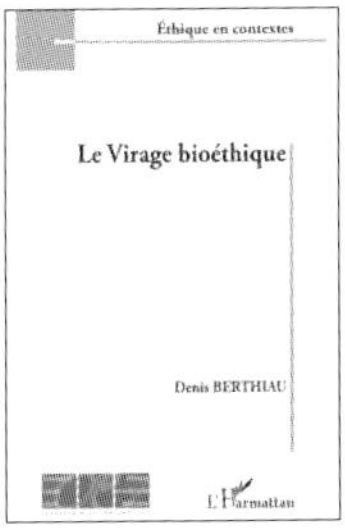

Berthiau, D. (2019), *Le virage bioéthique*, Paris, L'Harmattan.

La révision imminente de la loi bioéthique ouvre un moment où tout est possible. Cet essai éclaire l'urgence éthique qu'imposent certaines situations humaines souvent dramatiques. Face aux questions si complexes qu'elles soulèvent, il convie à abandonner le manteau du péremptoire et à endosser la responsabilité du faire réfléchir. Fin de vie, assistance médicale à la procréation, gestation pour autrui animent le débat public et la controverse. Mais interruptions volontaires de grossesse par exemple pour raisons psychosociales, ou contraception définitive, sont plus méconnues. La volonté est de les sortir de l'obscurité où éthiquement elles se meurent.

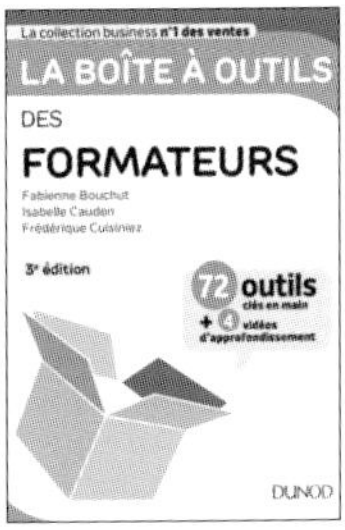

Bouchut, F., Cauden, I., Cuisiniez, F. (2019), *La boîte à outils des formateurs*, Paris, Dunod, 3e édition.

Former ne s'improvise pas ! Maîtriser des méthodes et techniques rigoureuses est absolument nécessaire pour concevoir, animer et réussir une action de formation et développer les compétences des participants. Cet ouvrage pratique et synthétique présente plus de 64 outils et méthodes indispensables à tout formateur, qu'il soit manager, coach, débutant ou expérimenté… Cette troisième édition prend en compte la loi sur la formation professionnelle, l'apport des nouveaux médias en pédagogie (média sociaux, serious games, podcasts, vidéocasts…), et de la communication non verbale. De nouveaux outils sur les MOOC, SPOC, le tableau digital, les supports Bring Your Own Devise (tablettes, ordinateurs, smartphones), la chronobiologie, le test de connaissance et les cartes mentales ont été ajoutés. Elle s'enrichit de vidéos qui présentent les outils en situation et permettent au lecteur de se préparer à l'utilisation de ces outils en apportant sur leur usage un éclairage concret.

Bouvard, M. (dir.). (2019), *Les troubles psychiatriques résistants*, Grenoble, PUG.

La dépression unipolaire, les troubles bipolaires et les troubles obsessionnels compulsifs (TOC) sont trois pathologies qui entraînent une souffrance importante, des répercussions péjoratives sur l'individu et sa famille. Elles constituent également une urgence de santé publique.

Cet ouvrage présente l'état de la recherche sur ces troubles résistants aux formes usuelles de traitements. Il fait le point sur les avancées dans les prises en charge des personnes, les nouvelles formes de soins et d'accompagnement développées par les chercheurs et les praticiens. Il donne également la parole aux diverses associations de représentants des patients qui témoignent à la fois de leurs difficultés et de leurs attentes à l'égard des politiques publiques, des chercheurs et des professionnels de la santé et de l'action sociale. Cette approche pluridisciplinaire ouvre des perspectives nouvelles de soin et apporte des réponses concrètes pour améliorer le quotidien des patients.

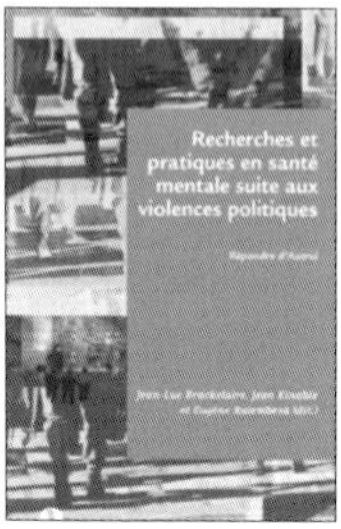

Brackelaire, J.C., Kinable, J. Rutembesa, E. (2019), *Recherches et pratiques en santé mentale suite aux violences politiques*, Paris, L'Harmattan.

Comment œuvrer ensemble à restaurer les possibilités psychiques et sociales de répondre d'Autrui après qu'on ait tenté de le détruire ? Ce livre collectif est un partage interdisciplinaire de réflexions, d'expériences, de recherches et de pratiques touchant la santé mentale dans les suites de violences collectives (guerre, génocide, dictature…) et des traumatismes psychosociaux qu'elles provoquent. Un tel partage est indispensable tant les violences collectives attaquent la possibilité même de parler, de vivre et de collaborer avec autrui.

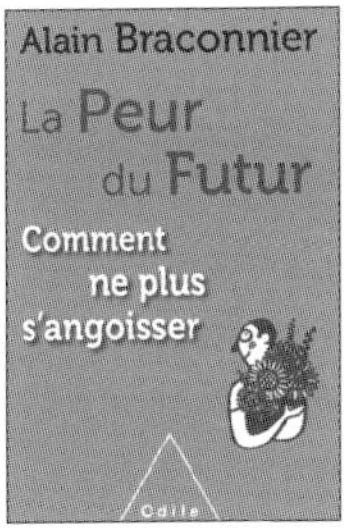

Braconnier, A. (2019), *La peur du futur. Comment ne plus s'angoisser*, Paris, Odile Jacob.

Pouvons-nous regarder notre avenir en face, plutôt que d'en avoir peur et de le fuir ? Pris entre l'accélération du quotidien et l'incertitude de l'avenir, le chant du monde est désenchanté.

Pour la première fois, Alain Braconnier présente une nouvelle psychologie du futur qui est une réponse à l'angoisse que chacun d'entre nous ressent aujourd'hui.

Fort de son expérience de psychothérapeute, Alain Braconnier présente les ressources positives à partir desquelles chacun d'entre nous peut s'appuyer pour aborder plus efficacement les questions que posent le monde d'aujourd'hui et de celui demain.

Comment visualiser le futur en s'appuyant sur nos expériences passées ? Comment privilégier l'essentiel plutôt que de se laisser déborder ? Comment rester ouvert à la nouveauté ? Comment rêver à l'avenir tout en restant lucide ?

Dominer l'angoisse qui pèse sur l'équilibre de nos vies et celles de nos enfants est davantage à notre portée qu'on ne le pense.

Osons rêver et regardons demain avec une part d'enchantement dans nos vies. Alain Braconnier nous aide à penser le futur sans en avoir peur.

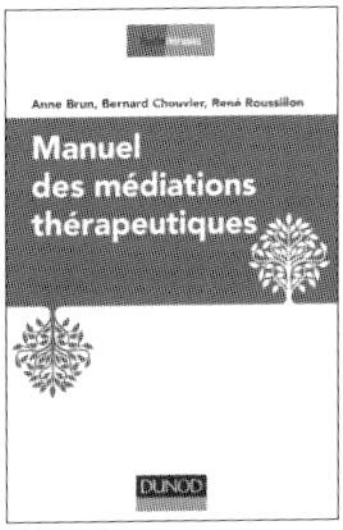

Brun, A., Chouvier, B., Roussillon, R. (2019), *Manuel des médiations thérapeutiques*, Paris, Dunod, 2e édition.

Comment les médiations thérapeutiques peuvent-elles permettre d'engager un authentique processus analytique ? Quelles sont les caractéristiques spécifiques des différentes médiations ? Quel est le cadre thérapeutique adapté à chaque médiation ? Quelle médiation pour quelle pathologie ?…

Cet ouvrage constitue une synthèse sur la question des médiations thérapeutiques. Il présente de façon concrète à l'appui d'exemples diversifiés la théorie et la pratique des médiations thérapeutiques dans tout type de contextes institutionnels et de problématiques psychopathologiques.

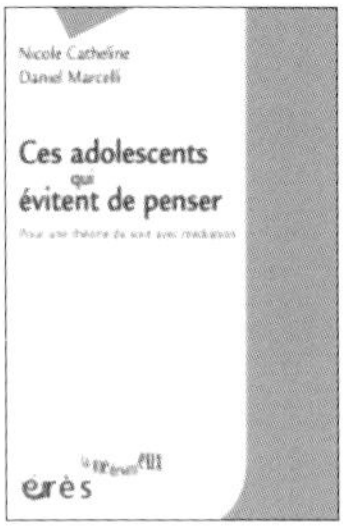

Catheline, N. Marcelli, D. (2011), *Ces adolescents qui évitent de penser. Pour une théorie du soin avec médiation,* Toulouse, érès.

L'entrée en adolescence réactive les manifestations anxieuses et suscite l'excitation. S'ils en attribuent l'origine à des mécanismes divers, tous les spécialistes s'accordent sur les conséquences cliniques : l'angoisse inhibe la pensée, l'excitation la désorganise. Lorsque le processus se grippe, la douleur à penser pousse au renoncement à utiliser toute émergence d'une pensée personnelle. Comment dégager l'adolescent de cette impasse ? Alors que les approches psychothérapeutiques classiques se révèlent difficiles voire inefficaces, les auteurs ont développé un travail de soin avec médiation pour relancer le plaisir à penser chez ces adolescents, le plus souvent en échec scolaire (phobie scolaire, décrochage, etc.). Au plus près de leur pratique clinique dans un hôpital de jour, ils proposent ici une théorisation qui vient prolonger et « pousser à bout » les travaux de Winnicott sur l'espace transitionnel.

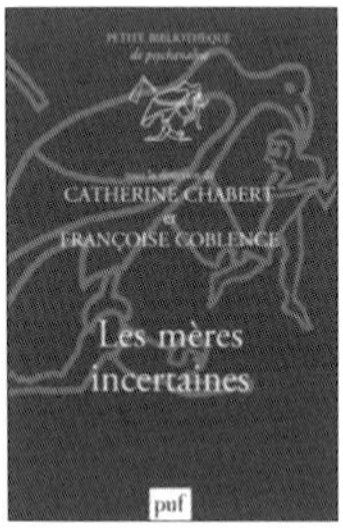

Chabert, C., Coblence, F. (dir.). (2019), *Les mères incertaines,* Paris, Puf.

En reprenant l'adage dans le « roman familial », Freud en tire l'immédiate conséquence : l'incertitude du père est à la mesure de l'infidélité de la mère, de sa trahison. La mère est aussi « certissime » qu'elle est à la source du premier de tous les doutes. La filiation maternelle est certaine, l'amour de la mère ne l'est pas. Dans le fond, la mère est toujours la femme d'un autre. L'enfant en sait quelque chose qui assiste, fasciné et impuissant, à la folie de la scène primitive.

Des bras qui ne se tendent pas quand on désirerait vivement qu'ils vous embrassent, un cadeau d'anniversaire toujours à côté, don de la méconnaissance, un mot qui glace quand on attend d'être réchauffé, une confidence ou un moment d'abandon qui se retournent traîtreusement, un regard toujours ailleurs impossible à accrocher, une distraction affichée quand on se voudrait écouté… la clinique de tous les jours fait l'inventaire des déceptions et des incertitudes entre la mère et l'enfant. Le fils serait-il mieux nanti que la fille ? Il y en a au moins un pour le croire, Sigmund plutôt que Freud, qui soutenait que s'il y a une relation humaine dépourvue de toute ambivalence, c'est celle de la mère au fils… « Ma mère m'a toujours aimé, rien qu'aimé… » Il n'y a aucune raison pour que le psychanalyste échappe au refoulement, y compris le premier d'entre eux.

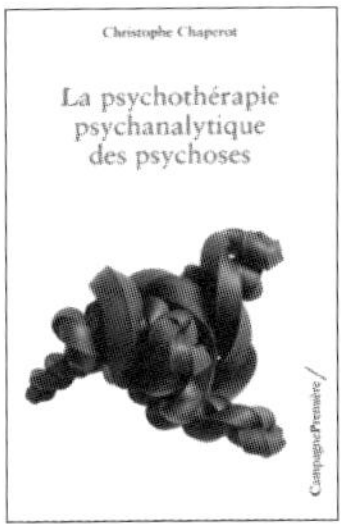

Chaperot, C. (2019), *La psychothérapie psychanalytique des psychoses*, Paris, Campagne Première.
Psychiatre et psychanalyste, Christophe Chaperot est un clinicien reconnu de la psychothérapie des psychoses. Loin de soutenir une position dogmatique, il montre combien l'approche psychanalytique n'est en rien contradictoire avec d'autres pratiques, et peut même s'y associer. Cet ouvrage expose les grands principes de la psychothérapie psychanalytique des psychoses, cette maladie, en partie liée à des facteurs génétiques et épigénétiques, qui détruit les symboles organisateurs du sujet.
Christophe Chaperot s'appuie sur deux auteurs essentiels pour présenter les deux faces indissociables d'une prise en charge. Avec Gaetano Benedetti, il explique comment le thérapeute travaille en faisant alliance avec son patient, en s'immergeant dans son univers marqué des défaillances et des vides symboliques. Avec Jean Oury, il souligne combien la psychothérapie institutionnelle peut accueillir et prendre soin d'un patient dissocié qui serait en danger dans une relation duelle.
Au moment où il est question de crise de la psychiatrie, ce livre, riche d'exemples cliniques, permet de saisir tout l'intérêt, dans le soin apporté aux patients, d'une psychothérapie psychanalytique des psychoses renouvelée.

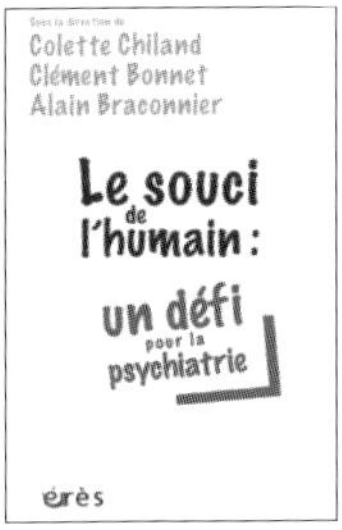

Chiland, C., Bonnet, C., Braconnier, A. (dir.). (2010), *Le souci de l'humain : un défi pour la psychiatrie*, Toulouse, érès.
La création de l'« Association d'hygiène mentale et de lutte contre l'alcoolisme dans le 13e arrondissement », qui deviendra l'ASM 13, est le produit de l'engagement psychiatrique, psychanalytique et politique de Philippe Paumelle, Serge Lebovici et René Diatkine. Dès 1958, ils élaborèrent un « projet communautaire en santé mentale à orientation psychanalytique » et développèrent pour la population parisienne du 13e arrondissement (enfants, adolescents, adultes, personnes âgées) des structures psychiatriques légères, implantées au sein de la communauté, privilégiant les soins ambulatoires. L'enthousiasme pour leur action fut considérable et nombre de leurs collègues se joignirent à eux (Colette Chiland, Myriam

David, Jeanine Simon…). Ainsi dans cette pépinière de talents et ce bouillonnement créatif, fut inventé le secteur psychiatrique.
Aujourd'hui celui-ci se voit menacé par les contraintes économiques et gestionnaires. Comment le soin – toujours gratuit et anonyme sauf exception juridique dans le secteur psychiatrique – va-t-il pouvoir perdurer alors que « l'outil humain », facteur essentiel du changement thérapeutique, est par définition coûteux en charges financières de personnel ? Comment les missions de prévention vont-elles pouvoir continuer, quand elles viennent en concurrence économique avec le soin ? Comment la notion de territorialité va-t-elle faire bon ménage avec la politique de proximité communautaire que défend la sectorisation ?
Les principaux acteurs du développement de l'ASM 13 apportent ici leurs contributions pour relever le défi de penser, pour les années à venir, une organisation du soin en santé mentale qui ne dévoie pas les principes essentiels et le souci de l'humain tout en intégrant les données actuelles de notre société.

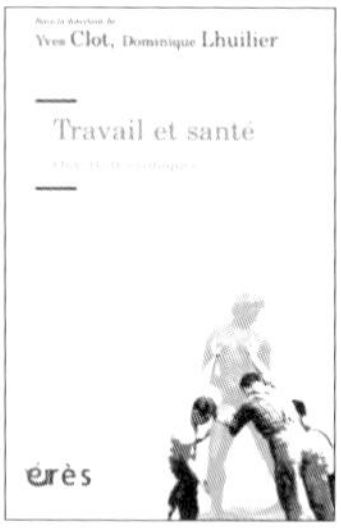

Clot, Y., L'huilier, D. (dir.). (2015), *Travail et santé*, Toulouse, érès, 2e édition.
La clinique du travail s'est affranchie de ses origines médicales. Reste que la référence au soin imprègne les pratiques. Et la demande sociale en la matière est en expansion : soigner les « blessés » du travail, réparer les « déficiences », accompagner les « vulnérables », écouter les plaintes, faire disparaître les symptômes… aux risques toujours d'une individualisation de questions sociales, d'une externalisation à des prestataires de service tenus à la porte de l'organisation, d'une contribution à des processus de normalisation et donc aussi de relégation, voire d'exclusion. Sur cet axe santé/travail, les questions à instruire sont nombreuses. Quelles conceptions de la santé orientent les pratiques ? Comment approfondir cette double perspective qui tient en tension la conception du travail pathogène et celle du travail comme opérateur de santé ? Comment, au-delà de ces analyses voire de ces diagnostics, concevoir l'action autour de cette problématique ? Quels dispositifs ? Quels instruments ?

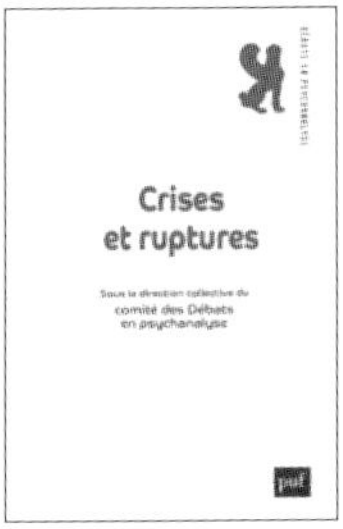

Comité des Débats en psychanalyse. (dir.). (2019), *Crises et ruptures*, Paris, Puf.
Quand quelque chose s'interrompt ou s'arrête, ce peut être une rupture sans appel conduisant à la désorganisation de la psyché. Cependant, ce peut être aussi une altération salutaire, source de renouveau dans un organisme autrement condamné à la répétition. Au point qu'on peut se demander si la technique de l'analyse n'a pas pour fonction (ou, à tout le moins, pour effet) de conduire le sujet à une crise. En analyse, la crise serait alors induite par la méthode. À côté des crises inhérentes à la vie de l'individu qui résonnent dans l'espace de la séance, il y aurait celles qui sont propres au déploiement de la cure. Souvent, il est vrai, celles-ci font écho à ce qui advient dans la vie des patients, exigeant alors de l'analyste une réflexion approfondie quant aux enjeux du transfert et du contre-transfert.

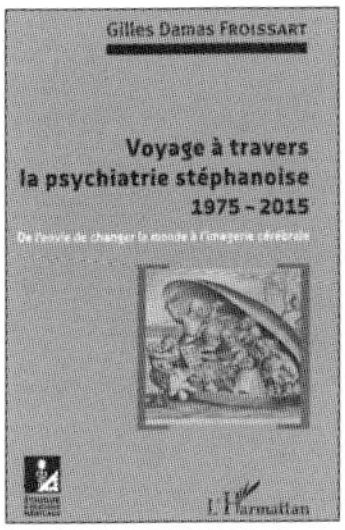

Damas Froissart, G. (2018), *Voyage à travers la psychiatrie stéphanoise 1975-2015*, Paris, L'Harmattan.
Voici un panorama des idées, des techniques, et des conceptions des soins. Il met en perspective le passage du modèle asilaire à la prise en charge de la personne ; et examine l'évolution de la pédopsychiatrie publique et associative dans ses réussites et les déchirements. L'auteur interroge également l'avenir de la discipline et ses enjeux : comment réguler l'augmentation des demandeurs aux urgences psychiatriques ? Quelle place accorder à la psychiatrie médicolégale ? Comment soigner les nouvelles pathologies addictives et avec quels moyens financiers ? Quelle place accorder à la psychanalyse dans la formation des psychiatres ?

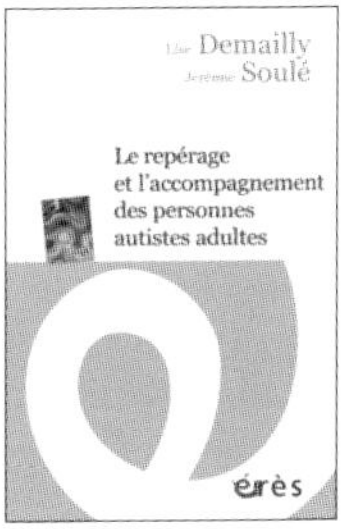

Demailly, L., Soulé J. (2019), *Le repérage et l'accompagnement des personnes autistes adultes*, Toulouse, érès.
Alors que l'autisme des enfants suscite de nombreux ouvrages et débats dans la presse, la situation des adultes autistes, malgré une timide apparition dans le IIIe plan autisme, ne donne que très peu lieu à une réflexion collective. Et pourtant les enfants autistes aussi vieillissent et leurs problématiques d'adultes sont multiples.

Sur la base d'enquêtes, l'ouvrage propose une réflexion sur les principales questions que pose l'accompagnement des autistes adultes aujourd'hui : quelle offre institutionnelle ? Quel style d'accompagnement ? Quelle éthique ?
Les auteurs rendent compte de manière très concrète de situations et pratiques d'accompagnement observées dans les établissements et services médico-sociaux des Hauts-de-France. Leur analyse sociologique offre une synthèse des débats dans le champ de l'autisme et montre que la complexité des enjeux ne se limite pas à l'opposition comportementalisme / psychanalyse.

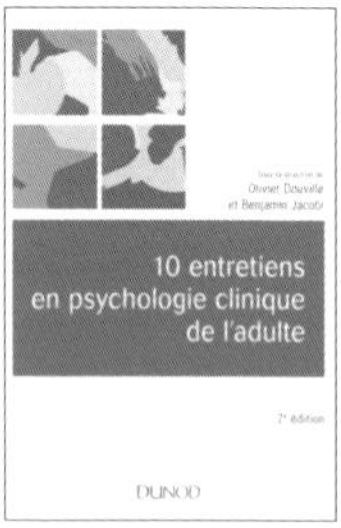

Douville, O., Jacobi, B. (dir.). (2019), *10 entretiens en psychologie clinique de l'adulte*, Paris, Dunod, 2e édition.
Cette deuxième édition présente 10 entretiens menés en psychologie clinique de l'adulte. Chaque entretien est organisé sur un même modèle : présentation de la situation clinique et de ses objectifs, exposé complet de l'entretien, discussion de cet entretien et explicitation des mouvements psychiques du patient et du psychologue.

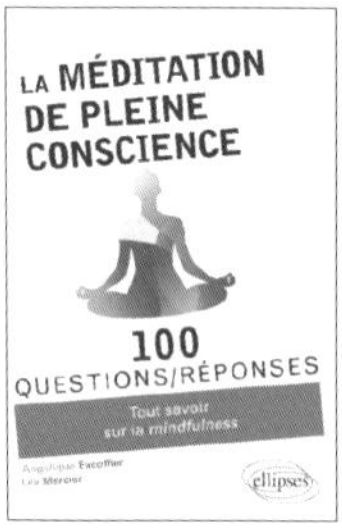

Excoffier, A., Mercier, L. (2019), *La méditation de pleine conscience*, Paris, ellipses.
Parce que la méditation de pleine conscience est partout, dans le métro, à la radio, à la télévision, sur toutes les étagères et les smartphones, elle soulève de nombreuses questions. Pour tout vous dire sur la pleine conscience, les auteurs ont cherché à répondre de manière objective et synthétique aux nombreuses questions que vous pourriez vous poser sur cette nouvelle approche et abordent dans cet ouvrage :
– les définitions et les notions de la pleine conscience, ainsi que ses apports, ses limites et les idées reçues à son sujet ;
– les études scientifiques sur la pleine conscience et ses applications thérapeutiques face aux souffrances psychiques ;
– la pratique de la pleine conscience de manière informelle ou par la méditation de pleine conscience , avec des exemples d'exercices de méditation de pleine conscience.

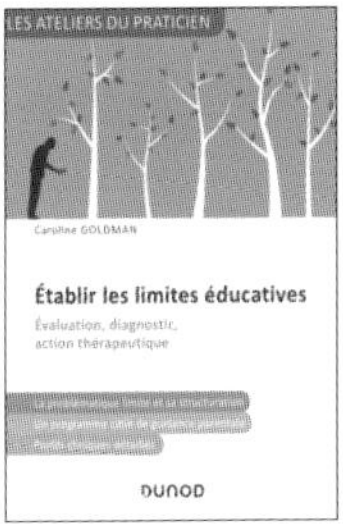

Goldman, C. (2019), *Établir les limites éducatives. Évaluation, diagnostic, action thérapeutique*, Paris, Dunod.
Nous observons à l'heure actuelle que la majorité des consultations en psychologie infanto-juvénile ne concerne plus des problématiques de « contenus » (correspondant aux besoins affectifs, cognitifs, émotionnels de l'enfant) mais de « contenants » relevant de la construction des limites entre dedans et dehors, donc de l'apprentissage de la frustration. Ces limites sécurisent pourtant l'enfant et lui permettent à la fois de bien s'intégrer à la société et d'explorer toutes les richesses du « contenu » de son psychisme.
Or, de façon tout à fait étonnante, l'enseignement en psychologie n'appréhende que peu la problématique des limites éducatives, sauf pour énoncer des situations cliniques extrêmes nécessitant de lourds soins.
Cet ouvrage aspire à combler ce manque, en proposant un moyen thérapeutique pragmatique de structuration des limites par la guidance parentale, dans une orientation psychodynamique.

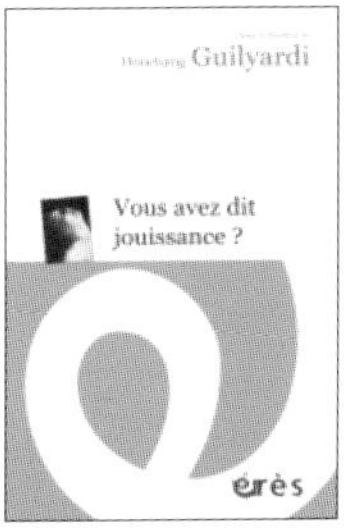

Guilyardi, H. (2019), *Vous avez dit jouissance ?*, Toulouse, érès.
Qu'est-ce que la « jouissance » ? Un concept majeur de la psychanalyse, un mot qui inquiète et dérange, ou une notion particulièrement opérante dans la vie psychique d'un sujet ? C'est au champ juridique que Lacan a emprunté le terme de jouissance, et non à celui de la sexologie. C'est un bien, l'usufruit, dont on peut jouir sans le posséder. La jouissance est par définition excès, elle dépasse les bornes. Jouissance du savoir, du pouvoir, des mystiques, jouissance masochiste…, elle se repère dans ce qui se répète indéfiniment au-delà du principe de plaisir. Comment faire avec cet inévitable et échapper à la répétition mortifère ? Des psychanalystes issus de diverses associations apportent leur contribution pour fournir au lecteur un outil de travail et de recherche qui permet d'appréhender au plus près l'état de la question aujourd'hui. Entre clinique et théorie, ils tentent d'avancer au mieux dans le vaste champ d'un « concept étoile » que l'on ne peut attraper que par bribes.

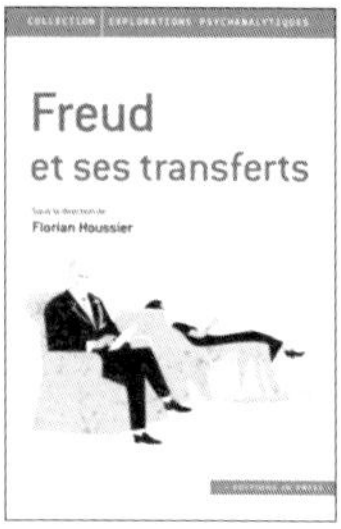

Houssier, F. (dir.). (2018), *Freud et ses transferts*, Paris, In Press. En introduisant les notions d'inconscient, de temporalité après-coup, de retour du refoulé, de transfert, d'analyse et d'auto-analyse, Sigmund Freud bouleverse la conception de temporalité linéaire d'un récit biographique. Il subvertit et complexifie le rapport entre vie et œuvre. Il ouvre ainsi un autre espace de pensée au carrefour entre les conflits intrapsychiques et leur sublimation. Comme il existe un transfert de recherche ou un transfert latéral, le transfert « à l'œuvre » et sa pluralité de sens ne sont pas sans incidences dans la construction de l'édifice théorique.

Cet ouvrage vise à explorer les débuts de la psychanalyse à travers le talent « auto-analytique » de Freud tout autant que sa passion du transfert et sa capacité à dialoguer avec des êtres et des univers culturels des plus diversifiés. Nouant le transfert au contre-transfert, nous investiguons la psychanalyse par ses origines à travers la compréhension de son créateur, ouvrant l'hypothèse selon laquelle la théorie freudienne ne serait pas tant une oeuvre auto-engendrée que, pour partie au moins, biographico-créée.

Cet ouvrage est par conséquent l'occasion de redonner la parole à Freud par l'exploration de ses transferts, tant humains, cliniques que théoriques, offrant la potentialité d'une analyse plurielle. Par rebond, cet ouvrage nourrit un éclairage contrasté du portrait du fondateur de la psychanalyse.

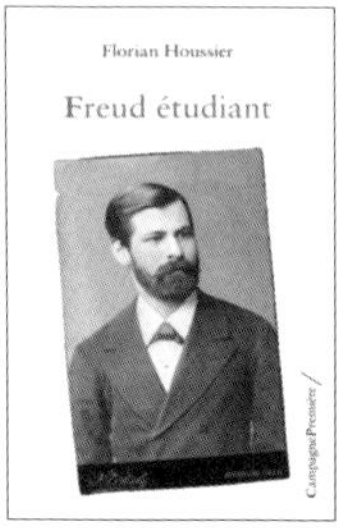

Houssier, F. (2019), *Freud étudiant*, Paris, Campagne Première. Après nous avoir fait connaître Freud adolescent, Florian Houssier trace le portrait de Freud étudiant, entre faculté de médecine, recherche scientifique, premières expériences cliniques, fiançailles et relations épistolaires. Poids du legs parental, de la nécessaire réparation d'une famille dans la gêne, et difficultés récurrentes à trouver de l'argent, fin de sa longue relation avec Eduard Silberstein, son principal ami d'adolescence, fascination pour les duos mère-fille, quête d'identifications masculines et surinvestissement de la vie psychique font partie des traits mis en évidence par l'auteur. Il souligne combien cette période est celle de basculements essentiels dans la vie de Sigmund Freud.

En psychanalyste formé à l'étude de l'âme humaine, et en biographe s'appuyant sur de nombreux documents, parfois inédits, Florian Houssier nous fait comprendre comment ces années ont conduit l'étudiant Sigmund Freud à devenir l'inventeur d'une nouvelle science de l'homme.

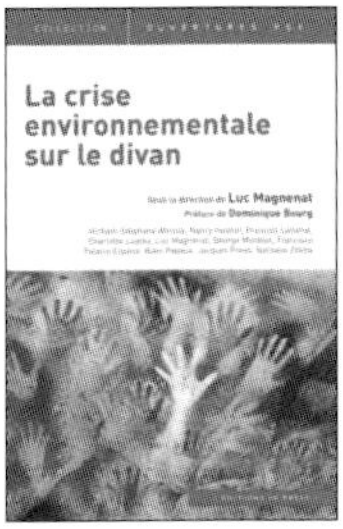

Magnenat, L. (dir.). (2019), *La crise environnementale sur le divan*, Paris, In Press.
Une crise environnementale menace les soubassements de notre civilisation, l'existence même de notre espèce. Les sciences de l'environnement et la pensée écologique nous en informent chaque jour. Pourtant, nous éprouvons les plus grandes peines à modifier en conséquence notre mode de vie, nos gestes au quotidien. Comment expliquer cette apathie qui interroge l'étoffe de notre vie psychique, la nature de nos émotions ? Comment penser dans une maison qui brûle ? Comment mieux lutter contre cette crise environnementale qui est aussi une crise existentielle ?
Premier ouvrage francophone de psychanalyse qui se penche sur la place de l'écologie dans nos vies, La crise environnementale sur le divan instaure un dialogue entre des psychanalystes et des écologues. Les uns commentent les textes des autres pour mettre en perspective l'état de notre planète avec les forces de vie et de mort, de connaissance et de méconnaissance qui travaillent conflictuellement notre psyché, notre corps, nos cultures. Pour en parler avec moins d'angoisse et mieux agir ensemble.

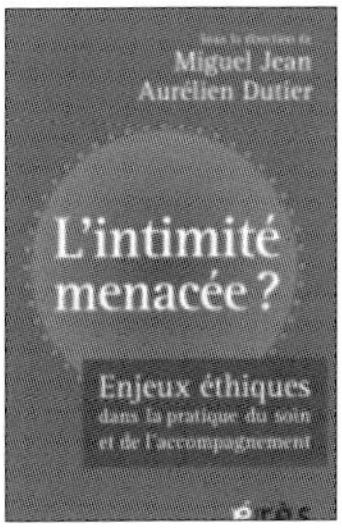

Miguel, J. Dutier, A. (dir.). (2019), *L'intimité menacée ? Enjeux éthiques dans la pratique du soin et de l'accompagnement*, Toulouse, érès.
Dans la pratique du soin et de l'accompagnement, les acteurs sont régulièrement confrontés à la question de l'intimité qui interpelle autant les professionnels que les personnes soignées ou accompagnées. En effet, le respect de l'intimité ne saurait se limiter à la seule observation de règles de bonnes pratiques, de recommandations institutionnelles ou encore de principes déontologiques. Il relève d'un questionnement permanent soulevé par les tensions éthiques du quotidien : comment concilier le respect de la pudeur de ce patient et la réalisation de sa toilette intime ? Quel impératif de sécurité pourrait justifier la surveillance vidéo de la chambre de cette résidente ? Quelles sont les informations sur la vie de cette personne strictement nécessaires à son accompagnement ? Comment prendre en compte la vie

sexuelle et affective de cet adolescent en situation de handicap ? Comment respecter les secrets et la vie privée de cette personne vulnérable à l'aube du développement du dossier médical partagé, de l'e-santé, de la télémédecine ?

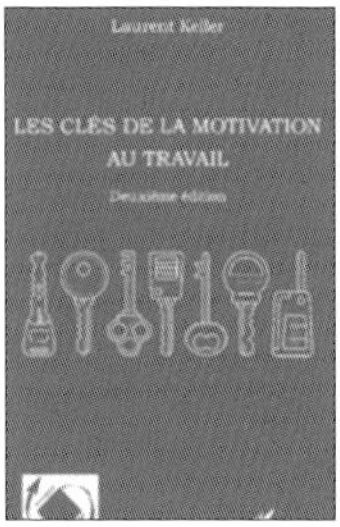

Keller, L. (2019), *Les clés de la motivation au travail,* Paris, L'Harmattan, 2e édition.
« Mais comment les motiver ? » Dans un contexte économique tendu, de concurrence acharnée, il faut sans cesse innover, être compétitif. L'implication des salariés est une nécessité. Que vous soyez cadre dirigeant, responsable d'équipe ou simple salarié, ce livre vous donnera des clés concrètes pour agir efficacement, sur la motivation de vos collaborateurs ou sur la vôtre.

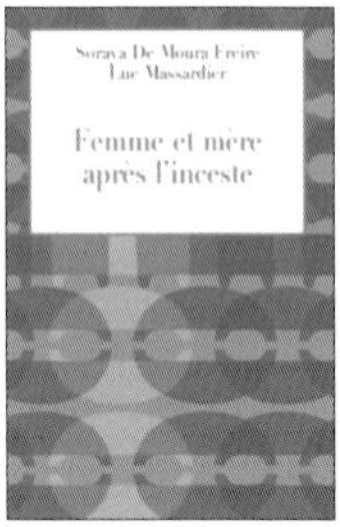

De Moura Freire, S., Massardier, L. (2019), *Femme et mère après l'inceste,* Toulouse, érès.
L'inceste n'est pas une violence sexuelle comme les autres. Ses conséquences sur la sexualité adulte, la maternité et les processus de transmission sont maintenant connues : les victimes de ce traumatisme spécifique perdent toute confiance en elles, dans leur famille et dans la société. Accepter sa sexualité et celle du partenaire, choisir librement de devenir mère ou pas, être en sécurité avec ses enfants, sont autant de challenges qui demanderont du temps pour se réaliser.
Si les traces du traumatisme ne disparaissent jamais complètement, une écoute et un soutien respectueux de la parole et de la singularité de chacune pourront aider les victimes à faire émerger les parties vitales de leur moi et à retrouver leur liberté et leur dignité de femme.
Cet ouvrage, qui s'appuie sur les résultats d'une recherche universitaire, permet de mieux comprendre le parcours des victimes, ce qui les a blessées, ce qui les a soutenues, tout au long de leurs vies. Il propose des perspectives d'accompagnement psychothérapique et de prévention en parentalité.

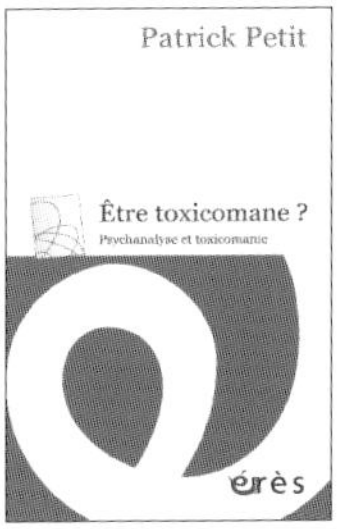

Petit, P. (2019), *Être toxicomane. Psychanalyse et toxicomanie*, Toulouse, érès.
Faut-il théoriser pour s'occuper des toxicomanes ? L'auteur s'y est efforcé à partir de sa clinique dans les premiers centres d'accueil et en référence à la psychanalyse.
À partir de ses lectures, de discussions avec ses collègues, avec Charles Melman et Claude Olievenstein, auprès de qui il a exercé ses fonctions de thérapeute à Marmottan, Patrick Petit dégage une théorie psychanalytique serrée et sérieuse fortement liée à son expérience clinique.
Ce livre donne des bases fondamentales, toujours clairement amenées, d'une pratique raisonnée et vivante auprès des toxicomanes. Elle engage à poursuivre aujourd'hui l'élaboration de cette clinique difficile, quitte à la transformer au gré des actualités, selon la contemporanéité.

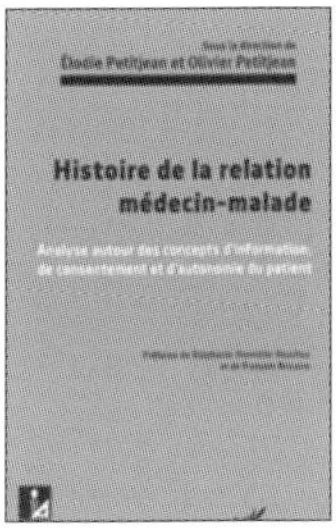

Petitjean, E., Petitjean, O. (dir.). (2018), *Histoire de la relation médecin-malade*, Paris, l'Harmattan.
Le présent livre épluche la jurisprudence et recueille de nombreux témoignages pour prendre le lecteur par la main et le faire voyager au travers des siècles, du Moyen Âge jusqu'à aujourd'hui, avec quelques étapes marquantes, notamment : les grands procès fondateurs de la responsabilité médicale, la pleine autonomie existe-t-elle ?, le patient souhaite-t-il toujours être informé ?, le refus de consentir, le malade psychiatrique, le sujet dément, la protection du volontaire lors des essais cliniques, les préjudices subis, quelle information donner ?, comment et sous quelle forme ?

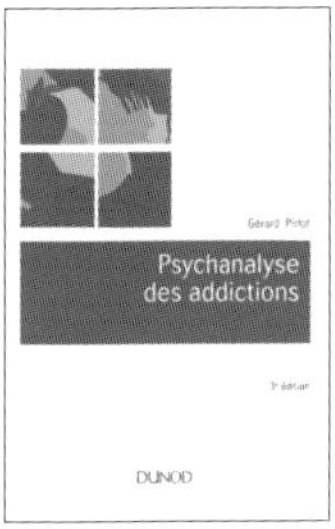

Pirlot, G. (2019), *Psychanalyse des addictions*, Paris, Dunod.
Le terme d'addiction recouvre les conduites de toxicomanie, d'alcoolisme, de tabagisme et toutes celles qui entraînent une dépendance avec ou sans toxiques (troubles du comportement alimentaire, addictions sexuelles, au travail, au sport, aux jeux, etc.). Cette notion permet de fournir ainsi un modèle d'interprétation de pathologies dissemblables, par l'individuation de dimensions psychopathologiques communes.

L'ouvrage montre combien la question des « passions addictives », qui s'enracine dans l'œuvre de Freud, légitime une approche psychanalytique et psychosomatique en phase avec l'approche neurobiologique actuelle. Elle permet de mieux saisir les conflits, souffrances et drames cachés sous-jacents à ces conduites de dépendance, mettant ainsi à jour des enjeux psychiques et psychosomatiques à l'œuvre dans les prises en charge thérapeutiques des sujets « addicts ».
Cette troisième édition, notablement augmentée, introduit de nouveaux thèmes psychopathologiques, comme ceux sur l'affect, la désaffectation, le narcissisme, l'excitation ou encore sur les sex-addicts ou les addictions à l'écran.

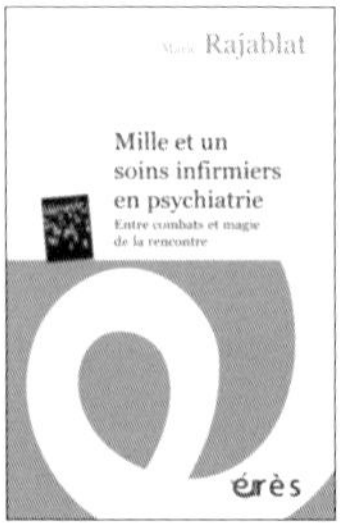

Rajablat, M. (2019), *Mille et un soins infirmiers en psychiatrie*, Toulouse, érès.
C'est un livre de conteuse des soins, même si c'est une infirmière, parfois guerrière, qui l'a écrit. Elle raconte tout ce que l'on voudrait savoir sur ce métier mais que l'on ne dit jamais et qui est encore moins enseigné. Marie Rajablat embarque le lecteur dans les méandres du soin comme dans un grand voyage. La diversité d'expériences, en intra comme en extra-hospitalier, qu'elle aborde comme autant d'escales, lui permet de présenter la multitude des visages de ceux que l'on appelle des « fous » et de témoigner de leur courage.
Elle décrit sa palette de soins pour encourager les jeunes soignants à trouver la leur et leur donne mille et une raisons de continuer ce combat en racontant la magie de la rencontre humaine dans la relation de soin. Elle fait feu de tous bois, sans craindre de puiser dans ce que Jean Oury appelait son « arrière-pays », et balade une besace d'infirmière pleine de lectures, d'échanges et d'expériences mais aussi de contes et de bouts de chiffons.

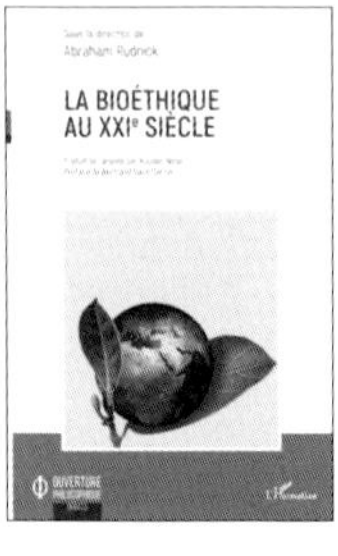

Rudnick, A. (dir.). (2019), *La bioéthique au* XXI*e siècle*, Paris, L'Harmattan.
Cet ouvrage traite de questions aussi diverses que la fin de vie, la procréation médicalement assistée, la recherche sur les cellules souches, les nanotechnologies et la bioéthique spéculative. Comment prendre des décisions dans un contexte particulier de fin de vie où le traitement de maintien de vie prolonge la souffrance ? Comment élaborer une

éthique des nanotechnologies ? Tels sont quelques-uns des enjeux éthiquement complexes que ce livre examine.

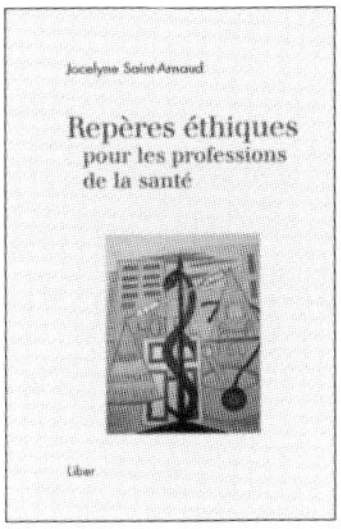

Saint-Arnaud, J. (2019), *Repères éthiques pour les professions de santé*, Montréal, éditions Liber.

« La compétence éthique a pour fondement la compétence disciplinaire. Elle implique, en premier lieu, de ne pas perdre de vue la finalité du soin. Mais elle suppose aussi de savoir reconnaître les problèmes et les dilemmes éthiques quand ils se posent dans la pratique, c'est-à-dire lorsque le sens de l'intervention est menacé ou trahi au profit d'intérêts étrangers à cette finalité. Quand le problème est reconnu, les repères éthiques provenant des normes légales et déontologiques, des théories éthiques et des principes sont des guides fort utiles pour y réfléchir et lui proposer des solutions. Aucun d'entre eux ne représente un absolu. Ils se limitent les uns les autres, mais sont tous aussi importants à considérer. »

Cet ouvrage dégage ces repères et fait apparaître leur importance pour la compréhension des questions éthiques qui surgissent dans la pratique clinique et organisationnelle des professionnels de la santé.

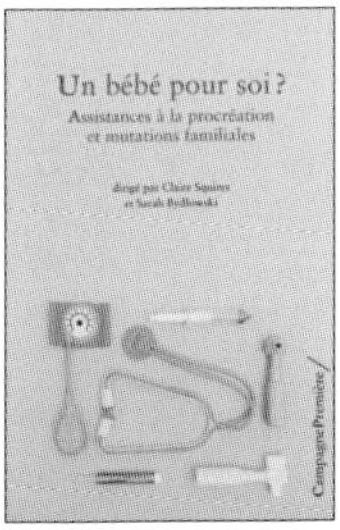

Squires, C., Bydlowski, S. (dir.). (2019), *Un bébé pour soi ? Assistances à la procréation et mutations familiales*, Paris, Campagne Première.

La part de hasard et d'indécidable qui entouraient autrefois la procréation sont gommées par l'aide médicale à la procréation. L'enfant devient un impératif ; l'infertilité peut être vécue comme une calamité, une injustice. Désormais, on ferait un enfant, non pour la société, pour la perpétuation de l'existence collective, mais pour soi et pour lui-même. Mais les sociétés n'ont-elles pas toujours inventé des façons d'avoir des enfants qui correspondent à leurs représentations des liens de filiation ?

La PMA introduit de nombreuses interrogations, au sujet notamment de l'âge limite de procréation, des dons de gamètes, de l'homoparentalité, du droit de l'enfant. Les contributeurs de cet ouvrage – gynécologues, psychiatres, psychanalystes, juristes, historiens –, tous spécialistes de ce sujet, apportent leurs réflexions au-delà de la technique médicale. Il s'agit que les mères et les pères puissent trouver leur place comme parents, et qu'un enfant soit capable de se reconnaître dans le récit de sa venue au monde.

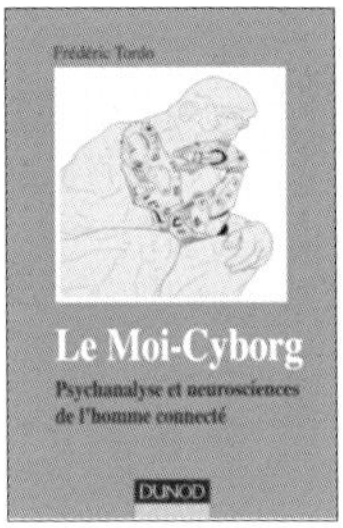

Tordo, F. (2019), *Le Moi-Cyborg*, Paris, Dunod.

La connexion aux technologies (smartphone, jeux vidéo, prothèse artificielle, exosquelette…) produit de véritables métamorphoses chez l'homme. On observe une transformation du cerveau et du système nerveux dans son ensemble, et même du Soi. Les neurosciences permettent de comprendre ces phénomènes. Mais la mutation de l'homme augmenté et/ou connecté touche aussi directement sa psyché, au niveau même du Moi. Une fonction psychique se développe : par étayage sur une fonction du corps (c'est le *Moi-peau* de Didier Anzieu), mais aussi par appui sur la technologie, dont le fonctionnement se voit transposé sur le plan mental. Dès lors, le Moi connaît une véritable extension de ses limites. C'est l'apparition du *Moi-cyborg* – nouvelle surface psychique qui permet au sujet de se représenter l'objet technologique comme une partie de lui-même. Dans la psychopathologie, le Moi-cyborg peut servir ainsi de *prothèse psychique* pour venir compenser des fonctions psychiques mal organisées, carencées ou déstructurées. Ce sont toutes ces nouvelles transformations qui sont décryptées dans cet ouvrage, qui s'appuie sur de nombreuses recherches théoriques et cliniques.

VALIDATIONS SCIENTIFIQUES
DES ARTICLES DES NUMÉROS PARUS EN 2019

L'ensemble des membres du comité de rédaction tient à remercier chaleureusement les membres du comité scientifique et les membres du comité de lecture international de la revue Cliniques *ainsi que les professionnels, psychiatres, psychologues, psychanalystes, ayant accepté d'apporter leur concours à la validation en double aveugle des textes de la revue. Leur lecture à la fois éclairée, bienveillante et constructive a participé de manière déterminante à la réalisation des numéros de l'année 2019.*

Julia ABREGO LERMA
Stéphane DEROCHE
Christophe FERVEUR
Jean FLORENCE
Patrice HUERRE
Vassilis KAPSAMBELIS
Isabelle LASVERGNAS
Marie-Laure LEANDRI
Patrick LEMOINE
Alain LEMOSOF
Marie-Jean SAURET
Annette STREECK-FISCHER
Benoît VERDON
Xanthie VLACHOPOULOU
Philippe ZAWIEJA

ÉCRIRE DANS LA REVUE *CLINIQUES*

Les arguments sont disponibles sur le site des éditions érès (http://www.editions-eres.com/collection/191/cliniques-paroles-de-praticiens-en-institution) ou sur le site de l'association APSPI (**http://apspi.net/publications** ou pour l'anglais **http://apspi.net/ english**).
Les textes doivent être envoyés par mail en fichier Word (.doc) au secrétariat de rédaction de la revue *Cliniques* : **revue.cliniques@apspi.net**
Les articles destinés à la publication dans la revue *Cliniques* doivent satisfaire à un certain nombre de conditions de fond comme de forme.

Conditions de fond[1]

• L'article doit être en adéquation avec la **ligne éditoriale** : la revue *Cliniques*, revue de l'Association de Promotion des Soins Psychiques en Institutions (APSPI), se donne pour objectif de favoriser et de diffuser la recherche et la réflexion sur des thématiques cliniques diverses **sous l'angle de la pratique clinique psychothérapeutique en institution.** La multiplicité des lieux d'exercice et des voies thérapeutiques nourrit un dialogue implicite entre praticiens de divers horizons ; si la diversité de leurs approches y est donc privilégiée, tous se retrouvent autour d'une exigence éthique, humaniste, ancrée dans la réalité institutionnelle du soin pluridisciplinaire. Ainsi, la revue *Cliniques* réceptionne des articles de psychologues, psychanalystes, psychiatres mais également d'autres professionnels composant les équipes de soin en institution, dans un souci d'ouverture sur d'autres métiers.

• L'article doit être en adéquation avec le **thème du numéro**.

• La revue *Cliniques* publie des articles de différents types :
– **Recherche** : les articles de type recherche peuvent inclure des études quantitatives ou qualitatives et des études de cas.
– **Revue de littérature** : ces articles doivent se focaliser sur les implications cliniques de perspectives théoriques, les approches diagnostiques, ou sur des méthodes innovantes dans l'évaluation ou le traitement.
– **Nouvelles de la recherche** : la revue peut offrir une tribune aux universitaires qui souhaitent mettre leurs travaux et principaux résultats en lien avec le thème du numéro.

• L'article doit s'inscrire en cohérence avec **l'éthique de publication http://apspi.net/publications** ou **http://apspi.net/english**

1. Vous retrouverez certaines conditions de fond détaillées dans les « consignes rédactionnelles » et « l'éthique de la publication » en suivant le lien : http://apspi.net/publications. Pour l'anglais : http://apspi.net/english

Information sur le circuit d'un texte pour les validations

Étape n° 1 : Validation du texte par le comité de rédaction pour son adéquation avec la ligne éditoriale et le thème du numéro et premières indications de modifications laissées à la discrétion de l'auteur (précisions théoriques, respect des consignes rédactionnelles et de la ligne éditoriale…).
Étape n° 2 : Validation en double aveugle par deux membres du comité scientifique et du comité de lecture international. Les membres de ces deux comités peuvent donc demander de nouvelles modifications avant validation définitive de l'article.
Étape n° 3 : Vérification par le comité de rédaction de la bonne prise en compte, par l'auteur, des modifications demandées par le comité scientifique et/ou le comité de lecture international.
Étape n° 4 : Validation par l'auteur des épreuves de son article envoyées par l'éditeur et **signature d'une lettre d'accord auprès des éditions érès**.

Conditions de forme & règles typographiques[2]

• **Longueur :** La **longueur moyenne** pour les articles à paraître dans la revue *Cliniques* est de 25 000 signes typographiques (**en comptant les espaces** et **les notes de bas de page**).
• **Titre, résumé et mots-clés français/anglais : le titre, le résumé (800 signes max.) comme les mots-clés doivent être traduits en anglais** et apparaître en début de texte juste après le titre en français. Après le titre, doivent également figurer les nom et prénom du ou des auteur(s), son/leur **lieu d'exercice** ainsi que ses/leurs **adresses électronique et postale**.
• **Style éditorial :** Les auteurs doivent respecter le style de citation APA défini par l'*American Psychological Association* et dont le détail peut être consulté sur le site internet http://www.apastyle.org

2. Pour les détails, se reporter aux documents déjà mentionnés.

RÉSEAU INSTITUTIONNEL ET SCIENTIFIQUE DE LA REVUE *CLINIQUES*

Laboratoires de recherche

UNIVERSITE LUMIERE LYON 2

CRPPC Centre de Recherches en Psychopathologie et Psychologie Clinique EA 653

Le CRPPC, Centre de Recherches en Psychopathologie et Psychologie Clinique, axe ses recherches autour de la modélisation des cliniques des « situations limites et extrêmes » de la subjectivité, de la destructivité, des formes de la négativité et des affects extrêmes qui caractérisent les pathologies graves du narcissisme. Ses travaux portent aussi sur une approche psychanalytique de la création, des médiations thérapeutiques, ainsi que sur la modélisation et l'évaluation des dispositifs de soin. www.crppc.univ-lyon2.fr

LAPCOS

LAPCOS, Laboratoire d'Anthropologie, Psychologie Cliniques, Cognitives et Sociales, est un laboratoire interdisciplinaire regroupant de nombreuses disciplines : l'anthropologie, la psychologie sociale, clinique, la psychologie du travail, la neuropsychologie, la sociologie, les sciences du mouvement humain (STAPS), les sciences de l'éducation et l'histoire de l'art. Cette interdisciplinarité du LAPCOS doit permettre de parvenir à une meilleure compréhension. 1. De l'interaction entre les processus psychologies et neuropsychologiques et les variables sociales et culturelles dans les domaines où les membres de l'équipe ont acquis une compétence : comportements coopératifs, stéréotypes, émotions, mémoire, savoirs et savoir-faire olfactifs, phénomènes religieux, processus identitaire, justice organisationnelle, perception de l'avenir… 2. De la manière dont phénomènes naturels et phénomènes culturels peuvent se façonner mutuellement. Le LAPCOS est membre de Maison des Sciences de l'Homme et de la Société Sud-Est. http://.unice.fr/laboratoires/lapcos. www.unice.fr/lapcos/

lcpi

Le LCPI, Laboratoire Clinique Pathologique et Interculturel, est rattaché à l'université de Toulouse Jean-Jaurès. Trois axes de recherches se distinguent : Psychopathologie psychanalytique et des âges de la vie, Psychologie psychanalytique du sujet et Psychologie interculturelle. www.lcpi.univ-tlse2.fr

Laboratoire (EA 4056)
PSYCHOLOGIE CLINIQUE
PSYCHOPATHOLOGIE
PSYCHANALYSE
http://recherche.parisdescartes.fr/pcpp

Le PCPP, laboratoire de Psychologie Clinique, Psychopathologie, Psychanalyse, créé par le professeur Catherine Chabert en 1993, explore divers domaines de pratiques et de recherches en psychopathologie en promouvant la métapsychologie freudienne et postfreudienne. Les travaux s'intéressent à des problématiques fondamentales ou davantage saisies dans l'actualité de la clinique contemporaine et s'appuient sur des méthodologies plurielles respectueuses des enjeux transférentiels. www.recherche.parisdescartes.fr/pcpp

Associations et sociétés

L'APEP, Association Psychanalyse et Psychothérapies a pour objet de développer des processus de formation des cliniciens et de tout ce qui peut aider à préciser le rôle de la psychanalyse dans le développement des psychothérapies. Elle propose en particulier une formation de deux ans, validée par un mémoire, destinée aux psychologues et aux psychiatres exerçant professionnellement, ayant été ou actuellement engagés dans un travail psychanalytique personnel. www.apep-psy.com

Institut du Virtuel Seine Ouest

L'IVSO, Institut du Virtuel Seine Ouest, est une association Loi 1901, créée en juillet 2010. Il a pour but de favoriser le débat scientifique du rapport de l'humain au virtuel entre tous les acteurs concernés par cette question. www.institutduvirtuel.org

La Société du Rorschach, fondée en 1950 par C. Beizmann, D. Lagache et J. Dublineau, est devenue en 1987 la Société du Rorschach et des Méthodes Projectives de langue française. La Société privilégie les échanges et mises en perspective liés aux avancées conceptuelles et aux cliniques contemporaines. Ses membres sont des psychologues qui utilisent les épreuves projectives dans leur activité clinique et/ou de recherche. Deux colloques annuels mettent l'accent sur l'articulation des théories, des méthodes et des pratiques des épreuves projectives auprès des enfants, des adolescents et des adultes. Praticiens de terrain, enseignants-chercheurs, étudiants en psychologie échangent ainsi sur les modèles d'interprétation des épreuves projectives et veillent ensemble à défendre la pratique du Rorschach et des autres méthodes projectives, et s'opposent à leur diffusion et leur vulgarisation abusives dans un souci de respect éthique à la fois du cadre de leur usage et des sujets rencontrés.
La revue *Psychologie clinique et projective*, référencée sur PsycINFO et éditée chez érès, est la revue officielle de la Société du Rorschach et des Méthodes Projectives de langue française.
http://www.societerorschach.org/

La WAIMH-France, World Association for Infant Mental Health, a été créée en 1994 par Serge Lebovici et Bernard Golse. Cliniciens et chercheurs s'y trouvent réunis pour discuter des avancées internationales dans le domaine de la petite enfance à la lumière des propositions psychopathologiques et psychodynamiques francophones et européennes.
http://psynem.org/Hebergement/Waimh

ASMI WAIMH España, World Association for Infant Mental Health
Cliniciens, éducateurs et chercheurs s'y trouvent réunis pour discuter et diffuser les avancées internationales de la petite enfance à la lumière des propositions psychopathologiques et psychodynamiques, ainsi que de l'attachement et des neurosciences, et pour mettre en place des systèmes assistanciels destinés aux populations parents-bébés, à risque.
www.asmi.es

Institutions

Créé en 1989, le groupe ORPEA a pour vocation de prendre soin des personnes fragilisées afin de leur dispenser des soins essentiels à leur bien-être et les accompagner dans les gestes de la vie courante, dans le respect de leur dignité et de leur individualité. Présent dans 16 pays, le groupe ORPEA propose en France une offre globale de services et de soins complémentaires, quel que soit l'âge ou l'autonomie (physique et psychique), à domicile (à travers les enseignes de services à domicile ADHAP et DOMIDOM) ainsi qu'en institution (en EHPAD, en Résidences Services, ainsi qu'en Cliniques de Soins de Suite et de Réadaptation et en Cliniques Psychiatriques sous l'enseigne CLINEA).
www.orpea.com

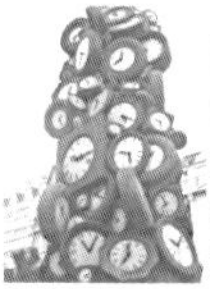

Département de psychologie ORPEA-CLINEA PSYCHIATRIE FRANCE, créé par CLINEA Psychiatrie France en 2004, se définit comme un groupe de réflexion et de collaboration transversale entre les psychologues des différents établissements du Groupe CLINEA-ORPEA. Son objet d'étude concerne les soins psychiques en institutions.

L'EPP, École de Psychologues Praticiens, fondée en 1951, est un établissement privé d'enseignement supérieur à buts universitaire et professionnel, qui prépare à l'exercice des métiers du psychologue dans les domaines de la santé, de l'entreprise, de l'éducation et de la justice.
www.psycho-prat.fr

Revues

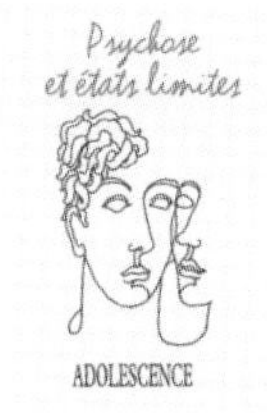

Adolescence est une revue indexée AERES, au listing PsycINFO, publiée avec le concours du Centre national du livre et de l'université Denis Diderot Paris 7. Créée en 1983 par Philippe Gutton, la revue *Adolescence* regroupe des psychanalystes engagés de façon quotidienne dans le traitement des adolescents et dans la recherche théorique qui en découle. Elle a aujourd'hui plus de trente-cinq ans. Trimestriellement, elle réunit ses textes en un volume de 230 pages à thème unique. Elle s'enrichit d'auteurs francophones et de langues étrangères. L'approche psychanalytique de l'adolescence a beaucoup évolué, des pans entiers de sa métapsychologie ont été revisités, problématisés autrement. La revue *Adolescence* a rendu compte pas à pas de ces évolutions. Innovante, bousculante mais vigilante sans jamais perdre son fil directeur qu'est la réflexion psychanalytique sur les processus adolescents. Ceux-ci ont leur pathologie propre, souvent aiguë et pas seulement de transition. Ils détiennent le devenir de la pathologie de l'enfance, certaines origines de la pathologie de l'adulte, en particulier cas limite et psychotique. Processus toujours en cours chez l'adulte comme nostalgie d'un âge, comme persistance d'un mode d'être ayant effet de retour lorsque la confrontation s'impose entre parents et enfants grandissant, et dans le contre-transfert du psychanalyste. Le concept même d'adolescence ne peut se révéler qu'en étroite relation avec la société et la manière dont celle-ci s'y prend pour initier, cadrer, réguler les normes d'individualisation et les modes de subjectivation. C'est pourquoi la revue s'ouvre aux sociologues, anthropologues, philosophes soucieux de décrire et d'analyser les dispositifs par lesquels le politique et le malaise dans la culture se révèlent à ciel ouvert à l'adolescence. On l'aura compris, la revue se veut sensible à la tension exacerbée à l'adolescence, aussi bien entre l'intrapsychique et autrui qu'entre l'inconscient et les manifestations symptomatiques. – http://revueadolescence.fr/

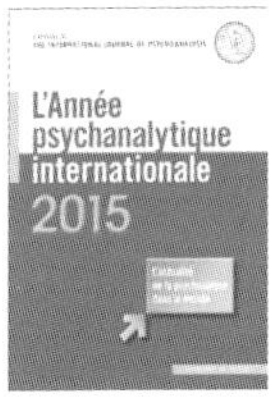

L'Année psychanalytique internationale est une revue francophone annuelle destinée à mieux faire connaître aux lecteurs de langue française les contributions psychanalytiques internationales les plus récentes parues dans *The International Journal of Psychoanalysis.*

Depuis 2003, l'équipe éditoriale de *L'Année psychanalytique internationale* a traduit et publié plus d'une centaine d'articles d'auteurs issus des cinq continents et de huit communautés linguistiques : l'allemand, l'anglais, l'italien, l'espagnol, l'hébreu, le portugais, le suédois, auxquels il faut ajouter des articles en français, inédits en France et publiés dans l'*IJPA*. Le comité de rédaction de *L'Année psychanalytique internationale* fonctionne sur le mode du bénévolat. Il se compose aujourd'hui de treize membres francophones de l'Association Psychanalytique Internationale, issus de cinq pays francophones et de cinq Sociétés de Psychanalyse. Il se charge de lire tous les articles parus dans les six numéros de l'*IJPA* de l'année en cours, d'en sélectionner un certain nombre et de les traduire, pour publier le volume de *L'Année psychanalytique internationale* au mois de mai de l'année suivante, à l'occasion du Congrès annuel des Psychanalystes de Langue Française.
www.frannuel.org – www.annualsofpsychoanalysis.com

Les enfants de la psychanalyse est une revue de psychanalyse en ligne. Aujourd'hui objet de tous les fantasmes, de tous les malentendus, mais aussi objet de soins et porteuse de changement, la psychanalyse se doit de trouver des espaces publics d'expression pertinents et prendre ainsi toute sa place dans le dialogue social. Il est temps que ces espaces soient en premier lieu animés par ceux qui pratiquent la psychanalyse aujourd'hui. Dès le début, le développement de la psychanalyse s'est accompagné de la publication de revues. Pour revendiquer sa place dans la modernité, nous avons décidé à notre tour de créer une revue mais exclusivement en ligne, adaptée à un style de pensée bousculé par l'actualité et les échanges interdisciplinaires. Nous souhaitons donner la parole à nos confrères, mais aussi à des artistes, des soignants, et à tous ceux dont le champ d'action ou de pensée s'étend plus largement dans une articulation où la psychanalyse peut proposer un autre regard, une autre lecture. La revue en ligne *Les enfants de la psychanalyse* est ainsi née à l'automne 2013.
http://lesenfantsdelapsychanalyse.com/

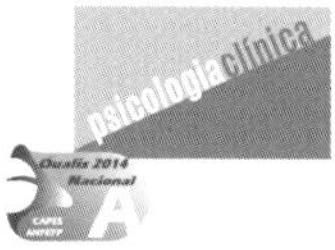

La revue ***Psicologia Clinica*** est une revue brésilienne dirigée par Junia de Vilhena, d'indexation internationale. Elle publie des articles dans le cadre de la recherche en psychologie clinique. http://pepsic.bvsalud.org

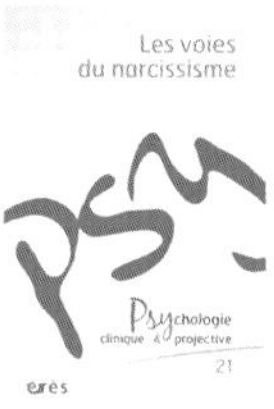

La revue ***Psychologie clinique et projective*** publie des travaux originaux, des réflexions théoriques, des études cliniques, rédigés ou traduits en français, dans le champ de la psychologie clinique, de la psychopathologie, de la psychologie projective, ainsi que des notes et informations sur l'actualité de ces champs disciplinaires et professionnels. Elle est indexée dans les bases de données Francis, Pascal (Inist) – PsycINFO – PubPsych.

L'article proposé doit respecter le secret professionnel, les règles éthiques de la recherche en psychologie et ne présenter aucun élément à caractère diffamatoire. Les patients ne doivent pas pouvoir être identifiés par des tiers dans les illustrations cliniques (anamnèse, protocoles de tests, entretiens et observations) et ce qui est écrit sur eux doit pouvoir être repris avec eux s'ils venaient à lire l'article et à se reconnaître.
http://www.societerorschach.org

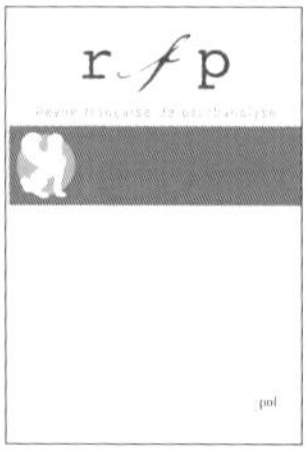

La ***Revue française de psychanalyse*** est la revue de la Société Psychanalytique de Paris, constituante de l'Association Internationale de Psychanalyse. Première revue internationale de psychanalyse en langue française, fondée « sous le patronage du Pr Sigmund Freud », la revue existe depuis 1927. Elle a été partie prenante dans tous les débats qui ont animé le monde psychanalytique. Parce que les psychanalystes ont étendu le champ d'application de la psychanalyse à de déconcertantes désorganisations de la personnalité qu'il leur faut comprendre et traiter, des ensembles conceptuels originaux se sont développés, des perspectives inédites de la recherche se sont fait jour. La *Revue française de psychanalyse* les publie et les confronte aux données freudiennes classiques et aux apports des auteurs postfreudiens ainsi qu'aux avancées contemporaines des autres sciences humaines, de la psychiatrie et des neurosciences. Lieu de débats et de réévaluation de nombreuses questions cliniques et métapsychologiques, la *Revue française de psychanalyse* reflète d'autant mieux ces mouvements qu'elle y participe. Soucieuse de son renouvellement permanent elle se présente sous la forme d'une revue trimestrielle (4 n° de 320 pages) à laquelle est adjoint un numéro 5 (de 512 pages) consacré aux travaux du « Congrès des psychanalystes de langue française », avec des contributions d'auteurs de nombreux pays. Depuis 2013, une section « Recherches et Rencontres » accueille des travaux novateurs et des débats. Un comité de lecture international participe à la sélection des articles. Résumés en français, anglais, allemand, espagnol, italien. http://www.spp.asso.fr

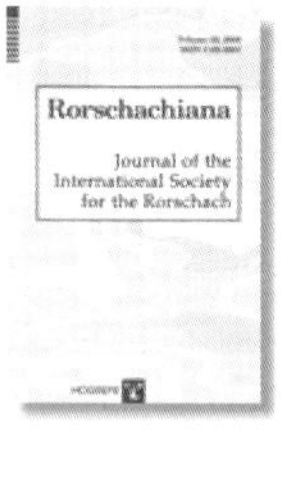

Rorschachiana est la revue scientifique de la Société Internationale des Méthodes Rorschach et Projectives. Son objectif est de publier des travaux scientifiques dans le domaine pour (et par) une audience internationale. La revue a pour but de faire avancer la théorie et les applications cliniques du Rorschach et d'autres techniques projectives, ainsi que les recherches qui peuvent améliorer et promouvoir ces méthodes. Tous les articles publiés sont soumis à examen d'un comité scientifique internationalement reconnu, travaillant sous les auspices d'une équipe éditoriale internationale expérimentée. http://www.rorschach.com

Cliniques

Paroles de praticiens en institution

N° 1 – Contenance et soin psychique

Avant que s'inaugure un travail d'élaboration du sens que peut revêtir l'arrivée en institution et des conflits inconscients qui président à ce moment souvent aigu et désordonné, l'institution doit d'abord se faire réceptacle et conteneur des expressions aiguës des personnes « hébergées », le plus souvent en état de crise, dans une grande déshérence psychique ou somatique, dans une nécessaire mise à l'abri. L'institution qui assure cette fonction d'accueil et de contenance devient le lieu fécond où une conflictualité psychique peut se faire jour, en ce qu'elle permet aux forces en présence de se rencontrer et de se dire sur la scène institutionnelle, afin qu'un travail de transformation puisse s'amorcer. La notion de contenance semble donc constituer un véritable enjeu dans le champ du soin institutionnel. Les dispositifs de soin constituent autant d'espaces propices à recevoir les expressions multiples des personnes accueillies et assurent la continuité de l'enveloppe institutionnelle d'accueil, en même temps qu'ils focalisent des mouvements antagonistes et conflictuels, individuels et collectifs qui n'auront de cesse de travailler, d'éprouver, de déformer la « membrane » de cette enveloppe conteneur… À travers leurs expériences cliniques au sein de structures de soins diverses, les auteurs qui contribuent à ce numéro montrent l'importance de cette notion dans le cadre du soin institutionnel et comment elle entre en résonance avec d'autres notions porteuses comme celles de différenciation, de rythmicité, d'espace, de temps, d'accueil psychique, d'identification, d'appropriation subjective, de *holding* institutionnel, de survivance.

N° 2 – De l'effraction au traumatisme

L'effraction traumatique commence souvent là où les capacités de liaison de l'appareil psychique individuel ou groupal sont débordées, laissant ce dernier dans un état de sidération, d'effroi, de grande détresse… De la brèche à l'invasion débordante, de l'effraction du pare-excitation à sa mise hors-circuit, lorsque psyché et soma sont effractés, désunifiés, désintriqués : comment l'institution et ses protagonistes font-ils face ? Quel destin pour ce temps suspendu qui ne parvient pas à reprendre son cours ? Que penser de ce moment marqué qui n'arrive plus à s'écouler ? Comment contenir cette surchauffe qui surcharge et submerge les appareils à penser et les dispositifs de soin ? À travers leurs expériences cliniques au sein de structures de soins diverses, les auteurs discutent cette notion et donnent à voir une clinique où il s'agit souvent d'accompagner individu et institution à reprendre le cours de leur histoire après l'arrêt brutal qu'impose le plus souvent la brèche effractante.

N° 3 – Les enjeux de la pluridisciplinarité

Face aux multiples expressions de la souffrance, l'institution propose une pluridisciplinarité thérapeutique des soins qu'elle dispense : individuelle, groupale, médicale, psychologique, rééducative... Pluralité des approches, diversité des regards portés sur la personne dans le souci d'une clinique au cas par cas respectant la singularité de chacun... L'approche plurielle est aussi ce qui nourrit la dynamique de soin et préserve les institutions d'une trop grande uniformité/conformité. Mais si la diversité est féconde, elle peut aussi devenir le lit de la fragmentation thérapeutique où chaque approche devient hermétique aux autres et s'isole, ou au contraire, semer la confusion des rôles et des places et alimenter l'insécurité identitaire : la pluridisciplinarité doit donc aussi s'inscrire dans une suffisante complémentarité, dans la cohérence et le respect d'une certaine continuité, seules garanties pour les patients de retrouver l'unité perdue dans la désorganisation interne qu'ils traversent. La notion de pluridisciplinarité implique donc une codisciplinarité, c'est-à-dire la coexistence des savoirs, des expériences, des compétences des différents acteurs de la scène institutionnelle, même si, au-delà de la diversité des supports théoriques et des pratiques, la ligne d'horizon doit rester commune à tous.

N° 4 – De la perte au renoncement

Pertes, deuils et renoncements rythment l'existence depuis la naissance jusqu'à la fin de la vie et constituent des étapes fondatrices de l'identité de chaque individu. Qu'elle soit perte de l'autre, perte de soi ou perte en soi, qu'elle renvoie à des deuils imposés ou à des deuils nécessaires, qu'elle soit réelle ou fantasmée, elle touche l'individuel comme le collectif, et tout clinicien est confronté quotidiennement, dans sa rencontre au patient, à cette question de la perte. Ce travail de deuil est plus ou moins facilité ou entravé en fonction de la résonance en chacun de l'épreuve de la perte, c'est-à-dire en fonction de son histoire et de son fonctionnement psychique. Ainsi, de la tristesse à la douleur intense, de l'agrippement désespéré à l'objet perdu au possible renoncement, la traversée de cette épreuve se décline de diverses façons et montre de multiples visages cliniques et formes psychopathologiques. Mais pertes et deuils portent également en eux les germes de mouvements mutatifs et féconds : ils peuvent être porteurs d'une dynamique motrice de changement, éloignant le sujet des affres de la répétition mortifère. Les voies thérapeutiques telles que proposées par une institution de soin peuvent être l'occasion d'une ouverture vers une reprise d'un processus, vers de nouveaux investissements.

N° 5 – Du traumatisme aux voies thérapeutiques possibles

La navigation clinique est bien souvent périlleuse en milieu traumatique ! Il est bien souvent difficile d'apprécier le terrain sur lequel le clinicien avance : terrain froid, terrain chaud ? Aux deux extrêmes, on rencontre les brûlantes transgressions et les absences et carences glaciaires, ou encore la confrontation à la crudité froide de la mort. La voie est si mince que l'on comprend aisément comment le soin, s'il se veut réparateur, porte aussi en lui un potentiel traumatogène. Ce numéro constitue donc un prolongement aux réflexions cliniques amorcées dans le numéro 2 *De l'effraction au traumatisme* (octobre 2011). Il s'agit cette fois d'interroger plus particulièrement les voies thérapeutiques pouvant être empruntées dans les institutions : élaboration clinique, approche individuelle et/ou familiale, évaluation métrique, signalement protecteur, médiation…

N° 6 – Ordres et désordres de l'oralité aux différents âges de la vie

L'oralité humaine dépasse largement l'oralité nutritionnelle et recouvre un champ bien plus large que la simple utilité fonctionnelle de la bouche. L'oralité est ainsi à l'interface du somatique et du psychique, de l'acte et de la parole, au carrefour des différents courants pulsionnels, et constitue une ouverture entre le dedans et le dehors. Elle est surtout ce qui fait fondamentalement lien, ce qui met en relation à l'autre et au monde. L'oralité est donc indispensable tout autant à notre survie physiologique qu'à notre survie psychique, en ce qu'elle nous inscrit dans le maillage relationnel de la communauté des hommes. Les désordres de l'oralité aux différents âges de la vie signent le plus souvent une impasse existentielle de premier ordre. Comment les institutions et les professionnels accompagnent-ils cela ? Quelles réponses apporter aux désordres de l'oralité ? Comment accompagne-t-on la reprise d'une fonction orale opérante mais aussi le sevrage qui est corollaire au moment de la sortie ?

N° 7 – Dépendances avec fin, dépendances sans fin

L'état de dépendance, s'il est évidemment imposé à la naissance par la néoténie du nourrisson, est en même temps une étape indispensable du développement. Cet état est tout autant somatique que psychique, et dure tant que l'objet ne peut être intériorisé par un moi mature, tant que l'enfant est contraint d'avoir avec lui faute d'avoir en lui… C'est ce processus d'intériorisation qui échoue pour certains comme ceux souffrant d'addictions ou ceux présentant des fonctionnements limites notamment. La clinique des dépendances se présente alors comme une clinique de l'externalité : faute d'une intériorisation de l'objet opérante, faute de transitionnalité, le sujet est contraint à une hyperdépendance aux objets externes, à une recherche dehors de ce qui est absent dedans. Le patient dépendant consomme sans fin du dehors faute de pouvoir conserver dedans. Quelle fonction une dépendance ou une addiction peut-elle recouvrir ? Qu'est-ce qui a été empêché dans des temps plus anciens pour que l'instauration d'une indépendance féconde soit impossible ? Comment l'institution peut-elle ouvrir la voie vers cette transitionnalité nécessaire ? Mais ce processus d'intériorisation de l'objet peut se trouver mis à mal à certains moments de l'existence comme à l'adolescence et à la sénescence : la problématique de la dépendance se trouve alors brutalement réactualisée dans les affres d'une fragilisation des assises narcissiques jusqu'alors opérantes. Comment les institutions vont-elles accompagner cette traversée ?

N° 8 – La dépendance : de la fusion à la confusion

La dépendance, quelle qu'en soit la forme clinique, maquille le plus souvent des états de perte et se vit souvent dans une sorte de passivité imposée qui peut actualiser des vécus de privation, de soumission, d'emprise, d'intrusion et raviver des angoisses anciennes jusqu'à celles de la prime enfance. Or, non seulement la dépendance peut être la conséquence de tel ou tel état psychique ou somatique, mais elle se trouve souvent renforcée par la situation même de l'institutionnalisation. Les sujets ne peuvent plus compter sur eux-mêmes, ils se trouvent séparés des leurs et les voilà contraints de dépendre d'une institution et de ses protagonistes. L'entrée en institution ou l'hospitalisation est donc déjà porteuse en elle-même d'une promesse de dépendance, d'une promesse de régression. Mais l'équilibre n'est pas si aisé entre la dépendance nécessaire, régressive et transitoire (celle qui répare) et celle qui ne fait que répéter de manière stérile des schémas anciens sans que cela ne fasse sens. L'institution peut aussi devenir le lieu d'une dépendance aliénante qui obère toute possibilité de séparation. Les états de dépendance confrontent aussi à une faillite plus ou moins profonde de l'équilibre narcissique du sujet. Cette menace pèse évidemment sur le sujet mais aussi sur les institutions qui traitent de la dépendance. Comment rester toujours bienveillant face à un patient qui, par la nature même de son extrême dépendance, confronte le soignant à l'impuissance ? Est-ce dans cet écueil que se profile la dérive maltraitante ? Est-ce lorsque l'on se sent mauvais soignant que l'on peut devenir maltraitant, comme une manière de déguiser le reproche que nous aimerions lui adresser de ne pas guérir ? La question de la maltraitance serait-elle donc liée à cet idéal d'une autonomie absolue mis à mal par le roc de la dépendance ?

N° 9 – Clinique de l'agir : décharge ou adresse objectale ?

Dans le développement de l'enfant, l'acte précède la pensée, il ouvre la voie aux capacités de symbolisation et reste ainsi sans doute l'un des prototypes des capacités de mentalisation, une influence ancestrale sous forme de traces sensori-motrices. Au fil de l'histoire infantile, le « faire » cède le pas au « penser ». À partir de quand l'agir comportemental peut-il être considéré comme un échec des processus de mentalisation, de contenance et d'élaboration psychique ? L'acte est-il le symptôme d'un conflit psychique ou au contraire vient-il en lieu et place de contenus irreprésentables chez le sujet, impensables comme en témoignent a minima la clinique des états limites et a fortiori les fonctionnements psychotiques enfermés bien souvent dans des agirs impulsifs et irrationnels ? À partir de quand l'acte est-il du registre de l'impulsif ou au contraire de celui du compulsif, une répétition en lieu et place de la remémoration ? Est-il autocalmant à défaut d'être autoérotique ? Comporte-t-il une dimension fantasmatique ? Quelle dimension d'altérité l'agir comportemental contient-il en lui ? Est-il simple décharge motrice ou s'adresse-t-il à un objet ? L'acte obéit-il à un impératif autoérotique, narcissique, ou bien s'inscrit-il dans une dynamique relationnelle ? Quelles réponses l'institution de soin peut-elle offrir à ces expressions comportementales ?

N° 10 – L'acte : court-circuit ou relance ?

La clinique de l'agir recouvre un champ très large de conduites et de manifestations par le comportement comme en témoigne l'éventail étendu de vocables que le clinicien a à sa disposition pour les qualifier : troubles du comportement, action, acte, passage à l'acte, passage par l'acte, acte manqué, *acting, acting in, acting out,* recours à l'acte, mise en acte, agir comportemental... À l'image du vocabulaire qu'elle emploie, cette clinique est elle-même très hétérogène. Néanmoins, la dimension corporelle et sensori-motrice relie ces différents niveaux comportementaux qui témoignent d'un effritement des capacités de représentation des affects, d'un échec de la mise en mots. Mais ils peuvent aussi témoigner de l'établissement d'un lien entre l'activité psychique et l'activité sensori-motrice, et d'un certain ancrage dans la réalité. Alors, qu'est-ce qui pousse à l'acte ? L'agir est-il seulement un court-circuitage de la pensée, sa mise en échec ? Quelle potentialité de relance des processus psychiques l'agir peut-il contenir ? Comment l'acte thérapeutique ou institutionnel peut-il devenir un processus de réorganisation et de transformation psychique ?

N° 11 – Médiations, lien et symbolisation
Mediations, Bonding and Symbolization

Les médiations thérapeutiques sont incontournables dans les institutions de soin psychique. Chez les patients psychotiques ou souffrant de problématiques narcissiques-identitaires, elles permettent d'engager en deçà des mots un processus de symbolisation des affects, voire, sur un plan plus archaïque, de figurer des expériences sensori-motrices en souffrance d'intégration. Quelles potentialités de figuration et de représentation les dispositifs de médiations recèlent-ils ? Autrement dit, dans quelle mesure permettent-ils d'étayer le processus de symbolisation ? Dans de tels dispositifs, quel est le rôle de l'enveloppe psychique groupale pour contenir et transformer l'excitation en représentation ?

N° 12 – Les médiations : un dispositif thérapeutique ?
Mediations: A Therapeutic Device?

Les médiations thérapeutiques sont à la fois vecteurs de symbolisation et générateurs de liens : liens entre corps et psyché, liens passé-présent, liens intrapsychiques, liens intersubjectifs entre les membres d'un groupe, liens avec les équipes soignantes, etc. « L'objet médiateur n'opère que parce qu'il inscrit le processus de symbolisation qui le constitue au cœur d'une relation avec autrui comme objet transférentiel » (Chouvier). Mais à partir de quand et à quelles conditions, un groupe, utilisant une médiation, devient-il thérapeutique ? Comment penser une véritable métapsychologie pour ces dispositifs alternatifs ?

N° 13 – La répétition : entre résistance et changement ?
Repetition: From Resistance to Change?

« Ce n'est pas sous forme de souvenir que le fait oublié reparaît, mais sous forme d'action. Le malade répète évidemment cet acte sans savoir qu'il s'agit d'une répétition. » Ainsi Freud renonçait à attendre des patients qu'ils se souviennent comme par magie d'un souvenir traumatique oublié pour s'engager dans la voie plus ardue de l'analyse même des résistances. Ce qui se répète devient alors le matériel même du travail psychique : la répétition est à la fois trace du traumatique, résistance à la prise de conscience et en même temps la clé du changement psychique, à condition de pouvoir interpréter ce qui se répète et de « laisser au malade le temps de bien connaître cette résistance qu'il ignorait, de la perlaborer ». De même, l'institution de soin, du simple fait qu'elle constitue souvent un recours dans des histoires marquées par le trauma et l'effraction, est un des hauts lieux d'expression et de manifestation de la répétition, de manière consciente ou inconsciente. Comment faire alors pour que l'institution ne soit pas elle-même prise dans la répétition et les résistances, pour que les acteurs du soin psychique permettent à l'institution d'être le lieu d'une mise en scène d'où puisse émerger le changement ?

N° 14 – Les fonctions de la répétition
Repetition's Functions

Dans les premiers temps de la vie, la répétition favorise l'accès à la symbolisation. Symbolisation de l'alternance entre présence et absence par exemple, dans le jeu de cache-cache ou le jeu de la bobine. On conçoit alors combien la répétition donne forme aux événements en leur attribuant peu à peu un sens, comment elle permet de se les figurer, et aussi comment elle est peut-être une tentative de reprendre le contrôle de situations traumatiques vécues passivement à l'origine. Mais elle peut aussi être dénuée de tout soubassement fantasmatique. Les acteurs du soin psychique en institution ont fort à faire avec la répétition : répétition des plaintes, des troubles du comportement, des passages à l'acte, addictions, stéréotypies… Comment éviter alors que la répétition ne soit qu'une source de souffrance et d'épuisement pour les patients comme pour les soignants, comment l'appréhender pour qu'elle serve plutôt qu'elle ne desserve le travail psychique en institution ?

N° 15 – La vie quotidienne : le véritable enjeu du soin en institution ?
Everyday Life: Institutional Care's True Stake?

Dans *Psychopathologie de la vie quotidienne*, Freud nous montrait l'ubiquité de l'inconscient, combien chaque menu incident de la vie pouvait révéler des enjeux psychiques insoupçonnés. Point n'est besoin d'être allongé sur le divan du psychanalyste pour percevoir l'intérêt d'appréhender au quotidien la richesse inépuisable des désirs inconscients et le pouvoir redoutable des forces qui s'opposent au sein de la psyché. Mais lorsque l'esprit est trop en souffrance ou en panne de symbolisation, les conflits ou clivages sont projetés par l'individu sur son environnement et la reconnaissance de son humanité est menacée. L'institution de soin se doit alors d'offrir un environnement fiable et étayant où chaque moment de la vie quotidienne peut être une occasion pour la personne accueillie d'être considérée au-delà des apparences, où le transfert peut être repéré et rejoué autrement. L'essentiel pour l'institution n'est-il pas de pouvoir dépasser les routines et l'ennui pour donner sens aux interactions et aux rituels de la vie quotidienne qui impliquent soignants et soignés ?

N° 16 – La vie quotidienne en institution : aliénation ou libération ?
Everyday Life in Institutions: Alienation or Freedom?

Le cadre des institutions qui prennent en charge la souffrance psychique a pour fonction essentielle de contenir les angoisses de mort comme le trop-plein d'excitation potentiellement désorganisants. Pour autant, le quotidien des institutions peut être source d'aliénation pour les personnes accueillies, coupées des assises narcissiques liées à leur vie à l'extérieur et plongées dans une situation de dépendance. Et comme en miroir de la souffrance psychique, les soignants peuvent aussi se retrouver pris au piège de routines défensives dont le sens est perdu depuis longtemps, mais qui reflètent la dépression et les clivages qui figent et épuisent la vie psychique. Quelles sont alors les conditions pour que le fonctionnement de l'institution au quotidien ne serve pas à se défendre contre la menace pulsionnelle mais permette l'accueil de la vie émotionnelle, le déploiement du transfert et la possibilité d'introjecter un autre rapport à l'environnement ?

N° 17 – Les figures de la peur dans l'institution
Fear Figures in the Institution

On entre souvent dans une institution pour y trouver refuge, par peur d'une réalité vécue comme trop effractante, par peur d'une intériorité menaçante, etc. Les institutions de soin qui accueillent les personnes en détresse psychique ont ainsi souvent pour fonction première d'apaiser la peur. Or il n'est pas si facile pour les soignants de percevoir les angoisses inconscientes et archaïques que la peur recèle, angoisses que la parole ne parvient pas toujours à traduire et qui se dissimulent souvent derrière toutes sortes de manifestations par le comportement. En essayant d'être réceptif à son contre-transfert, à ses propres peurs et angoisses, ceux qui ont affaire au soin psychique en institution peuvent tenter de contenir et éventuellement de transformer les peurs infantiles qui se cachent derrière les troubles psychiques de l'adulte. Les peurs issues de la nuit des temps prennent toutes les formes des histoires que l'on raconte aux enfants : celles allant du monstre informe dans l'autisme ou la démence, au grand méchant loup des pulsions débridées, en passant par les fantômes de l'abandon et de la mort, ou par le démoniaque violent et haineux. Elles engagent différentes expressions symptomatiques, différents registres, qui recèlent un potentiel de vie psychique à condition d'être racontés et interrogés plutôt que refoulés ou déniés.

N° 18 – Faut-il avoir peur des institutions de soin ?
Should We Be Afraid of Care Institutions ?

Les institutions de soin sont censées être un prolongement de la fonction parentale protectrice et contenante : protectrice contre les dangers extérieurs, contenante par rapport à la menace des pulsions et des angoisses internes. Mais pour assurer cette fonction, offrir la stabilité et la compréhension nécessaires à ce rôle et éviter que ne se répètent les défaillances et les traumas, encore faut-il pouvoir s'identifier à ce que vivent les personnes accueillies. Cela suppose de pouvoir entendre et supporter les peurs et les angoisses plus ou moins archaïques ou névrotiques que les soignants sont amenés à vivre dans leur contre-transfert, souvent sur le registre de l'identification primaire: peurs du débordement pulsionnel, angoisses d'abandon, de mort, peur et haine de l'autre, terreurs sans nom... Les institutions peuvent être de formidables caisses de résonance de la peur et engendrer au sein des équipes des défenses et des clivages au moins aussi marqués ou paralysants que ceux qui peuvent exister chez les patients. Le risque n'est-il pas alors que l'institution sacrifie sa fonction soignante pour assurer sa survie ? Comment tolérer d'avoir peur, en parler librement, pour éviter que l'institution ne devienne un lieu mortifère et maltraitant, un lieu où les défenses sont tellement rigides que tout mouvement pulsionnel ou d'empathie se fige ?

Care institutions are expected to be a perpetuation of the protective and containing aspects of parenthood: protective towards external threats, containing against the internal instincts and distress. But in order to ensure this function, to offer the stability and the necessary understanding for this role and to avoid the recurrence of failures and traumas, it is important to identify with what people are experiencing. This implies being able to hear and bear the more or less archaic or neurotic fears and anxieties that caregivers are led to experience in their counter-transference, often on the register of primary identification: fears of drive overflow, death and abandonment anxieties, fear and hate of others, nameless dread… Institutions can be echo chambers of fears and generate defences and splits within teams that are at least as marked and paralyzing as in the intra-psychic world of the patients. The risk can therefore be that the institution will sacrifice its nursing function to ensure its survival. How can we tolerate fear, talk about it freely, so that the institution does not become a mortifying and abusive place, a place where the defences are so rigid that any impulsive or empathetic movement freezes?

Cliniques

Paroles de praticiens en institution

Numéros déjà parus

N° 1 – Contenance et soin psychique

N° 2 – De l'effraction au traumatisme

N° 3 – Les enjeux de la pluridisciplinarité

N° 4 – De la perte au renoncement

N° 5 – Du traumatisme aux voies thérapeutiques possibles

N° 6 – Ordres et désordres de l'oralité aux différents âges de la vie

N° 7 – Dépendances avec fin, dépendances sans fin

N° 8 – La dépendance : de la fusion à la confusion

N° 9 – Clinique de l'agir : décharge ou adresse objectale ?

N° 10 – L'acte : court-circuit ou relance ?

N° 11 – Médiations, lien et symbolisation

N° 12 – Les médiations : un dispositif thérapeutique ?

N° 13 – La répétition : entre résistance et changement ?

N° 14 – Les fonctions de la répétition

N° 15 – La vie quotidienne : le véritable enjeu du soin en institution ?

N° 16 – La vie quotidienne en institution : aliénation ou libération ?

N° 17 – Les figures de la peur dans l'institution

N° 18 – Faut-il avoir peur des institutions de soin ?

À paraître en 2019

N° 19 – L'intime à l'épreuve de la vie institutionnelle

Votre revue en ligne

CAIRN

chercher : repérer : avancer

Retrouvez en ligne votre revue sur **www.cairn.info**, portail de revues en sciences humaines et sociales. Tous les numéros parus en texte intégral.

◆ **Abonné individuel**

Chaque abonné individuel à l'une des revues érès dispose d'un accès électronique gratuit à l'ensemble des numéros de cette revue diffusés sur le portail Cairn, au moyen d'un code qui lui est attribué à titre strictement personnel au moment de la souscription de son abonnement.

◆ **Bibliothèques, institutions, centres de documentation**

Des bouquets de revues thématiques ont été élaborés à l'intention des institutions, bibliothèques et centres de documentation afin de permettre à leurs usagers d'avoir accès en ligne aux revues érès et à d'autres publications de sciences humaines.
Pour en savoir plus, consultez le site **www.cairn.info** ou contactez Cairn, par e-mail : **licences@cairn.info** ou par tél. au **+33 1 55 28 83 00.**

À paraître :

N° 19
L'intime à l'épreuve
de la vie institutionnelle

Paroles ■ de praticiens en institution

Cliniques

Bulletin d'abonnement et de commande

à retourner à CRM ART - Éditions érès
CS 15245 - 31152 Fenouillet Cedex
Tél. : + 33 (0) 5 61 74 92 59 - Fax : + 33 (0) 5 17 47 52 67
e-mail : commandes.eres@crm-art.fr - Site internet : http://www.editions-eres.com

L'abonnement à *Cliniques*
comporte les numéros 17 et 18

Prix de l'abonnement (2 numéros à la suite) pour 1 an
Particulier (France et UE) : 40 € – Organisme (France et UE) : 50 €
– Autres pays (hors UE) : 50 €

❑ Mme ❑ M. Prénom ....
Nom ....
Profession ....
Adresse ....
....
Code postal ☐☐☐☐☐ Ville ....
Pays .... Tél. ☐☐☐☐☐☐☐☐☐☐
e-mail ....

E0219

ABONNEMENT

❑ Je m'abonne à *Cliniques* pour 1 an (2 nos) à partir du n° : ☐☐

❑ Particulier (France et UE) : 40 € ❑ Organisme (France et UE) : 50 €
❑ Autres pays (hors UE) : 50 €

❑ Possibilité de régler (pour les abonnés particuliers France et Union européenne uniquement) par prélèvement de 20 €.
Je souhaite régler par prélèvement et demande à recevoir les imprimés à remplir correspondants (ou téléchargez-les sur www.editions-eres.com)

COMMANDE

❑ Je commande le(s) numéro(s) de *Cliniques* : ☐☐ ☐☐ ☐☐
Chaque numéro est au prix de 23 € majoré des frais d'envoi
(3,20 € pour 1 ex., 4,10 € pour 2 ex., 5 € pour 3 ex. et plus)
et verse la somme de ☐☐☐,☐☐ €

❑ Je souhaite recevoir une facture administrative (règlement par mandat administratif accepté).

❑ Je souhaite recevoir gratuitement le catalogue des Éditions érès.

Date : .... / .... / .... Signature :